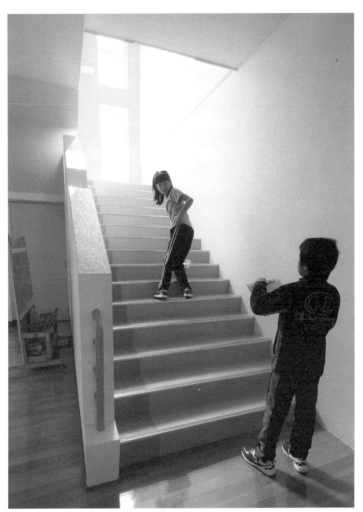

ヘルス・エスノグラフィ
Health Ethnography

医療人類学の質的研究アプローチ
Qualitative Research Methods in Medical Anthropology

道信良子
Ryoko Michinobu

医学書院

ヘルス・エスノグラフィ―医療人類学の質的研究アプローチ

発　行　2020年9月15日　第1版第1刷©

著　者　道信良子

発行者　株式会社　医学書院
　　　　代表取締役　金原　俊
　　　　〒113-8719　東京都文京区本郷 1-28-23
　　　　電話　03-3817-5600（社内案内）

印刷・製本　真興社

ISBN978-4-260-04255-0

推薦のことば

　「ヘルス・エスノグラフィ」という実に魅力的なタイトルの本書が、長年、人間の生命・いのちについて考えを巡らせてきた著者から生まれた。その思いを背景に新たな分野の必要性を説き、丁寧に具体的な方法論を実例とともに示している。保健・医療・福祉に関わる研究者、学生、実践の場にいる人、そしてこの領域に関心を持つ人に、新たな気づきを与えるに違いない。

　本書は、序章を含め全10章からなる大著であるが、それぞれの章の完結性が高く、例えば、フィールドワーク（第2章）について、インタビュー（第3章）について、参与観察（第5章）についてそれぞれ学びたい読者は、その章だけでも多くのまとまりある知識を得ることができる。また、サブタイトルが示すように、それぞれの調査方法によるデータを質的研究法として分析する手順が示されていて、若手の研究者や大学院生がこの分野の研究方法を本書から直接学び、会得できるよう、周到な記述が展開されている。さらに、それらの背景に、幅広い領域にまたがる人びとの英知を精選し、また統合することで更なる高みをめざす著者の思いがあるように感じられる。

　著者は、米国と日本の大学で医療人類学を学び、博士の学位取得と前後して、札幌に着任した。それ以降、本職の大学はもちろん、日本各地の医療・福祉系の教育機関で、将来その専門職に就くであろう多くの学生の指導にあたってきた。その教育者としての経験が、本書のすべての章で、学ぶ側の目線に立った丁寧で個々の学習段階を十分に考慮した組み立てと記述として示されている。2012年に『作業科学研究』の寄稿論文として本書のアイデアをいち早く記している著者は、その後の年月をかけ、十分な準備と検討の成果として、刊行に至った。

　推薦者の波平は、1998年に博士課程に進学したばかりの著者と出会い、3年間は教員と学生、その後は共同執筆者、共同研究組織のメンバーとしての交流

を続けてきた。かつての教員のほうが学び手として、著者から多くのことを学ばせてもらった。

　お茶の水女子大学に赴任し、大学院生それぞれのポートフォリオを手渡された際、前任者は著者について「このうえなく努力の人」という言葉を添えた。
　推薦者はこの言葉に、「このうえなく真摯な人」と付け加えたい。

　多くの人が本書を手にし、ページをめくり、そのつど「ヘルス・エスノグラフィ」の興味深さを味わい、自分と自分にとって大切な人の「ヘルス」のありように目を凝らしてくださることを願う。

2020 年 7 月

お茶の水女子大学名誉教授

波平　恵美子

はじめに

　この本は、「ヘルス・エスノグラフィ」という新しい名称のもとに、医療人類学における質的研究の方法を論じたもので、保健・医療・福祉の領域において研究や教育や臨床に携わっている多くの人びとに読んでもらう目的で書きました。

　この本は、新型コロナウイルス感染症の世界的な大流行によって、地球上の生命がこれまでに経験したことのない危機に瀕している最中に出版されることになりました。そのため、多くの不完全な部分を残しながらも、そのような時期に出版されることの意味と使命を感じながら、執筆に取り組んできました。

　世界全体が直面しているような新型コロナ禍、そして環境変動から生じている他のさまざまな健康課題に向き合うために、医療人類学の研究者が第一にすべきことは、これまでの人類学の伝統を引き継いで、世界の人びとの生きている場に赴き、実際の姿を自分の目で見て、耳で聞いて、書き留めることだと考えます。2020 年 7 月現在には移動の制限がありますが、ここではヘルス・エスノグラフィの本質のあり方について述べています。

　そして、そこで集めた資料をもとに、鋭い洞察力と、深い共感力をもって人びとの生命の営みから表現されてきたものを読み解いていきます。さらには、研究者は医療人類学をだれにでもわかる学問に発展させ、多分野の人たちと生命について広く、真剣に議論していくことも必要になるでしょう。

　このような多くの思いをふまえながら、この本では、人間の生命についての筆者の考えを基調とし、そのために必要な医療人類学の立場からの質的研究の手順を示しています。さまざまな領域の方々がヘルス・エスノグラフィの本質を身につけて研究することで、医療人類学もまた豊かに発展するだろうと確信しています。

　ヘルス・エスノグラフィがあらゆる分野の人びとに共有され、人間、そして地球上のすべての生命を新しい視点で考えるきっかけになることを、筆者は願っています。

目次

第3章 インタビュー —— 069

装丁・本文デザイン……加藤愛子（オフィスキントン）
装丁・本扉写真撮影…………奈良美弥子

ヘルス・エスノグラフィ
への招待

本書の題名にもなっている「**ヘルス・エスノグラフィ**」は、医療人類学を専門領域とする筆者が、保健・医療・福祉系の教育や研究活動に携わる日々の中で生まれた知見を体系化した医療人類学の方法論です。この方法論については、『作業科学研究』に寄稿した論文で初めて論じました [道信 2012]。

　当時は発想の萌芽期にあり、ヘルス・エスノグラフィの視点と特徴や、その目指すところを簡単に解説するにとどめました。それから現在まで試行錯誤を繰り返しながらこの方法論の開発を進め、その全体を本書としてまとめることになりました。

　本書は、人類学の方法論として確立しているエスノグラフィを、保健・医療・福祉分野に位置づけて展開するものです。人類学の認識論の基本に忠実でありながら、今後さらにこの方法論がそれらの分野で発展していくための方向性を論じています。

　伝統的に、人類学は人間の普遍性と多様性を明らかにするものですが、その認識論的立場は謙虚であり、社会正義や人権など近代社会の普遍的な価値観のもとに、人びとの暮らしを支えている社会構造や制度を積極的に改革しようとするものではありません [Goodale et al. 2006]。しかし、人類学が「**生きた学問**」として社会正義や人権について考え、また、現代の保健・医療・福祉の現場における具体的なニーズや課題に対応しようとするとき、従来の伝統的な手法とは異なる視点が、おのずと必要になってきます。とりわけ、病気や障がいを抱えて生きている当事者・家族の立場に立ち、また、医療者と共に考え、行動するときには、エスノグラフィにもそれ相応の変化が求められます。本書では、その新しいあり方を「ヘルス・エスノグラフィ」という名称のもとに論じていきます。

　ヘルス・エスノグラフィには、生命の現象に深くかかわっている人びとと、よりよい生命の理解、生命のケア、生命の育みにつながるような研究方法を一緒につくりあげていきたいという期待も込められています。生命の事象の多面性を踏まえると、生命を軸とするエスノグラフィの方法論は人類学者だけで開発できるものではありません。多分野の方々の参画により、人類学もまた人類に奉仕する学問として [Spradley 1979：13-16]、豊かに発展する機会を得ると考えられます。

本書は、読者のみなさんの関心や，それぞれの差し迫った課題に対応できる
ように、各章それぞれ完結した内容から構成されています。まず序章では、医
療人類学におけるヘルス・エスノグラフィの意義その背景、研究の成果として
研究者が経験するメタモルフォーゼ（自己変成）、さらに医療人類学に必要な視
点について述べます。

ヘルス・エスノグラフィ─その意義と理由

　本書は、医療人類学と、グローバル・ヘルスの源流であるパブリック・ヘル
スの基本を統合し、保健・医療・福祉分野の1つの研究手法として発展させた
「ヘルス・エスノグラフィ」について論じたものです。

　医療人類学は、人類学の研究領域の1つです。人類学は、世界の民族集団の
生活様式や形質的特徴を比較し、人間についてあらゆる角度から理解しようと
する科学であり、そのなかに、人間の健康と医療をテーマとする医療人類学と
いう専門領域が生まれました。

　パブリック・ヘルスとは、国民全体の健康を意味し、国の政策と結びつい
て、国民の健康を保持・増進する活動を含みます。医学では、衛生・疫学・感
染予防を扱う分野（公衆衛生学）でもあり、伝統的には疾病予防や衛生状態の改
善が中心となっていました。近年では、ヘルス・プロモーションを重視する傾
向が見られ、特定の国や地域を越えて、世界の人びとの健康に包括的に取り組
む**グローバル・ヘルス**［注］という学問領域が発展しています。

　医療人類学は、人間の科学であり、その技法を通した実践でもあります。現
代の人類学者や、人類学を学んだ保健医療の専門家が、世界をフィールドに現
実的な健康課題に向き合っています。医療人類学を実践する人の専門性が多様
であればあるほど、医療人類学の理論と方法は豊かな発展を遂げます。世界の

注　1970年代に、アメリカ疾病予防管理センターの医師として天然痘の撲滅対策に参与したW.H.
フォージは、**社会正義**（social justice）がグローバル・ヘルスの中核概念であり、活動理念である
と論じました。筆者は、2005年から2006年まで米国エモリー大学公衆衛生大学院に在籍し、この理
念が世界の保健医療の課題に取り組む研究者や医療者に引き継がれていることを学びました。本書で
は、人びとの健康とウェルビーイングを追求するにあたり、この社会正義という理念を重視しています。

保健医療の現場では、医学・医療の専門家が、医療人類学の知識を使って、健康問題の解決に当たった事例は枚挙にいとまがありません［注］。

　人類学者は、人類学が生まれた初期のころから、世界の民族の病気や治療に強く興味を引かれ、研究を積み重ねてきました。そして、現代社会の医療・福祉の領域にも視点を広げ、エスノグラフィを活用しています。すでに多くのエスノグラフィによる研究実績があるなかで、なぜ、いま「ヘルス・エスノグラフィ」という名称で、医療人類学の新しい方法論を開発し、これらの領域で用いるのか——筆者の考えるその意義と必要性は次のとおりです。

　第一に、**保健・医療・福祉の現場における研究課題とスピードに見合ったエスノグラフィが必要である**ということです。人類学の学問的課題である世界の民族の文化や形質を明らかにするための従来の手法では、目まぐるしく変化する現代世界の健康課題に十分に対応できないからです。人類学の研究は、調査地に赴いて、そこで暮らす人びととの日常言語を学び、生活習慣を身につけ、信頼関係を構築しながら進めます。そのため、最初の数年間は語学の学びや現地に慣れ親しむことに費やされ、その後、やっと少しずつ資料を集めることができるようになります。多くの人類学者は5年、10年、あるいはそれ以上の長期にわたって調査地にかかわり続けます。

　一方、国内や海外の保健・医療・福祉の現場では、迅速な調査が必要となることが多くあります。感染症のパンデミックの制圧や、世界の保健医療政策の策定などに必要な情報は素早く集める必要があります。のんびりかまえていては、このような健康問題には対応できません。さらに、日常の診療や看護における課題に取り組み、研究を行い、その成果を再び日常の診療や看護に還元するという臨床研究や看護研究がもつ研究サイクルにも、医療人類学の研究は適

注　1950年代、ニューギニア島東部の高地民フォレ族の間に流行した**クールー**（kuru）は、発作的な震えと協調運動障害を特徴とする疾患で、発症すると認知症、肺炎、床ずれによる感染症を併発し、多くの場合、1〜2年以内に死亡してしまいます。クールーの疾患の解明を行った研究チームに所属し、村に住み込み調査を行った人類学者は、高齢者の記憶をたどり、かつてフォレ族に死者の弔いのために死者の肉を食べる風習があったことをつきとめました。この死者儀礼の廃止と共に患者数が激減したことから、クールーとの関連およびそれが経口感染することを明らかにしています［Lindenbaum 2013］。

合しなければなりません。

　第二に、保健・医療・福祉の研究領域では、医療や健康に関する事象を理解することに加え、人間の生命を尊び、健康と幸せを希求するというもう一歩進んだ行為や活動が、研究に含まれています。伝統的に、医療人類学の多くの研究は、家族や親族の構造、法や宗教、政治体系、資源利用など人類学の古典的な課題に関心があり、その知見を保健・医療・福祉の現場の事象の解明に「応用」しています。今後、医療人類学においてより重要になると思われる研究は、学問的関心が先行するものではなく、人間の生命の実在から始まり、人間の生命のよりよいあり方を追求するものであると筆者は考えます。なぜなら、人間の生命に働きかける保健・医療・福祉の行為、それを支える研究活動には、人間が実際に行動することの必要性と、行動によって対象（個体や環境）が変化することの重要性が含まれているからです。

　第三に、ヘルス・エスノグラフィは、実際の行動——その多くは現場の人びととの協働作業に基づいて生まれる知識と変化——に価値を置いています。そのため、研究者は保健・医療・福祉の専門家や現場の人びととの間で、課題と目標を共有する必要があります。人間の生命と健康にかかわる保健・医療・福祉分野の研究は、日常の診療や看護をよりよいものにすること、保健政策や保健活動を実り多いものにすること、そして、人びとの福祉のニーズを掘り起こしそれに応えることを目的に行われます。研究者の立場は多様であるとしても、保健・医療・福祉の現場で研究活動を行う以上、学問的関心だけではなく、最終目標を現場の人びとと共有しなければならないでしょう。

研究の過程や成果としてのメタモルフォーゼ

　世界の人類学者は、世界各地に出向いて調査研究を行ってきました。自国を研究対象とする人もいますが、学問の伝統が文化比較にあるために、海外の調査を経験する人のほうが多いです。極北や南米のアマゾンで外部との接触を最小限にして暮らす人びとのもとに行く人、南太平洋の孤島に住む人びとと、ヒマラヤ山脈に住む民族と生活を共にする人もいます。あまり人が行かないような

土地に赴き、そこに住んでいる人びとの日常生活に興味を引かれ、しばらくそこで生活させてもらうなかで、好奇心や関心を超えて、心を大きく動かされる出来事に出会います。そして、その文化の枠組みを学び、その現象が起きている理由を考えます。自分の文化の枠組みを捨てなければならないという、学問的に最も苦しい時期ではありますが、自分にはなかったものの見方を身につけて変容するプロセスであり、学問への愛が、この時期を支えます。そして、それまで見えなかったものが見えてくるようになると、それを体系的に記述して、今度は自国の人に伝えなければなりません。

　このメタモルフォーゼ（自己変成）を伴ってはじめて可能とされる異文化理解の書き物は、人類学が自国の人に伝える成果です。それは人類学の方法論と同じ名称であり、エスノグラフィ（ethnography）と呼ばれます。

　同様に、保健・医療・福祉の現場で研究を行い、人の生死や病気と向き合うなかで、研究者は自己変成します。医療・福祉の専門家が日々内省し、生きているように、研究者も患者・家族から人生について教えられ、新しいものの見方を身につけていきます。世界の保健医療の活動に参画し、世界の疾病構造や医療提供体制を学び、その成果を知ると共に、そこに潜在する不正義と格闘することもあるかもしれません。その経験からさらに深く世の中の仕組みや、研究者としてできることを考えていきます。ヘルス・エスノグラフィはその過程であり、成果です。

小さきもの、小さな日常にこころをよせる視点

　医療人類学の研究には、世界の健康課題の全体を見る視点と、日常の出来事に関心をよせる視点の両方が必要です。国境を越える人の移動や企業の活動が世界で加速する現代、人びとの生活を輪郭づけていた文化の境界は世界各地で崩れ、その土地の生活様式はグローバルな文化に融合されています。身近な土地と風景が世界と結ばれている現代の状況において、世界規模と日常生活の視点を合わせる医療人類学の研究は、現実世界の要請に応える営みでもあります。

世界を脅かしている大気汚染や気候変動、感染症の発生、干ばつ・飢餓・紛争による健康被害、社会格差の広がりとそれによる健康格差、そして生活習慣病の蔓延などは、世界全体で取り組まなければならない健康課題であり［WHO 2020］、大きな視野でとらえる必要がありますが、現地の人びとから見れば、自分たちの日常の場で起こっている出来事です。世界の健康課題に対するグローバルな目標が、トップダウンで各国の保健・医療・福祉政策に反映されるとしても、その政策が実際にどのように実施され、どのような効果をもたらしているのかは、人びとの日常生活のなかにしか見ることはできないからです。けれども、世界の大部分の国では、多くの人が国家の政策に対して十分な発言権をもつことなく生活しています。社会の片隅でひっそりと生きている人や、社会・身体的に何らかの支援を必要としている人たちの生活を現場から隅々まで見て考えようとする研究や実践は、まだ不足しています。

　世の中が目まぐるしく変化するなかで、人びとの日常の幸せはだれの手に委ねられ、**小さな生命**はどのように生きているのか。子どもや高齢者の日常にもこころを寄せて、大きな視点との平衡を保つことが重要と筆者は考えます。小さな日常に思いをはせなければ、グローバルな活動は地球の表面を上滑りして、理念や理想だけが叫ばれる事態になります。激動する社会に適応させようとするあまり、小さな生命を苦しめることさえあります。そうならないためにも、小さきものを慈しむこころを養っていくことが求められています。

　グローバルな視点から健康を考える研究は、世界の高みから見下ろすことなく、地球上のさまざまな地域に行き、人びとのなかに入って見聞きしたことを考察し、その知見を統合して、地球規模の活動あるいは仕組みにまで発展させていく活動です。調査地では、朝の散歩、土いじり、隣人との会話、子どもの遊びなどの小さな日常風景を起点に、少しずつ世界を視野に入れていきます。紛争・強制移動などによって生命が脅かされている環境では、日常はより過酷な状況に置かれています。そこでは、人びとの日常に入り、共に過ごしながら考えるというエスノグラフィの手法が必要になってきます。

　臨床の場面では、患者と向き合い、その人の生きる生活のなかで病気を理解します。病いの床にある人、苦しみを抱えている人、死に恐れを抱いている人の微細な表情や身体の動きを通して表現される感覚や感情は、その人が生きて

いる文化の表現様式に沿って表現されるものなので、病いの経験を、どの国にも通じる大きな概念で切り取り、解析して、把握しようとしても限界があります。現在の保健・医療・福祉分野の研究［注］において、ヘルス・エスノグラフィができることは、人間の生命と周りの土地・文化とのかかわりを繊細に読み解き、それを根拠として、人間の生命と健康について考えることでしょう。

本書の構成

　本書は次の9章から構成されています。

　第1章では、ヘルス・エスノグラフィの視点について説明します。人間の「生命」のさまざまな表現を、人間を取り巻く環境のなかで捉え、理解する理論、すなわちこの方法の認識論について論じます。

　第2章では、ヘルス・エスノグラフィの研究デザインと、フィールドに入る準備と対策、保健・医療・福祉の現場で行うフィールドワークの研究倫理について解説します。

　第3章では、インタビューの理論と方法について詳論します。インタビューの対象者の選別、インタビューの様式、インタビューの全体の状況を捉えることの重要性を示します。具体的な質問例も挙げています。この章の内容は、さまざまな学問領域のインタビュー調査において広く応用できるものです。

　第4章では、ナラティブ・インタビューの基本の概念およびナラティブ・インタビューの構成と規則について説明します。近年のナラティブ研究の傾向の1つである、自然な語りを集める方法や、グループで実施するナラティブ・インタビューについても詳述します。

　第5章では、フィールドワークの観察法である参与観察について説明します。参与観察の妥当性、観察の記録の方法、参与観察における記憶の問題についても論じます。

注　現在，世界各地で行われている保健・医療・福祉分野の研究は，グローバル化の流れの中で大規模化しています。

第 6 章では、フィールドワークで得た質的資料の分析の方法について論じます。分析の始まりから、主要なテーマを導くまでを順序だてて解説します。分析の質の確保と保証、ヘルス・エスノグラフィにおける分析の模索についても述べます。

第 7 章では、ヘルス・エスノグラフィを支える 2 つの理論的アプローチのうち、システムの理論を説明します。現実を探究する手法であるシステム、そのヘルス・サイエンスへの応用について探究します。

第 8 章では、人間の経験を探究する手法であるナラティブの理論を説明します。ナラティブの理論の源流、臨床におけるナラティブ、ナラティブと深いつながりがある現象学と解釈学についても述べます。

第 9 章は、筆者がこれまで行ってきたヘルス・エスノグラフィの研究のなかから、2 つの事例を挙げて紹介します。

文献

Goodale, M., Baxi, U., Cowan, J., Dahre, U.J., Eriksen, T.H., Likosky, M.B., ... Wilson, R.A.（2006）. Toward a critical anthropology of human rights. *Current Anthropology*, 47(3), 485-511.

Lindenbaum, S.（2013）. *Kuru Sorcery*. New York, NY: Routledge. https://doi.org/10.4324/9781315636337

道信良子（2012）. ヘルス・エスノグラフィ—子どものフォトボイスを事例として. 作業科学研究, 6(1), 15-19.

Spradley, J. P.（1979）. *The Ethnographic Interview*. New York, NY: Holt, Rinehart and Winston.

World Health Organization. Urgent health challenges for the next decade. https://www.who.int/news-room/photo-story/photo-story-detail/urgent-health-challenges-for-the-next-decade.

第1章

ヘルス・エスノグラフィ
の視点

生命を支え、守り、育む

　ヘルス・エスノグラフィは、「**生命**」を**軸**に、人間の生の営みを描き出し、記録・伝達する調査研究の方法です。生とは生命の活動であり、さまざまなかたちで表現され、認識できるものになっています。すべての生きものは、有限の時間と空間のなかで自己を表現して、存在しています。生まれて間もない赤ちゃん、死期が迫っている人、病気を克服した人、生きるか死ぬかの境目にある人も、**現にそこにあること**によって自分をあらわしています。それは、その存在を認め、受け止める人が周りにいるからです。生きものは外部に自己を表現することを通して、他者と結びつきます。換言すれば、生命の表現と感受のプロセスを経ることで、私たちは生き、他者の存在をとらえることができます。この生命の表現を、共に支え、守り、育むケアの営みのなかに見いだし、ことばにしてあらわしていく作業が、ヘルス・エスノグラフィです。

　研究の場は、医学・医療に関連する領域から、保健・福祉（保育・介護）、政策・制度の領域まで見通した、人間の生命に働きかけるすべての場（フィールド）です。そして、このフィールドは広い目線/視点で見ると、地続きです。臨床の現場では、検査の数値も、患者が訴える痛みも、どちらも生命の表現とみなすことができます。福祉の現場では、アセスメントで聞き取った内容も、対象者の日頃の行動もすべて生命の表現です。医療や福祉の枠組みのなかでは、それが診断の材料となり、専門領域の観点から解釈され、具体的な支援につなげられます。ほかの領域にもそれぞれ特有の解釈の枠組みがあり、それは専門性に基づくもので、尊重されるべきものです。一方、研究という自由な発想でこれらの枠組みを外してみると、生命の表現を感受し、生命に働きかけることで、相互により深く理解し合い、つながりあうことができます。

　生命が表現しているもののとらえ方は無限です。医療人類学もその1つである学際研究は、学問の著しい細分化を乗り越え、生命の概念の探索ではなく、生命の実在を素直にとらえる方向へと、研究が進められていくべきです。ヘルス・エスノグラフィはその1つの試みです。人間の生の諸条件を踏まえ、その

生命を支え・守り・育むというケアの視点を共通項として諸学問が結びついていく。すなわち、人間の生命の営み（現象）を概念で分断するのではなく、その営みの場から生を統合的に記述することが重要と考えます。

　例えば、筆者が 2010 年から現在まで行っている子どもの健康とウェルビーイングに関する研究では、何よりもまず、子どもたちの遊びを通して表現されるものを、そのそばで見、聞き、感じながら受け止め、その生命がいかに育まれているのかを考えながら調査を行っています [道信 2017]。戸外の活動では子どもの見守り役の人の考えや行動、学内の活動では保健の教員の声掛けやニュースレター、臨床の場面では医療者のまなざしなども見ます。子どもの生命の表現と周りの人の受け止めは、毎日の日常行動に見いだすことができます。それをただ描写するのではなく、ケアの視点から統一的に描いていくのが、ヘルス・エスノグラフィです。

　ヘルス・エスノグラフィは、さまざまな学問領域の人が行うことによって発展していく方法論です。人間の生命をフィールドからとらえることに関心をもつ人たちが創りあげていきます。この方法論は創造の領域にあり、1 つひとつの成果が新しい可能性を示してくれると考えます。研究のブレイクスルーの数々が、斬新な方法の導入の結果であることは枚挙にいとまがありません。医療人類学の研究には、見ている現象の変化に応じて、研究の方法を見直していく過程が含まれています。それは、目の前の現象に対する視点を閉ざさない仕組みです。他の学問分野においても、既存の枠組みや用法を問い直し、正確性よりも創造性を追究する過程が必ずあり、そのことによって、方法論は発展し続けています。

　本書では人類学のエスノグラフィの基本を追究し、忠実に論じています。すなわち、エスノグラフィの正確な方法が保健・医療・福祉の領域に位置づき、そこで多様な発展を遂げることを想定して書いています。応用とは基本を貫いた先にあると考え、途中で行き先に迷ったら、基本に戻り、再出発できるように意図しています。研究の方法論が創造的な営みであれば、その先に新しい基本が立ちあらわれることもあるかもしれません。

　新しい方法論の発展には、先を見通す力が必要です。そのため、本書の特徴

でもありますが、人類学の論文に加えて、保健・医療・福祉領域のエスノグラフィや質的研究の成果も参照しています。例えば、人文科学の領域で生まれた**ナラティブ**は、保健・医療・福祉の領域に取り入れられて発展し、その思考は深化しています。エスノグラフィのさらなる発展を示唆する論文も数多くあります。ヘルス・エスノグラフィの展開において、それらの成果を参照することは重要です。

　以上述べたように、本書では、エスノグラフィの基本を土台に据えて、**生命を軸に**、人間の生きる営みを記述する方法を説明します。ヘルス・エスノグラフィの可能性が、保健・医療・福祉の専門を目指す人びと、ヘルス・サイエンスにかかわる研究者、この領域で共同研究をしようとする人文・社会科学の人びとなど、多くの手で拓かれていくことを期待します。

生命を軸に、保健・医療・福祉の現場に立脚する

　ヘルス・エスノグラフィの初期の構想では、「**医療を軸に**」人間の生命の現象を理解することを目的としました [道信 2012]。本構想のなかで医療とは、人間の身体、より正確には人のいのちへの働きかけであると論じました。本書では、この構想を見直し、「**生命を軸に**」人間の日常を探究する方法として、ヘルス・エスノグラフィについて論じています [注]。これには、2012 年以降、筆者が保健・医療・福祉の専門家との共同研究を行う機会に恵まれたことが影響しています。

　人間の「生命」ということばは、生やいのちともあらわされます。人間の生命を学術的に定義し、例えば医学・生物学は生命を、哲学・文化人類学はいのちを見るというように、生命の現象を諸学問の学問領域の概念別に分けて論じることもできます。しかし、本書では、生命は「生命」として 1 つの現象であるという立場から、生命、生、いのちの区別をつけてはいません。ヘルス・エスノグラフィが学際的に発展するために、上に述べたような既存の概念枠組みにとらわれない自由な発想が必要であると考えるからです。

　人類学は世界のさまざまな国や地域に暮らす人びとの生活様式を比較し、人間・社会・文化の現象を体系的に理解する学問です。人類学の研究は、人間の行動と社会の個別性や多様性を明らかにし、また、全人類を結びつけている人間の同質性を明らかにします [Scupin 2012：2]。エスノグラフィは、人間の文化や社会の全体を記述する方法として人類学から生まれ、現在では、保健・医療・福祉をはじめ、教育・ビジネス・環境保全など、実学的な研究にも取り入れら

注　ヘルス・エスノグラフィに類似する方法論にライフ・エスノグラフィがあります。2012 年、心理学者の日高友郎らは、「神経難病患者の生を捉えるライフ・エスノグラフィ─在宅療養の場の厚い記述から」（質的心理学研究、第 11 号、96-114 頁）を発表し、その論文の中で、ライフ・エスノグラフィを「病者の生の分厚い記述」と定義しています [日高・水月・サトウ 2012]。日高らは、アメリカの人類学者 C. ギアツ [Geertz 1973, 吉田他訳　1987] が「厚い記述」と論じたエスノグラフィを、病者の生の表象に用いています [日高 2012, 日高・水月・サトウ 2012]。「厚い記述」は、個別社会の文化の意味を探る「解釈人類学」の方法論として確立されたものです。

れています。これらの領域では、エスノグラフィは研究法の「応用」と位置づけられており、人類学者も同様の認識をしています [Scupin 2012 : 398-418]。

　一方、ヘルス・エスノグラフィは、単なるエスノグラフィの応用とは異なり、医学・医療・福祉分野に立脚し、そこに密着した視点から生命の事象をとらえる方法論です。

　ヘルス・エスノグラフィは、人間の生命の理解から始まり、人間の健康とウェルビーイングへの貢献を目的とする方法であり、保健・医療・福祉の現場から、この領域の専門家との協働作業を通して、実現するものだからです。したがって、ヘルス・エスノグラフィではエスノグラフィの科学的手続きに沿いながらも、現場の人びととの日常のかかわりを方法論に組み込み、生命の現象を探究します [注]。

　日々困難な保健・医療・福祉の状況のなかで、生命に対峙している専門職の人たちがいるという現実を認識し、その人たちの日々の実践に対する意識を高め、共に歩むことは、保健・医療・福祉の現場に関わる研究者として必要な態度だと考えます。

注　現場の人びとと深くかかわり合いながら行う研究は、世界の保健・医療・福祉のフィールドで行われているアクション・リサーチに見られる手法でもあります。2つの事例を第9章にまとめました。

人びとの日常へ

　医療人類学の研究の多くは、人びとの日常生活に寄り添って行われます。ヘルス・エスノグラフィにおいても同様に、実際の人間の生命の営みから学ぶことに価値を置いています。人間の生命のありようは、その人のそばにいなければわかりません。知識や経験でわかっていると思っても、実際の様子を知らなければ、それらはすべて推測になります。そのため、研究者は、実際に現場に出向いて、事象を観察し、インタビューを行うなどして資料を集めます。

　古典的なエスノグラフィの観察研究では、調査は研究者が目立たないことを前提に行われてきました［スプラッドリー 1980/2010：60-61］。そこでは、研究者は研究の対象となっているコミュニティや現場に影響を与えないようにふるまいます。そして、自分のホームと他者の住むフィールドとを行き来しながら、集めた資料と理論を循環させて知見を積んでいきます。その理論に突き合わせる作業は、人類学の大きな理論体系のなかに資料を位置づけて、意味のあるものに変換させる手続きです。現地で集めた資料は理論的にも、言語的にも翻訳されて、自分のホームの人たちに伝えられ、その集積が世界の民族の理解という人類学の目的を達成します。

　現代のエスノグラフィは、このような控え目で距離感のある態度を捨て、滑稽に見えるリスクを抱えながらも場に居続けます。そして、実際の経験に深くかかわることによって初めて見えてくるものを探究します［Jackson 2012：5-7］。研究者は透明人間にはなれず、場に存在しています。現場に密着し、そこから日々学んでいる限り、観察している事象に何らの影響を与えないわけではないからです。現代の人類学を代表する1人であるM.ジャクソン［注］は、古典的なエスノグラフィに見られる「遠く離れた視点」を批判し、同じ人間として相手の生活にかかわらせてもらい、学ぶものとして生きる態度を勧めています［Jackson 2012：5-7］。

　周りの世界が自分に働きかけ、思考を形作り、行動を導いていく。ジャクソンによれば、自分こそがその実験台に立たされている存在です［Jackson2012：5-7］。

他者は、自分とは違うため、その心や行動を完全に理解することはできません。このことを承知して、どこまで自分が他者を理解できるかという試みが、エスノグラフィです。そのために、現地の人びとからの歓待の様式を心得て、善意を信じ、生活のルールを尊重します。この点は、フィールドにかかわるときの古典的エスノグラフィの態度と同じです。違いは、対象との同胞意識・かかわりの深さにあります。ヘルス・エスノグラフィは相互理解の実践であり、その先に、学問への愛と、人類への愛があると考えます。

生命との深いかかわり

　理論と現実の間にはどうしてもギャップが生まれます。それは、現実がすべて文字に置き換えられるわけではないからです。人間の生命には、感情もあれば、感覚もあります。「生命とは何か」、「健康とは何か」という問いを立てれば一目瞭然です。私たちはそのようなつかみどころのないものを伴って、互いの生命の情報を伝え合って生きています。

　そのなかで文字と生命のあいだにあるギャップによって、生命の現象を文字にした文章や物語には虚構が入り込むことがあります。理論もそうです。調査から立ち上げた理論をもって、再び現実の世界に向きあったとき、その理論が瓦解することがあります。そのような事態に遭遇した際に心しておかなければならないのは、目の前にある生命は真実をあらわしているということです。現実の世界のほうが、説明の世界よりも奥深いからです。

　生命の現象はことばを慎重に選び、説明します。ありきたりの表現では表象できませんし、学術用語にも学問の思想や歴史があらわれています。現実の認

注　ニュージーランド生まれの人類学者であり、作家でもある M.ジャクソンは、シエラレオネのクランコ族、オーストラリアのワルピリ族とクク・ヤランジ族、ヨーロッパのアフリカ系移民の生活を詳細に記録しています。それらは、現象学とプラグマティズムの方法を使い、実存主義の哲学的立場から実践したエスノグラフィの記録です。
　ジャクソンはアメリカ生まれの作家 H.ジェイムズのことばを借りて、自身のフィールドワークを「an absorbing errand （自己から抜け出て、外部に居続け、そこで意味のあることに熱中するような経験）」だと述べています ［Jackson 2012：4-5］。

識や表象には限界があることを知り、調査で得た結論はかならずフィールドに持ち帰ります。そこでは、その結論が現象を正しくあらわしているかどうかを再確認します。

　ヘルス・エスノグラフィは、人間の生命を遠くからとらえ、表象するやり方では理解できない生命のありようを問い、生命との深いかかわり（相互作用）のなかから、それを表現します。

人びとと共に

　人間の生命は、どの側面をとってみても、周りの人びととの相互作用のなかにあります。ヘルス・エスノグラフィはこれを踏まえ、人間の生命の表現を人びとの相互作用のなかにとらえ、そこから立ちあらわれる事象として生命をつかみます。その表象の手段は、言語に限られているわけではありません。写真・映像・絵画など、人間が人間の生命を表現しようとする媒体は多様です。フィールドワークでは、そこに暮らす人びとの日常の景観を最も適切にあらわす方法を探ります。人間の表現は芸術であり、それを学術的・科学的用語に置き換えて論じるよりも、芸術のまま表象するほうが、ストレートに伝わることも多くあります。例えば、人類学の研究において、映像による表現はすでに確立されています [Collier & Collier 1986]。

　近年、フォトボイスやエスノ/フォトグラフィ（フォト・エスノグラフィとも呼ばれる）など、エスノグラフィに写真を組み合わせた表象が、人類学やヘルス・サイエンス [注1] においても広く用いられるようになりました [Cloutier 2015, Ravier 2019, Wang & Burris 1997]。科学者はもとより、芸術家、一般市民も参画する健康をテーマとした映像プロジェクトは世界各地で行われています [注2]。

注1 「健康」をテーマに、保健・医療・福祉系の諸学問と実践を統合する領域。

注2 HIV 感染症・エイズに関する正しい知識の普及啓発と予防を目的として、若者が自分や仲間の体験をもとに脚本を書いて応募し、選ばれた脚本が短編映画になるというプロジェクトがあります。アフリカで、2002 年から 2011 年頃まで行われた *SCENARIOS FROM AFRICA* と呼ばれる映画脚本のコンテストです [Greiner 2009, Winskell & Enger 2005]。

ヘルス・エスノグラフィは、人間の健康とウェルビーイングを追求し、同じゴールを目指す多領域の人が参画する研究の実践です。この方法論では、たとえば人間の生命の育みを目標とするとき、生命に対する深い愛情をあらわす芸術や交流など、幅広い活動が必要となります。なぜなら、人間はさまざまな方法で創造性豊かに生きる生きものなので、その生命を、特定の科学の、特定の生命観によってのみ論じることはできないからです。

　このように、ヘルス・エスノグラフィは保健・医療・福祉分野を中心に多領域の人が実践することによって、「生命とは何か」、「医療とは何か」を広く議論していく場になると考えます。生命や医療を先に定義するのではなく、研究の実践を通して、また、研究に参加する人たちとの対話を通して、それを追求していきます。そこでは、研究者も相互作用する主体です。ヘルス・エスノグラフィの実践を通して、自分の視点を省察し、対象と共に学びます。自分の視点と、現実を生きる人びとの視点の間にずれはないか、絶えず確認し、見直していきます。

　保健・医療・福祉と哲学や人文科学との違いは、前者には人間の生命現象に対する具体的な働きかけがあることです。診療、看護、カウンセリングなどでは、身体の表現を読み取るだけではなく、身体に働きかけるという行為が伴ってきます。そこには医療の専門職に特有の生命観があるはずです。それを認識し、医療の対象となる人との違いに寛容になり、対話を続けます。それが対象となる人との信頼関係の構築につながり、両者のかかわりを豊かに責任あるものにすることでしょう。

生命の景観

　生命を見ようとするときには、生命のないものや生命を有さない事象への憧憬を伴うと、筆者は考えます。人間の周りにあるものの多くは、生命のない物質・事象であり、そのなかで人間として生きていることの不思議を感じるからです。人も自然の一部であり、その大きな自然現象の1つとして、人間の生命のあらわれを見ることは重要です。絡み合った糸がほどけるように、人間社会

の複雑な現象の内実が見え、新しい展望がひらけていきます。ヘルス・エスノグラフィにおいてフィールドワークが重要なのは、言語表現の領域に存在しない人間と周りの環境との相互作用を見ることができるからです。

　表現は表現する主体の外部に対してあらわれるものですが、だれかがそれを受け止めるときには、受け止める人の視点や感覚が介在することによって変化していきます。すなわち、表現は外部にあらわれた瞬間に、あらわす人と受けとめる人との間で変容する過程をたどります。なぜなら、表現は二者の視点や感覚の間で交わることはあっても、二者そのものは、それぞれ個体として独立しているので、表現はキャッチボールのように行き来するだけだからです。自分とは異なる対象に感情を移入して共感するという行為に対しても、同様のことがいえます［注］。

　結論として、私たちはどんなに優れた方法を使っても、他者の生命の表現を完全には把握することはできないということになります。

　人と人の間、身体と身体の間にある表現を主体的にとらえようとするとき、人間の生命が位置している、より大きな自然現象へのまなざしが有効です。人の表現を、個体の生物・心理・社会学的な現象としてとらえるだけでは、人が鮮やかに生きている様子は描けないからです。例えば、人の喜びやつらさは、その土地の生活音や、風・光の動きなどと結びついて、独特の様相を帯びてあらわれます。筆者が長く調査を行っている北海道の離島では、真っ青な空が広がる季節には子どもは透き通るような声を出し、水分をたっぷり含んだ空気のなかで声は重くなり、雪が深々と降りしきる季節にはひそひそ声に変わります。日の出から日の入りまでの時間の流れのなかでも、身体の表現は変わっていきます。このような土地環境や季節・時間とも交わる生命の表現を受けとめていきます。

　ヘルス・エスノグラフィでは、人文・社会科学の学問がつちかってきた伝統

注　日本では、2011年3月に東日本大震災が起き、世界では、2019年暮れから2020年にかけて新型コロナウイルス感染症が拡がってから、他者とのつながりや共感の大切さが再認識されるようになりました。相手のことを知ろうとして、自分の人格やアイデンティティを投影し、相手に同一化しようとしても、結局、すべての表現は、二者の間で、二者が置かれた状況のなかで、意味づけられていきます。そして、それゆえに、この表現の領域に、社会・心理的なつながりが生まれるのではないでしょうか。

を生かしつつ、より大きな自然や周囲の環境とのかかわりのなかで、人間の生命をとらえることができます。人類学や社会学をはじめとする人文・社会科学では、人間の生命や身体を、社会規範、社会役割、伝統的慣習やルールのあらわれと見る傾向が強くあります。これらの学問の目的を考えると、それは必然です。しかし、ヘルス・エスノグラフィは、ヘルス・サイエンスの方法論として発展することを期待しており、初めから人間の生命を社会や文化の事象あるいは表象としてのみとらえようとするのではなく、生命は自然の一部、宇宙の一部であるという見方から生命をとらえる視点を拓きます。

　研究者は人びとが歩いた道の歴史を感じとれるまでフィールドを歩きます。春にはやわらかい光にからだを緩め、冬には雪の重みに足を取られながら、歩きます。朝日で目を覚まし、明るいうちに活動し、夕日でその日の記憶をたどり、月の光でこころを癒し、静まり返った夜に眠る。毎日同じペースで、同じ作業を繰り返します。そうして、はじめて、その土地で同じように暮らし、生きている人とのつながりができます。

　すなわち、自然と人間との相互作用のなかであらわれる「**生命の景観**」を、土地の人と同じ目線でとらえます。そして、その景観のなかに自分も存在し、自分もその土地で相互作用する現象の一部であることを認識します。このように人間の生命をとらえる視点は、地域医療、保健活動、在宅医療、家庭医療をはじめ、さまざまな保健・医療・福祉の活動において、今後ますます重要になるでしょう。

交流

　人間の生命をテーマとする研究において、研究の対象となる人びととの交流は、豊かな知見をもたらします。筆者は北海道の離島における調査を進めるなかで、既存の理論や概念による説明ではなく、周りの土地環境を背景に子どもの生命を照らしだしてみようと考えたことがあります。学術言語は思考の様式を形成するので、その影響をできるだけ避けるために、エスノグラフィに写真による表象を組み合わせる方法（エスノ/フォトグラフィ）を思いつきました。さらに、写真と語りの展示会を開催し、島の住民や被写体となった子どもたちと「交流」する機会を設け、そこから生まれる体験の交換によって、研究者1人の力では生み出せない知見が育まれていくと考えました。

　島の公民館を借りて開いた展示会には地域の人、市役所、写真クラブ、詩吟クラブ、老人会の人たちが訪れ、放課後には学校帰りの子どもたちが訪れました。大人たちはみな展示会に感動したのですが、被写体となった子どもたちは感動というよりも、その写真に実際の日常生活をとらえていました。そのとき、だれと、何をしていたのか。だれが写っていて、だれが写っていないのか。写っていない人は何をしていたのか。そのようなことを次つぎに語り始めました。

　被写体としても、応答者としても、作品づくりに深く参与した子どもたちは、研究の枠組みから外れたところで、自分たちのストーリーを展開していきました。展示会が子どもの自己表現の場となり、自由な楽しみをもたらしたことは、エスノ/フォトグラフィの醍醐味といえます［Ravier 2019］。また、この活動には、子どもの生命を土地と切り離さずに表象し、その視覚的作用を使って、子どもの記憶に働きかけるという意義がありました。土地環境に根ざした記憶を集団で分かち合い、それが再び、身体に記憶（心象風景）となって残れば、それは、思春期・青年期の精神的ウェルビーイングの基盤となり、老年期の心の支えにもなることが推測されます［道信 2019］。

健康の普遍的価値

　人間の生命活動における「**健康**」な状態には、普遍の価値があると考えます。ここでいう**普遍**とは、どの国や文化においても、時や時代を超えて、いつまでもそうであることをいいます。価値とは、当該社会においての、よしあしの判断によるものです。健康をよいものとするのは、人間社会に共通していますが、この健康に価値を置くことは、病気や障がいを否定するものではありません。病気や障がいを抱えて生きる人生にはさまざまな困難も喜びもあります。それをありのままに受け止めることは大切なことです。しかし、病気や障がいで苦しんでいる人を少しでも楽にしたいという思いや、それが社会にとって一大事であるという認識は、人間に共通しており、医療はそこから発達したと考えられます。

　人間の健康問題を世界規模で把握し、公正に対処するには、医療者・研究者の間で健康に対する共通認識を確立する必要があります。健康は、個人のからだとこころの状態から、個人と社会とのかかわりなどにまで視点を広げた包括的な定義です。それは、人間の生命活動のすべてにかかわり、広い意味をもつだけに、つかみどころのないものです。さらに、それが指し示す内容には、個別社会や文化に応じた多様性があります。そのため、普遍的な基準や尺度で測れない部分がありますが、医療人類学はこの部分を説明する様式をもっています。医療人類学がもつ人間の「健康」に向けたまなざしは、人びとの暮らしの全体へと広がり、健康を日常生活の文脈のなかで検討するという特徴が生まれます。そのような視点と方法は、病気や障がいを抱えながら生きている人たちの生活を詳細に理解するのにも有効です。一方で、世界の医学・医療の専門家は、世界の事象には社会・文化的差異を超えた普遍性があると考え、普遍性を軸として世界規模の保健医療プロジェクトを実施することができます。

　人類学者も、医学・医療の領域により深くかかわって研究を行うには、社会・文化ごとの個別性と共に健康課題の普遍性を明らかにしなければならないと考えています。さらに、医学・医療の領域において「健康」は対象であり、

目標でもあります。医学・医療の研究は人びとの健康に寄与することを目指して行われるので、この領域で研究を行うには、人間の健康や幸福を最終の目標に据えることが必要です。

　健康に関する価値や信念は、私的な空間では個別性を表出し、公的な空間では統一性を示します。同じ社会に暮らしていても、個人の性別・年齢・職業、地域や家族のしきたり・風習などの違いによって健康の価値や信念も多様性を示します。患者と医療者の価値観の隔たりは、いつの時代にも見られ、また、同じ医療職のなかでも専門とする仕事が異なると、健康に対する意識も関心も微妙に異なってきます。例えば、医師と看護師、理学療法士と作業療法士など、さまざまな立場からの健康のとらえ方や価値づけがあります。その一方で、人びとが健康を実感し、表現し、確認し、あるいは不調に直ちに対処して、健康を取り戻そうとする行為は、制度上、社会集団に共有されています。社会制度のなかで統一されてはじめて、健康を確認し合い、病気に対処し、医療制度を構築することができます。言い換えると、健康や病気の共通理解がなければ、どんなに優れた医療制度も機能しないと考えます。

　公的な医療の政策・制度の領域で、患者と医療関係者の視点を統合する立場から、国民の健康や生活の質を向上させようとするイギリスの取り組み（p.027）があります。個別の価値・信念を公的な空間で統合する興味深いものです。このような取り組みは、国や地方自治体主導で、世界各国において始められています。

文献

Cloutier, K. (2015). Photoethnography in community-based participatory research. In L. A. Jason, & D. S. Glenwick (eds.), *Handbook of Methodological Approaches to Community-Based Research: Qualitative, Quantitative, and Mixed Methods.* Oxford: Oxford University Press.

Collier, J., & Collier, M. (1986). *Visual anthropology: Photography as a research method* (Rev. and expanded ed.). Albuquerque: University of New Mexico Press.

Donaldson, L. (2003). Expert patients usher in a new era of opportunity for the NHS. *British Medical Journal*, 326, 1279-1280. doi: 10.1136/bmj.326.7402.1279

Geertz, C. (1973). Thick description: Toward an interpretive theory of culture. In C. Greertz (ed.), *The Interpretation of Cultures: Selected Essays* (pp.3-30). New York, NY: Basic Books, (1973/1987). 吉田禎吾, 他 (訳). ギアーツ, C. (1987). 厚い記述—文化の解釈学的理論をめざして. 吉田禎吾, 中牧弘允, 柳川啓一, 板橋作美 (訳), 文化の解釈学 I. 岩波書店.

Greenhalgh, T. (2009). Patient and public involvement in chronic illness: Beyond the expert patient. *British Medical Journal*, *338*, 629-631.

Greiner, K. (2009). Participatory communication processes as infusions of innovation: The case of scenarios from Africa. In T. Tufte, & F. Enghel (eds.), *Youth Engaging with the World: Media, Communication and Social Change, Yearbook 2009.* UNESCO.

日高友郎 (2012). ライフ・エスノグラフィ—病いと共に生きる. (サトウタツヤ, 若林宏輔, 木戸彩恵編), 社会と向き合う心理学 (pp.151-166). 新曜社.

日高友郎, 水月昭道, サトウタツヤ (2012). 神経難病患者の生を捉えるライフ・エスノグラフィー在宅療養の場の厚い記述から. 質的心理学研究, 11(1), 96-114.

Jackson, M. (2012). *Between One and One Another.* Berkeley and Los Angeles, CA: University of California Press.

道信良子 (2012). ヘルス・エスノグラフィ—子どものフォトボイスを事例として. 作業科学研究, 6(1), 15-19.

道信良子 (2017). 島の子どものウェルビーイング. 発達心理学研究, 28(4), 202-209.

道信良子, 船木祝 (2019). 福祉の現場から晩年を集って生きる女性たちの語り—こころの風景を繋いで. 地域ケアリング, 21(3), 61-63.

Ravier, V. (n.d.). About Ethno-Photography. In Anthropo-photography. https://anthropophotography.wordpress.com/about-ethno-photograpy/

Rogers, A., Kennedy, A., Bower, P., Gardner, C., Gately, C., Lee, V., ... Richardson, G. (2008). The United Kingdom expert patients programme: Results and implications from a national evaluation. *The Medical Journal of Australia*, 189(10), S21-24.

Scupin, R. (2012). *Cultural Anthropology: A Global Perspective* (8th ed.). Boston, MA: Pearson.

スプラッドリー, ジェイムズ・P (1980/2010). 田中美恵子, 麻原きよみ (監訳), 参加観察法入門. 医学書院.

Wang, C., & Burris, M.A. (1997). Photovoice: Concept, methodology, and use for participatory needs assessment. *Health Education and Behavior*, 24(3), 369-387.

Winskell, K., & Enger, D. (2005). Young voices travel far: A case study of scenarios from Africa. In O. Hemer, & T. Tufte (eds.), *Media, Communication and Social Change: Rethinking Communication for Development* (pp.403-416). Buenos Aires: Clacso.

イギリスの患者専門家プログラム（EPP）

　患者の経験や知恵を政策にいかし、多様な価値を包摂する公的空間を創設するため、イギリスに保健省主導のもと、2002 年に始まった「患者専門家プログラム（The Expert Patients Programme, EPP）」という保健医療政策のプログラムがあります。「患者専門家」という名称には、「病気のことは、医療を提供する人よりも、医療を受ける人のほうがよく知っている。患者は自分の病気の専門家である」という意味が込められており [Donaldson 2003]、EPP はイギリスにおける慢性疾患の予防と管理に対する政策の中心に位置づけられています。EPP の目的は、自己管理に関する患者支援を行い、長い闘病生活を送っている人びとの生活の質を改善することです。患者が一般的な自己管理の技術を習得し、自身の生活や病気に対するより効果的な管理ができるようになるための訓練であり、自信と動機づけを高められるような方法です [Rogers et al. 2008]。EPP の特徴は、自己管理の技術の習得を目的とする 6 週間の研修にあります。すでに訓練を受けた先輩の患者が指導者となり、毎週 1 回 2.5 時間の研修会を開催し、参加した患者同士で学び合います。テーマは、痛みや薬による治療の管理、リラクゼーション、食事、運動、医療関係者とのコミュニケーション、問題解決と行動計画などです [Rogers et al. 2008]。

　患者の自己効力感と自己管理の技術を高める点に着目したこのプログラムは、このことばどおり、認知心理学のアプローチとして、広く認められています。イギリスでは、これまで、患者個人の経験は**素人の知識**（lay knowledge）と言われ、医学の視点からは、それは間違った知識とみなされ、実際に医学的な誤りもあったため、「指導」の対象になっていました。しかし、EPP の源泉である自己管理訓練法を開発した看護師 K.ロリグは、慢性の関節炎を発症した患者の自己管理に、EPP が有効であることを証明しました [Greenhalgh 2009]。

さらに、EPP のパイロット運用後の評価において、その費用対効果が高く、有益なことがわかりました [Rogers et al. 2008]。イギリスの医療保障制度（National Health Service）は、全国民に対して、病気予防やリハビリテーションを含めた包括的な保健医療サービスを原則無料で提供します。それは、健康状態や支払い能力とは関係なく、すべての人が公平に医療の恩恵を受けるという設立の理念によるものです。しかし、日本のような社会保険の方式をとらず、必要な財源の大半を一般財源によって賄っているため、EPP を取り入れることによって、事業運営に利益があると、期待されています。

　EPP には課題もあり、ロリグが行った研究成果に対して、「医学的な根拠は確立されていない」、「患者の社会・政治的な背景を十分考慮していない」などの批判が寄せられていて [Greenhalgh 2009]、患者の知識を政策の知に転換させることの難しさをあらわしています。ヘルス・エスノグラフィによる研究も、患者の知識や信念を明らかにし、それを医療政策や健康プログラムに反映できるだけの知見にするために、医療制度の運営や政策評価の基準にも見合うものであることが求められます。困難はありますが、世界の医療で患者と医療関係者の視点を統合する動きがみられるなか、多様な価値を統合するための、ヘルス・エスノグラフィの活用が期待されます。

第 2 章

フィールドワーク

研究デザイン

　科学研究には活動の手続きや流れがあります。そして、どのような研究も始めから終わりまで直線的に進むものではなく、行きつ戻りつしながら循環的に行われます。エスノグラフィは、1つの現象がより大きく全体にわたるような大きな循環のなかで物事をとらえる視点をもつ方法ですから、その手続きはとりわけめぐり流れる性質をもちます。

　その流れは、一般的に**研究テーマの着想**から始まります。住み慣れた土地で、最近何か変わったことはないか考えながら歩いているうちに、テーマを思いつくことがあります。仕事をしている同僚の様子を見て、問題意識が芽生えることもあります。緩和ケアの実際において、よりよい終末期とは何かを考えてはいるものの、患者の意思を聞くことも推し量ることもできず、葛藤を抱えている同僚の看護師の姿があったとします。その様子を見て、終末期医療の意思決定について考えてみたいと思うかもしれません。毎日のように耳にするニュースや、書籍、文献などから着想する場合もありますし、自分の関心のあるテーマに関する論文を読むことで、研究のヒントを得られることもあります。

　研究経験の豊富な研究者であれば、このように戸外を歩き、本を読み、同僚の様子をうかがうことからアイデアが浮かび、それを具体的な研究テーマや研究計画にまとめ、実行することができるかもしれません。しかし、実際には、思いつきのすべてが等しく研究可能なテーマであるとは限りませんし、研究経験にかかわらず、着想を理論に結びつけ、研究を設計することは容易ではないでしょう。それには、理論と方法論の関係や、研究デザインを構成する要素を知り、それを踏まえて研究の見通しを立てておくことが重要です。

◢　理論と方法論の関係

　研究における理論と方法論の関係は次のように整理できます。人文科学の

オーソドックスな研究においては、理論に基づいて仮説を立て、研究を設計し、方法論に基づいて資料を集め、分析し、仮説を検証します。これは、自然科学や医学研究における主流の方法です。

　一方、人類学のエスノグラフィには2つのパターンがあります。1つ目の方法は、自然科学や医学研究と同じように、理論、仮説、設計、収集、分析（あるいは解釈）という流れです。2つ目の方法は、まずフィールド（現場）に入り、テーマの着想をもとに大まかな見通しを立て、選択した方法によって資料を収集し、その分析・解釈を行い、理論を立ち上げるという流れです。このどちらの場合においても、資料の収集と理論の構築は循環的に行われます。エスノグラフィは、1つ目の方法のように既存の理論から始めたとしても、その理論の確からしさを検証するためにだけあるのではありません。得られた資料に基づいて、既存の理論を修正し、新しい理論を展開する可能性を探ります。

　ヘルス・エスノグラフィの強みは、エスノグラフィが本来もっているハイブリッド（多種混合型）の特性を活かすことです。もとより、エスノグラフィは、人びとの生活の全体を多様な角度から探求するものなので、ヘルスリサーチの研究手法のどれとも関連づけて用いることができる汎用性を備えています。

　現在のヘルス・サイエンスが目指しているのは、**理論と方法論の多様な組み合わせ**（multi-methods）**による研究であり、ヘルス・エスノグラフィは、その多様性に貢献するものです**。その基本的立場は、フィールドの特性やそこで生じている事象の特徴が、研究アプローチに影響するという、フィールドに立脚した方法であるため、研究の独創性はフィールドで養われると言っても過言ではないでしょう。フィールドを基点に多様なアプローチを取り入れ、新しい成果を生みだしていきます。

◢　研究デザインの構成

　研究は、研究の問い、目的、資料（データ）、資料収集の方法および分析の方法から成り立ち、これらの要素を統合する研究の論理があります。研究デザインとは、その論理に沿って体系づけられた全体を意味します。

研究デザインは、学問領域によっては、研究計画や調査設計とも呼ばれます。質的研究では、機械的なニュアンスのある「設計」は、あまり用いません。また、研究デザインと方法論は、一部重なるところがありますが、それぞれ異なる概念です。つまり、方法論は、「データをどのように集めるのか」を説明する理論であり、具体的な手法にも言及します。また、「その手法をなぜ選択するのか」ということの根拠を理論的に提示するものでもあります。

　研究の方法は理論で体系づけられていますが、それと同時に研究の予算や時間の制約を受けています。研究を論理的に組み立て、研究の方法の適切さを理論的に提示できたとしても、リソース（資源。人・予算・時間）が不足すれば実現は不可能です。そのため、研究計画を立てる際に、そのリソースを確認し、それを使って収集することのできる資料の一覧（観察資料、インタビュー資料など）を作成し、そこからどのような結論を導くことができるかの予測を立てます。そして、研究計画にそれらを組み込みます。

　研究デザインには次の性質が要求されます。それは、①論理的で説得力がある、②構造が正確かつ柔軟である、③研究の問いと目的が明確である、④研究の問いに答えるための「根拠」となるデータの推測が可能である、⑤そのデータから明らかになることが示されている、⑥研究の全体を批判的に振り返る視点がある、⑦計画が厳密で信頼できる、⑧研究の意義や必要性が示されていることです。

　研究デザインとは、研究の始まりから終わりまでを見通す作業であり、研究の全過程において、最も重要な作業です。以下では、北海道のグループホームで行ったエスノグラフィの観察研究［注］を事例に、フィールドにおける予備調査に基づいてどのように研究の具体的な計画を立てるのかということを説明します。

注　この研究は、2012〜2013年まで、北海道内の認知症対応型共同生活介護（グループホーム）において実施したエスノグラフィであり、人間の日常活動を「**作業（何かすること）**」ととらえ、その詳細を明らかにする**作業科学**の専門家との共同研究です［Sakaue & Michinobu 2014, 道信・坂上 2014, 坂上 2015］。

◢ 現場の課題を研究の問いに変換する

　本調査を行ったグループホームの入所者は、認知症（要介護度2から5まで）を患っている人びとです。認知症の症状が進み、家庭での介護が困難となり、この施設に入居していました。

　グループホームにおける日常生活支援は、できるだけ家庭に近い環境で、入所者本人の望む暮らしを提供することが基本にあります。そのためには、介護者は入所者の思いを正確に把握しなければなりません。しかし、認知症が進行している状況においては、家族の話、家庭における生活記録、入所後の行動などを参考に、試行錯誤しながらその思いを把握するしかありません。現場の課題は、入所者は施設の環境や介護に満足しているのか、現在の介護をどのように評価・改善していけばよいのかということでした。現場の課題は、「入所者は施設の環境に満足しているのか」、「現在の介護をどのように評価・改善していけばよいのか」ということでした。

　そこで、研究において、入所者の日常活動である「作業」を軸に、人と環境、人と人との相互作用を見ることにしました。研究は予備調査から始め、まず、入所者の日常活動を居住空間に位置づけて把握しました。日常的に行われる活動には、起床、排せつ、着替え、食事、テレビの視聴、入浴、レクリエーション（体操・歌・ゲームなど）、趣味の活動（読書や編みものなど）、散歩、日向ぼっこ、服薬、昼寝、会話、就寝などがありました［注］。

　居住空間に関しては、施設建物の入り口、中庭を配するホール、1階の玄関、2階に上がる階段、玄関の先にある廊下と事務室、その横にある食堂と台所、その向かいにある多目的ホール・浴室・トイレ、これらの共用スペースを取り囲むようにして配置されている入所者の居室というように、施設の平面図を描いて、把握しました。その平面図に、居室からトイレ、多目的ホールから食堂へと、入所者が移動する動線を記録しました。その日の天候、寝室・居

注　「作業」を通して人間を理解する学問である作業科学は、人が日常的に行う活動の1つひとつを「作業（何かすること）」と定義し、その形態・機能・意味を明らかにします。例えば、絵を描く、歌を歌う、ボールを投げるという活動は作業の形態であり、それらに取り組み、人が幸福感や充実感を得るのは作業の働き（機能）であり、なぜそうなのかをつきつめると作業の意味が明らかになります。

間・台所・食堂などそれぞれの空間の使い方や、入所者がいつも座る場所なども記録しました。観察時間は、入所者が起床し、食事、排せつ、余暇活動、家事、セルフケアなどを行う、午前10時から午後3時までの間とし、2人の研究者がそれぞれ、月に1回から4回の間隔で訪問しました。

◈ 研究の仮説を立てる

　グループホームでは、食事、排せつ、運動、睡眠など、生きるために必要なほぼすべての活動を介護者に支えられています。日本では高齢になった家族を家庭で支えてきましたが、その頃から、個人の自立や尊厳は見いだしにくいと一般に考えられてきました。そのため、介護福祉の現場では、「その人らしい支援」を行うことが実際には非常に難しいと認識されています［注］。そこで、（研究者として）私たちは、認知症を患っていても、自分の人生で身につけた対人関係の能力や慣習行動は維持されるのではないか、もしそうであればその慣習行動に個人の自立と尊厳を見いだす鍵があるのではないかと仮定しました。日常の振る舞い、他者との接し方、何に喜び、何を大切にするかということは、身体の基層にある文化的精神であり、容易に変化しないと考えました。研究では、施設入所者の慣習行動、とくに他者に働きかける/応答するという相互行為に着目し、入所者の自立と尊厳について考察することにしました［Sakaue & Michinobu 2014, 道信・坂上 2014］。

　予備調査の初期には、日常生活活動のすべてに着目し、居住空間との関係に照らし合わせて観察記録をつけました。居間における活動には何があり、何を目的に行われ、どのような結果をもたらしているのか。童謡や演歌を歌っている人はどのような思いで歌っているのか。それを知りたいと思い、「好きな歌ですか」、「昔、よく歌っていたのですか」と、短い声かけをしました。ある人

［注］　イギリス、スウェーデン、ドイツ、オランダ、アメリカ、オーストラリアなど、日本と同じように人口の高齢化が進んでいる国々では、抜本的な福祉改革が進められてきました。福祉先進国と呼ばれているヨーロッパの一部の国々では、介護を受ける人たちの自立と尊厳、選択の権利を重視する政策が進められています。この流れは日本においても見られ、その人らしい生活を送ってもらうことが重要視されるようになりました。

は、あるメロディが流れると決まって涙を流しました。その歌に何か特別の思い入れがあったのでしょう。そのようなときには、音楽が終わるまでそばにいました［注］。

　予備調査が終わりに近づいたころ、私たちは、毎日の日課でもなく、即興で行われるのでもない、入所者のある行為に気づきました。それは、周りの人への気遣いでした。食事、排せつ、運動、睡眠などの生きるために最低限必要なことを介助され、生きている人たちが、他者をよく気遣い、自らさまざまに活動していました。隣に座っている人の膝から床に落ちた毛布を拾ってたたむ、一緒にテレビを観ている人が咳をすると心配そうな表情をする、共同スペースにいるだれかのことばに反応し、会話をつなごうとする、童謡を歌っている人のそばに行き、一緒に歌うなどです。入所者の人たちが互いに気遣いあう姿に、周りの人も自然に笑顔になっていました。

　日常の幸せとはこのようなささやかなもので、その積み重ねが入所者の心の安寧につながり、介護者の満足感にもつながっているのではないか、そして、入所者の「**気遣い**」に着目することは、その人らしいケアにつながるのではないかと、私たちは考えました［道信・坂上 2014］。

　予備調査の結果を踏まえ、次のような仮説を立てました。「個人の生命が介護者の手に委ねられている状況においても、長い人生のなかで身につけてきた人間関係における慣習的ふるまい（ここでは「気遣い」）が維持されている。人が支え合う関係のなかにこそ、個人の自立を促し、個人の尊厳を育むケアを行うために必要な要素がある」［Sakaue & Michinobu 2014, 道信・坂上 2014］。

　本調査においては、入所者が他者に働きかける/応答するという相互行為に着目し、観察しました。「気遣い」は、身体に刻み込まれた記憶が無意識のうちにあらわれるようなものであるため、できるだけ自然な状況で観察するようにしました［道信・坂上 2014］。グループホームのケアマネジャーがこの研究に望むことは、①入所者同士の関係性、入所者と職員の関係性についての詳細な把

注　エスノグラフィを行う研究者（エスノグラファー）が、調査地の人びとの世界に入り込めば入り込むほど、そこに深い関係が築かれ、研究者という立場が揺らぎ、研究者としての自己が失われることがあります。そのようななかでも、研究者であり続け、他者理解を試みようとするエスノグラファーの心のなかには激しい葛藤が生じます。エスノグラフィが抱えている困難な宿命と言えます。

握、②入所者の過去と現在をつなぐケアの実践への示唆の2点でした。入所者が日常的に行う「気遣い」への着目は、研究をデザインするうえで、施設側の期待とも合致するものとなりました。

◢ 研究の結果をイメージする

　研究のデザインは、その研究で明らかになることをイメージし、その結果が社会に与える影響を自覚して行います。個人の研究は、いかに小さなものであっても、それが積み重ねられて1つの大きな知見になるのであり、どのような研究も人間社会全体の知的活動に位置づいています。そのため、研究者個人の興味・関心のもとに何を研究してもよいというものではありません。この節に述べたグループホームの事例では、認知症を患っている高齢者が、その人らしい人生を生きるために必要な支援とは何かということに示唆を与える結果が得られました [Sakaue & Michinobu 2014, 坂上 2015]。高齢期に最期までその人らしく生きるというのは、自分の身体の自然な動きとして体得したもの（慣習行動）を維持して生きていくということでした。それは、個人が社会や文化の規範から自由になるということではなく、それとは全く反対に、自分が属する社会や文化のなかで生き続けることです。介護の現場では、その人のこれまでの人生で培われた生き方を可能な限り尊重するということが研究の含意です。

　研究デザインは、研究の問いを明らかにするために、どのようなデータをどのように集めるのかについての論理です。それはデータ収集の技術や方法にとどまらず、自分の知りたいことを明らかにするための手続きと流れを論理的に体系化したものです。最初から仮説を立てて調査を始めてもよいですし、予備調査や本調査を通して、仮説を生成する方法でもよいでしょう。どちらの場合においても、途中で仮説を練り直す必要が生じる可能性があることを視野に入れます。また、理論と方法論の整合性に加えて、研究のリソースを把握し、実行可能性の制約を考慮します。

フィールドに入るための準備と対策

　エスノグラフィの最初の関門は**フィールド（現場）**に入ることです。それは、ただそこに行けばよいというものではありません。そこにいる人たちに、仲間のように受け入れられて、自分の経験を快く話してくれる人たちに出会うことです。人や自然も含めてその土地にあるものとの相互作用を通して、ゆっくりとフィールドに親しんでいく体験の始まりです。

　古典的なエスノグラフィにおいては、はじめにフィールドの候補地を選定しました。そしてその地を何度も訪れ、人びととの日常生活や日常言語を学びながら、研究テーマを絞り込んでいくという手順を踏んでいました。多くは、政治経済の中心となる枢要な場所から遠く離れた土地や集落を調査地にしました。伝統的な集落では、コミュニティの結束が強く、文化に均質性があり、変容しにくいという、研究するうえでの利点があったからです。辺境の土地に、旅人のようにふらりと立ち寄り、集落の片隅に暖をとり、川の水をくみ、火を焚いて、木に登って小動物を捕り、木の実を集める暮らしに入る人もいました。はじめは慣れない作業であっても、続けるうちに少しずつできるようになり、その土地の暮らし方が身についていきます。このように現地になじみながら行う調査は人類学の基本です。

　しかし、倫理的配慮が徹底されている現代社会の研究環境においては、小さなコミュニティといえども、現地の人びととのプライバシーを守る対策をもたずに、フィールドに入ることはできません。また、世界各地でグローバル化が進む現代においては、依然として閉鎖的な状態を保っているコミュニティを探すのは難しくなっています。さらに、現代のエスノグラフィは、文化をよりダイナミックに変容するものととらえていますから、研究の範囲も、辺境の土地や村落から、都市部に広がっています。そのため、世界の辺境の土地や村落社会を中心に発展した古典的なエスノグラフィの手法にも時代に応じた変化が求められています。

ヘルス・エスノグラフィは現代のエスノグラフィの方法論として位置づけられますが、対象となるフィールドには都市部の医療施設など、一般市民が自由には立ち寄ることはできない場所が含まれます。そこでは、医療系の研究者に求められる水準の研究倫理審査の手続きを行います。それは、第一に、研究者が所属する機関の倫理審査を受けて承認を得ることです（p.050）。第二に、研究を実施する施設の施設長や各部署の責任者に対して研究の説明を行い、調査の同意と承諾を得ます。患者や入所者を研究の対象とする場合には、研究者の所属機関だけではなく、当該施設の倫理審査を受けなければならないこともあります。

　フィールドに入るためには、あらかじめよく考えた計画と準備と対策が必要です。超高齢社会を迎え、急性疾患に加えて世界各地に慢性疾患が拡大している現在、保健・医療・福祉の領域においては、グローバルな研究の要請が高まっています。幅広い学問領域の研究者が結集し、膨大な研究が蓄積されています。研究者は、多方面にわたる研究成果を吟味し、既知の事実に対して、いかに斬新な視点を提供できるか検討し、研究の意義を明確に示します。

　しかし、十分に練られた計画を作成しても、フィールドへのアクセスが思いどおりに進むわけではありません。多くの研究機関で、審査委員会は定期的に開催されていますが、研究計画の申請が集中する時期には、承認を得るまでに数か月かかることもあります。複数の委員が内容を精査するため、倫理審査には時間がかかり、通常、何度も書き直しを求められます。審査が長引くと、研究の開始も遅れます。用意周到に準備した作業も短縮せざるを得なくなります。また、研究先の施設の職員が研修期間に入るなどして、研究開始の最善の機会を逃すかもしれません。また、所属機関の倫理審査を通過しているからといって、施設の倫理審査で承認を得られる保証はなく、研究施設を選びなおさなければならないこともあります。研究に参加することを快く引き受けてくれた人の体調が急変して参加できなくなる場合もあります。患者の転院や退院も想定しなければなりません。これら以外にも起こりうるさまざまな事態に備えて、いくつもの対策を考えておきます。

♠ 人間関係を築く

　倫理審査を終えて研究対象とする施設に入ったら、次はその場にいる人たちとの関係を築きます。入院患者を対象としている研究では、看護師長、主治医、担当看護師など、患者の治療や体調を管理している人との関係づくりから始めます。看護師長は各病棟を管理している人ですから、看護師長とよく話しをして、病棟の環境や患者の様子を教えてもらいます。患者の治療と体調を管理している主治医、担当看護師をはじめとする医療チームとの良好なコミュニケーションも大切です。患者の容体は調査のつどカルテで確認し、声を掛けたり話したりしてもよいタイミングについては、主治医と担当看護師に確認します。夜間や休日の調査において、看護師長や主治医が不在の場合には、当直の看護師に調査に来ていることを伝えておきます。このように、医療施設における研究では、現場にいる人とのコミュニケーションを確実に取ることによって、患者の安全を守り、研究に必要なネットワークを形成します。

　セキュリティの高いモダンな施設におけるフィールドワークには、その施設に特有の行動の制限があります。例えば、医療施設に入る際には、訪問者のID登録を行います。警備員からICカードをもらい、それをICリーダーにかざして重いドアを開けます。窓のない迷路のような通路を通ってまたドアを開けると、端末があちこちに備え付けてあるナースステーションがあらわれます。このように外部からの影響を最小限にとどめている環境で調査をするときには、感染予防や衛生管理のために、また、医療空間になじむために、白衣と上履きに着替えることがあります。白衣は医療職の社会的地位をあらわすことから、医療職ではない研究者は別の目立たない衣服を着る場合もあります。

♠ アウトリーチの研究

　ヘルス・エスノグラフィには**アウトリーチ研究**も含まれます。アウトリーチとは、組織活動の一種であり、その組織に所属していない人に接近し、関係性を築いていく活動です。それは支援活動の方法として、福祉の領域によく用いられています。例えば自立支援などにおいて、相談支援員が対象となる人を発

見し、その人の住んでいる場所に出向き、必要な支援の内容を明らかにし、ゆくゆくは就労や就学につながるように働きかけます。このアプローチは**エスノグラファー（エスノグラフィの研究者・観察者・記述者）**が現地に赴き、人びとの暮らしの様子を理解しようとするプロセスとよく似ています。それは、アウトリーチにはエスノグラフィの視点を活かせる場面が多くあるであろうことを示唆します。

　アウトリーチの研究は発展が期待される領域です。社会不安が広がる現代社会においては、家族や職場を失い、住所不定となり、インターネットカフェで生活する人びともいます。東京都が行った調査によると、インターネットカフェや漫画喫茶などの昼夜滞在可能な店舗で寝泊まりしている「住居喪失者」は都内で 1 日あたり約 4,000 人、そのうち「住居喪失不安定就労者」は約 3,000 人と推計されています［東京都福祉保健局 2018］。うつ病、アルコール・薬物依存症を患っているホームレスの人びともいます。興味本位でその場に近づくのではなく、どのような支援が必要とされているのかを自分の目で確かめる研究には意義があります。また、組織集団に属さないで生きてきた人、実際にアウトリーチの支援を受けている人の生き方から、研究者は人として多くを学ぶことができます。

　アウトリーチの研究プロジェクトを考えるためのヒントを与えてくれる研究があります。アメリカの人類学者 M. エイガーは、アメリカ各地において薬物依存症を対象とする人類学的研究を行いました［Agar 1971, 1973, 1977, 2003, 2006］。その 1 つは、カリフォルニア州サンフランシスコ中心部に位置するヘイト・アシュベリー地区で生活する人びとを対象に行ったエスノグラフィでした。この地区は 1960 年代に、「ヒッピー」と呼ばれた若者たちによる対抗文化（カウンターカルチャー）が生まれた場所です。エイガーは、この地区の片隅で薬物依存症の患者に医療ケアや生活支援を提供していたヘイト・アシュベリー・クリニックからの紹介を受けて、研究候補者に研究参加を呼びかけたと言います［Agar 1996：79-80］。エイガーはこの経験を踏まえて、路上で生活する人びと（非組織集団）の生活の場に参与する方法について論じています。

　エイガーによると、非組織集団のネットワークに参与するには、①単純にそこにあらわれる、②生活・医療支援を行っている団体を通して紹介してもらう

という2つの方法があります。ただし、前者は一見簡単なように見えて、深い問題を抱えていると注意を促しています[Agar 1996：79-80]。

　第一に、そこに行けば何とかなるだろうという楽観的な思いからフィールドに入ると、研究者個人の遭遇するリスクが高まるだけではなく、研究参加者や地域コミュニティにも負担を強いることになりかねません。そこは他者の住む領域であり、立ち入ってもよい場所とよくない場所があります。都市の片隅の路上で生活している人にもプライバシーがあります。

　第二に、不用意にその人たちの生活の場に入り、反発を招くなどして、二度とその場所に入ることができなくなるかもしれません。それを防ぐには、調査研究を認可し、研究者を受け入れる地域組織との連携が必要です。その組織からの紹介があれば、対象者に接近しても不審に思われずに人間関係のネットワークを築くことができるでしょう。膨大な時間をかける必要もなくなります。現場では、調査の支援者に対しても、調査参加を呼びかける相手に対しても、自分の所属を明らかにし、研究の透明性と説明責任を明確にします。

◀　海外調査における現地機関の協力

　海外における研究活動には、現地の大学や研究所などの組織からの支援が必要不可欠です。筆者はタイにおいて、1994年から2009年まで断続的に調査を行ってきました。初めての調査は1994年の夏に行われ、大学の卒業論文を書くために留学先のチュラロンコン大学経済学部の教授のもとで、性産業で働く女性のHIV（human immunodeficiency virus、ヒト免疫不全ウイルス）/AIDS（acquired immunodeficiency syndrome、後天性免疫不全症候群）感染予防をテーマに研究しました。1か月かけて、性産業で働く女性たちを支援するNGO（non-governmental organizations、非政府組織）から、HIV/AIDS感染予防の実際と対策に関する聞き取り調査を行い、首都バンコクの繁華街で仕事の合間に英会話の学校に通う女性たちに実際に面会し、話を聞きました。2度目の調査は、大学の修士論文を書くために、タイ北部のチェンマイ県とランプーン県で行いました。そこで操業する日系多国籍企業で働く女性を対象に、当時、HIV/AIDS感染予防の妨げとなっていると考えられていた性の規範に関するインタビュー調

査を行いました。この調査では、チェンマイ大学の社会調査研究所および教育学部からの支援を受けました。

　3回目以降の調査は博士課程在学中から、大学に職位を得てからも継続し、タイ北部において若者の HIV/AIDS 感染リスクおよびリプロダクティブ・ヘルス、企業における HIV/AIDS 教育という研究主題を発展させました。性産業で働いている女性たちも、工場で働いている女性たちも、研究参加を呼びかける際に十分な配慮を必要とする人たちです。しかも、研究者が日本人であり、テーマが HIV/AIDS 感染ですから、研究参加候補者となる女性たちや周囲の人たちから警戒される可能性もありました。そのため、3回目以降の調査では、政府・自治体・研究機関などに個人の人脈を広げました。それらはチェンマイ大学看護学部、マヒドン大学医療政策研究所、タイ保健省、国際NGO、タイの NGO などです。これらの組織に所属する人たちから多くの支援を得て、調査を無事に行うことができました。

　タイで調査する場合には、行政府の首相が委員長となっている国家学術調査委員会（The National Research Council of Thailand、NRCT）という組織に研究の申請を行い、認可を受けます。NRCT が交付する研究許可証は、学術調査研究ビザを取得・延長する際に必要です。NRCT に提出する書類には、研究に参加する予定となっているタイ国内の研究者と受け入れ機関を記述する欄があります。この制度はタイ国内において研究活動を行っている外国人を把握し、共同研究者を国内に確保することを勧めるものです。科学技術の国際学術交流を目的に生まれた制度ですが、研究者の地位を保証され、現地所属機関からの支援も受けられるという利点があります。筆者が交換留学生や研究者として所属したチュラロンコン大学、チェンマイ大学、マヒドン大学では、医学、看護学、教育学、社会学、政治学、経済学など多種多様な学問領域の教員が HIV/AIDS 患者や工場労働者に対するアウトリーチ活動を行っており、大学および教員個人からの支援が研究の開始を容易にしました。

◢　ゲートキーパー

　調査地に入り、数か月もすると、その土地の生活環境や、施設であれば施設

内部の様子がよくわかるようになります。その土地の人びと、施設の人びととの関係も深まっていきます。そうして調査の対象となる社会集団の内部に入り、その人たちに受け入れられて、自分の立ち位置（ポジション）を定めていきます。しかし、それは簡単なことではありません。そこには決まった社会関係や社会階層がすでにあるからです。複雑な権力関係もあるでしょう。そのなかで研究者はどのような立場で、何を行う人であるかを当該社会の人びとに明確にする必要があります。そのようなとき、外部から来た人に応対する立場にある「ゲートキーパー」が重要な役割を果たします。

　ゲートキーパーは、調査の対象となる集団の内部の人たちに、自分を紹介してくれる人です。内部の事情に詳しい人ですから、だれにどのように接近すべきかをよく知っています。ゲートキーパーは、当該集団の門番のような役割を担い、研究者の人柄、研究の目的などを総合的に判断し、調査の可否について決定する責任をもつといわれています [佐藤 2002：36]。フィールドワークでは、研究に先立って行われる書面による審査だけではなく、現場の人たちによる現場における審査が続くと考えてよいでしょう。研究の対象となる施設やコミュニティからの協力が得られるか、研究の対象となる人にどのように接近するのかは、研究倫理審査の前に慎重に検討します。しかし、実際にその現場に入ってみなければわからないこともあります。そのため、審査が通ったからといってひとりで現場に入り、インフォーマント（情報提供者）を探そうとするのではなく、ゲートキーパーがあらわれるまで、辛抱強く待ちます。その人は研究者と内部の人との橋渡しをしてくれるでしょう。ゲートキーパー自身がよいインフォーマントになる場合もありますし、研究課題を共有することによって、将来の研究のパートナーとなる可能性もあります。

　ゲートキーパーは、研究者を信頼し、研究に理解を示すと、当該社会や仲間たちのなかで重要な役割を果たしている人たちに研究者を紹介してくれます。主要なポストに就いている人たちは、研究者の存在を公に認める役割をもつからです。それらの人は、その社会の権力や財の分布などエスノグラファーが心得ておかなければならない知識や情報を教えてくれるはずです。フィールドによっては、出自や政党などで結びついた仲間が複雑な利害関係を構成している社会もあります。観察研究やインタビューを始める段階やその過程において、

研究者はフィールドの権力関係や利害関係に不用意に巻き込まれ、公正な立場から研究を行えなくなる危険を避けるためにも、情報を収集しつつ慎重に中立的に行動します。

エスノグラファーは当該集団の「外部の人間」であるにもかかわらず、「内部の人間」としても認められているという不安定な立ち位置にあり、その社会的アイデンティティは矛盾をはらみます。これは当該社会の人にも容易に把握しがたい性質です。そのため、研究者は、現地の人との**ラポール**（信頼できる人たちとのよい関係/人類学の調査で、対象者との間に生まれる相互理解・共感・つながり）が形成されたとしても、いつかは調査地を離れる立場にあるということを心得て、エスノグラファーとしての自分の立場を越えることのないように十分に配慮して行動します［注］。

エスノグラフィの観察研究には、**客観的観察**（detached observation）という方法もあります。対象との距離を保ち、外側から観察する行為です。自然科学の観察法にならい、観察者の影響を最小限に抑えることができるという利点があります。しかし、研究者がどのグループとも距離を置き、それによって中立性を保てたとしても、日常の経験や存在にかかわる深い資料は得られないことがあります。また逆に、対象との距離を縮めて、ある特定のグループに接近し、家族のように受け入れられたとしても、その人たちの情報しか得られないという、研究リスクが生じます。このように、研究者の立ち位置によって得られる資料の性質は異なってきます。そのため、研究のテーマと目的に沿って、どのような資料を得たいのかということを主たる基準として、対象社会の人間関係のなかに自分の立ち位置を見つけていきます。それは何度も見直してよいと考えます。

ゲートキーパーは、対象社会のいろいろな情報を教えてくれます。研究を始めたばかりの頃には大変心強くもあり、頼りになります。しかしどんなに信頼に値する人であっても、その人だけに頼り続け、その人の説明をうのみにしな

注　それは、現地の人びとの人間関係を壊すような行動を含みます。例えば、ある特定の人びととのかかわりを深くもつことは、現地の人間関係を揺るがします。また、調査地を離れたら、一切のかかわりを絶つというわけではありません。研究を終えて、調査地に戻ったときには、研究者ではない別の人格をもって現地の人と長く付き合うことは、本当に親しんだフィールドだからこそあることです。

いように注意します。エスノグラファーはまだその社会全体を自分の目で見られるようにはなっていないからです。また、研究者にとってはゲートキーパーと確信していた人が、実はほかの人とは違う一風変わった生活様式をしている人や、周辺社会に追いやられている人である可能性も考えられます。外部の人にはより親しみやすく、快く接する人が、実はその集団内部において異質性を備えた人であるケースもよく見られます [Agar 1996 : 135]。もしそうであれば、その人の語りやその人から紹介されたインフォーマントからいかに多くの情報を得ても、それらがその社会集団の全体を示しているとは言えません [Agar 1996 : 134-135]。とくに、ナラティブ・インタビューやライフ・ヒストリーのように、調査候補者の数が少ない場合には、十分な時間をかけて、インフォーマントを選別することが大切です。

エスノグラフィ研究に用いるサンプリング

　エスノグラフィの研究においては、一般に、定量調査のように統計学的なサンプリングを行わず、研究目的に適合する人のなかから、必要とされる人数を選び出します。これが**目的に適合した抽出法**（purposive sampling）です。**合目的的サンプリング**とも呼ばれます。祭祀儀礼に集まっている人のなかから、特定の人数を抽出する方法や、医療機関で健康相談を終えた人に調査参加を呼びかける方法などがあります。また、**スノーボール・サンプリング**（snowball sampling）といって、最初の調査参加者から次の候補者を紹介してもらい、次の参加者からさらに次の候補者というかたちで参加者を選ぶ方法があります。グラウンデッドセオリーでは、研究の進展に応じて理論的に対象者を抽出する、**理論的サンプリング**（theoretical sampling）という方法を提唱しています[Glaser & Strauss 1967]。これらはすべて有意抽出法と定義され、無作為抽出法と比べると信頼性は低いと言われています。しかし、そうであっても、抽出された対象者は調査に必要な基準を満たした人たちであり、理論的に筋の通らない方法ではありません。

　古典的なエスノグラフィにおいては、通常、1〜10 人程度の非常に少ない人数を選び出します。そして参与観察やインタビューによって、対象者の生活の全体を調査します。その資料からできるだけ多くの文化的要素を発見して、要素間の関連である文化の構造を見いだそうとします[Agar 1996 : 134]。この方法の前提には、「文化的要素は同じ文化に生活している人たちに共有されている」という人類学の文化理解があります[Agar 1996 : 134]。

　もっとも、1 つの社会や集団内部における思考や行動パターンの多様性がより顕著になっている現代社会においては、研究目的と参加候補者をより精査して考える必要があります。それに合わせて、従来のサンプリングのあり方も検討されていくのではないかと考えます。

ナラティブ研究のネットワークづくり

ヘルス・エスノグラフィをナラティブの視点に立って行う研究においては、**ナラティブ・インタビュー**（第4章）を実施することを踏まえて、インタビューに適切な人に巡り合えるようなネットワークづくりが必要です。ここでは、インフォーマントの代表性や、選別方法の妥当性についてはあまり問題になりません。それよりも、インフォーマントが研究に必要な情報をもっているか、それをオープンに話すことができるか否かが、きわめて重要となります（p.069）。

筆者はA市内のファミリー・クリニックにおいて、グループを対象とするナラティブ・インタビューを行った経験があります。研究代表者と2人で、このクリニックで行われていた喫茶活動に定期的に参加しました。それは、クリニックと長い付き合いのある60代から80代の女性たちが世話人となって、地域住民や通院患者にお茶とお菓子を振る舞うというボランティア活動でした。世話人の人たちは、以前デイケアが行われていたという大きな部屋にテーブルを3台用意し、テーブルクロスをかけ、その時々に手に入る花を飾り、来客をもてなしていました。筆者は、この喫茶活動に参加するようになって1年を過ぎたころに、インフォーマルに話すだけではなく、インタビューを行って、世話人の女性たちの日々の思いを知りたいと思うようになりました。そして、グループを対象とするナラティブ・インタビューの設定と意義をひらめきました。

この研究ではクリニックの女性職員がゲートキーパーになり、施設長と研究者、世話人と研究者それぞれの仲介役を担っていました。グループ・ナラティブの実施においても、最初のひらめきから、説明会を開くまでの間、この職員が相談にのってくれました。説明会では、研究の目的についてのいくつかの質問がありましたが、全員納得し、研究への参加を承諾しました。そして、翌月から、グループ・ナラティブの調査が始まりました。

本研究のゲートキーパーとなった職員は、クリニックで一風変わった人でも、いつも外部の人に応対する役割を担っている人でもありませんでした。ただ、この人にはクリニックを地域の人が集う場所にしていきたいという意思がありました。また、クリニックの役割を、医療機関という既存の枠組みにとら

われずに考え、医療支援から生活支援まで幅広い領域で地域の暮らしに貢献したいという意識がありました。そして、研究者がもっている視点や探究の方法が、活用できるのではないかと考えたのです。

　研究の初期のころは、時間の経過と共に交流の輪が広がっていきます。人類学者の M. エイガーは、この重要な時期において、自分の仕事についての正式な説明よりも、一緒に活動する相手の選別により配慮するよう勧めています [Ager 1996 : 137-138]。ゲートキーパーも、その人から紹介されるインフォーマントも、研究に欠かせない人たちですが、研究参加者としての条件を満たしているだけではなく、意思が通じ合い、長く付き合っていける人であることが大切です。エイガーによると、そのようなインフォーマントには研究者をひきつける魅力があると言います [Ager 1996 : 137-138]。

　ヘルス・エスノグラフィのなかで、ナラティブの研究を行うときは、研究テーマを日常の文脈のなかで掘り下げるために、ふだんの生活の全体に関する質問を行います。つまり、自分が知りたい情報をもっていると考える人たちが、日常生活をどのように送り、毎日物事をどのように考え、感じているのかをインタビューします。その普通の生活のなかに、研究者が想像もしなかった気づきがあり、研究テーマが深まり、その人たちに、また会いたいと思うのです。相手にとっても、会ったり話したりするのが楽しく、有意義な時間である限り、その関係は続いていくはずです。

　一方、研究者の未熟さが、ゲートキーパーやインフォーマントの成熟さによって補われていくケースもあります。ナラティブの研究テーマには、病気や障がい、身近な人の自死、それらに伴う偏見、孤独、疎外など、耐え難い苦しみを受けた人たちの経験を取り上げるものが多いと考えます。筆者自身の研究生活をふり返ってみると、深刻な不幸や苦しみを被って生きてきた人には、自分の集団以外の人を受け入れる寛容さがあったように思います。

　また、フィールドワークにおいて、現地の専門家がゲートキーパーになって活動する場合があります。同じ専門分野の人もいれば、異なる専門分野の人もいますが、現地の専門家ならではの視野の広さと現象理解の深さは共通していると考えます。筆者が北海道の離島で行った調査では、公営博物館の学芸員が

ゲートキーパーになり、さまざまな支援・協力をしてくれました。例えば、島の高齢者に対するインタビュー調査では、島の語りの資料を集めた経験に基づいて、参加条件を満たしている人をすぐに見つけ出してくれました。そして、その人たちは自宅や作業場において、快くインタビューに応じてくれました。

　外部の研究者はフィールドに居続けることはできませんから、現地の専門家は心強い味方です。研究者は、長期の滞在許可を得て、1年、2年と現地で継続したフィールドワークを行っている間にも、自分の所属する機関に戻ることはあります。そこで研究資料を整理し、研究の中間報告を行い、必要であれば研究計画の見直しを行います。研究費の追加申請を行うこともあります。短期の滞在を繰り返して、資料を集めるケースもあります。このように長期、短期にかかわらず、現地を離れる時間があると、調査は途切れます。その間に現地の専門家は調査を継続して資料を収集し、現地の状況を伝えるなど、さまざまな役割を担うことができます。

　研究者のために現地の人びとが協力し、それによって研究者が恩恵を受けるようになり、そのお返しとして、研究者も、現地の人びとの生活に研究を還元できるようになると、そこにはラポールを越えて、**パートナーシップ**という関係がつくられていきます。同じ希望をもつ仲間です。フィールドでのパートナーシップは、ヘルス・エスノグラフィの実践における1つの目標です。

◢　フィールドの倫理

　フィールドは静的な環境ではなく、人間と人間のやりとり、人間と自然のやりとりなど、その環境にあるものが互いにぶつかり合っている動的な環境です。そこに異質性を備えた人間として入るわけですから、ときには、放たれた矢のように突き刺さる他者のまなざしやことばをただ1人で受け止める覚悟を必要とします。他者の視点や発言の意味をその人の立場から理解するといったきれいごとではありません。フィールドは、研究者の態度や信念を内面から崩されるような感覚を伴う試練の場であろうと考えます。研究の倫理審査は研究を実施するための制度的な手続きであり、研究者が対象者のプライバシーや情

報の機密性を保護するのは当然のこととしても、エスノグラファーが、真に個人や共同体の尊厳を守るというのは、周囲からの注目や関心がしだいにおさまり、そこにいても何の違和感もなく受け入れられるようになることではないかと思います。フィールドの倫理はその社会の人たちから教えられるものです。フィールドワークでエスノグラファーが学び、育む倫理観は、その社会の外にいる専門家の倫理観とは違う点があるということを心得ておきましょう。

ヘルス・エスノグラフィを
行うにあたっての研究倫理

　保健・医療・福祉分野の研究には、患者/生活者の福利を最優先することが求められます。臨床で行われる観察研究では、医師以外の研究者も、医学研究の研究倫理を守る必要があります。保健・医療・福祉にかかわる領域で、ヘルス・エスノグラフィの研究を行う場合にも、研究の対象となる人（患者/生活者）の福利に配慮した研究を行う責任があると考えます。一方、ヘルス・エスノグラフィは研究の対象となる人の生活に入り込み、人間関係を構築しながら進める方法であるため、プライバシーの保護を始めとするいくつもの倫理的課題を抱えています。そこで本節では、ヘルス・エスノグラフィを実施するにあたっての倫理的配慮について論じます。研究の倫理審査の手続きと注意事項、実際の調査において遭遇するさまざまな倫理的課題と対応方法について考えていきます。

　以下では、第一に「人を対象とする医学系研究に関する倫理指針」（文部科学省・厚生労働省 2014.12.22 制定、2017.2.28 一部改正）に対応した倫理的配慮について述べます。第二に、医学系研究の重要な概念である「インフォームド・コンセント」について、看護研究や質的研究の場合も踏まえて論じます。第三に、研究倫理の中核にある「個人のプライバシーと機密性の保護」について、エスノグラフィの場合に関連づけて説明します。最後に、ヘルス・エスノグラフィに特有の倫理的課題とこれからのエスノグラフィ研究の方向性について考察します。

◢ 倫理的配慮

　人を対象とする研究は、研究責任者が所属する研究機関の倫理審査委員会による正式な審査を受けて、所属長の承認を得てから実施します。保健・医療・福祉系の大学やその他の教育・研究機関において、人を対象とする医学系研究を行う際には「人を対象とする医学系研究に関する倫理指針」を遵守し、各機関の倫理審査委員会の承認を得ることが必要です。この「医学系研究」には、看護研究、医学の基礎研究、臨床研究、臨床試験、そして治験が含まれます。個人の健康に関する情報を用いた疫学的研究や質的研究も含まれています。これまで、研究代表者や分担者として筆者が実施したヘルス・エスノグラフィは、看護研究および臨床研究の一種（観察研究）として行われました。学問領域にかかわらず、病気の理解や予防、診断や治療の改善に貢献するために、患者の個人情報を得ようとする場合には、医学系研究の倫理審査を受ける必要があります。

　「人を対象とする医学系研究に関する倫理指針」の基本方針は次の 8 つの事項です。すなわち、①社会的及び学術的な意義を有する研究の実施、②研究分野の特性に応じた科学的合理性の確保、③研究対象者への負担並びに予測されるリスク及び利益の総合的評価、④独立かつ公正な立場に立った倫理審査委員会による審査、⑤事前の十分な説明及び研究対象者の自由意思による同意、⑥社会的に弱い立場にある者への特別な配慮、⑦個人情報等の保護、⑧研究の質及び透明性の確保です［人を対象とする医学系研究に関する倫理指針第 1 章第一］。研究者はこれから実施しようとする研究が「人を対象とする医学系研究に関する倫理指針」を遵守し、その基本方針にそって計画され、実施されることを、研究参加候補者に事前に説明して同意を得ます。

◢ インフォームド・コンセント

　インフォームド・コンセント（informed consent, IC）とは、研究参加者となる可能性のある人（研究参加候補者）がその研究参加に同意するプロセスのことを言います［Royal College of Nursing 2011：3］。研究者は研究参加候補者に対して十分な説

明を行い、研究について完全に理解しているかどうかを確認します。その人は
その情報をもとに、研究に参加するかどうかを自分の意思で決めます。人を対
象とする医学系研究ではこの自由意思に基づく IC が基本です。

　IC は、研究に参加する人が、その研究に関する情報を正確に受け止めて初
めて成立します。研究参加者から正しい IC を得ることは、その人が自分の意
思に反して研究に参加しているのではないことを保証するものとしても重要で
す［Royal College of Nursing 2011：3］。説明資料は平易なことばで書き、専門用語や読み
手の理解を妨げかねない表現は取り除き、研究に関する情報を的確に伝えま
す。研究の目的があいまいである、参加者の具体的な役割がわからない、説明
文が長いうえに専門用語が多く、文字や記号の意味もわからないなど、読み手
に負担を与える説明文では、正しい IC は得られません。また、事実とは異な
る情報や誤った印象を与える表現も認められません。研究の参加者となる人
が、文字を読めない、話を聴き取れない、子どもであるなどの理由で、誤解が
生じやすい場合には、意味のある IC を行えるように、それぞれの状況に十分
に配慮します。

　IC では、相手に伝えたい情報内容に合った表現を選び、それを文字にした
説明文書を用意します。それは、研究協力の依頼文の様式をとる場合もありま
す。説明文書は、研究参加候補者が研究の説明を受けてそれに納得し、同意し
てサインしたときには予測できなかったことや、思い浮かばなかったことにつ
いて後日見返すときにも有益です。研究参加候補者が説明文書を読み、疑問を
解消できなかったら研究者に問い合わせできるように、実施責任者の連絡先
（平日と夜間・休日）を説明文書に明記します。

　研究に参加しようとする人に研究の性質と目的、参加者の役割が正しく伝わ
るように、説明文書には次に挙げる情報を入れます。

1. 研究の目的

　この項には、平易な日用語で研究の問いと目的をそれぞれ明確に記述し、さ
らに、研究の目指すところを書きます。なぜその研究を行う必要があるのか、
その研究を行うことによって研究者の世界を見る目がどのように変わり、それ
がどのように人や社会の健康に寄与するのかということを説得力のある文章で

記述します。

2. 研究の方法

　研究に参加しようとする人は、研究の目的を理解すると、その研究を実際に
どのような手順で行うのかという点に関心をもつでしょう。参加者の役割につ
いても知りたいと思うはずです。そこで、研究の目的に続けて、研究の方法に
ついて述べます。その意図は研究の実施にあたり実際に踏むステップを明確に
することです。それらは、よく時系列に並べて説明されます。

　「研究の方法」の項には少なくとも次の9つの要素が含まれている必要があ
ります。①研究に参加する人の数（臨床研究であれば予定症例数）、②研究全体の
期間と参加者が実際に研究に参加する期間、③研究の場所（臨床研究であれば研
究実施施設）、④研究対象者の選定・除外基準とその根拠、⑤研究デザイン、⑥
研究の具体的な内容とその手順、⑦データ収集の手段および道具、⑧データ分
析の計画、⑨研究の真実性・妥当性の確保についての記述です。これらの情報
をもとに、参加を検討している人が、研究の具体的な全体像を描くことができ
き、そのなかでの自分の役割を認識できるようにします。

3. 研究参加による利益・不利益

　研究者には、研究に参加することによって被る利益と不利益について説明す
る義務があります。これは生命倫理における**善行**（beneficence）の原則
[Beauchamp & Childress 2013] に則っています。ヘルス・エスノグラフィのように、理
論的にも実践的にも、幅広いテーマを扱う研究では、研究に参加する利益は、
個人が得られるものから、より多くの人びとや社会に還元されるもの、短い時
間で生み出されるものから、長い時間をかけて将来につなげていくものまで、
多種多様です。

　例えば、看護実践に関するナラティブ・インタビューでは、研究に参加した
看護師が自分の日常のケアをふり返り、今後のケアにつなげる機会となるかも
しれません。地域におけるアクション・リサーチでは、地域のニーズを掘り起
こし、新しい保健サービスづくりに結びつくかもしれません。よりクリティカ
ルな見地から、病気や障がいに対する社会の見方や既存の制度を根本から揺る

がすほどの知見を明らかにすれば、より公正な社会の実現に結びつく研究となります。このように参加者が得られ、また、生み出す利益の対象や内容はさまざまにあります。説明文書は参加を呼び掛け、自由な意思決定を促すためのものですから、その研究に参加することによってもたらされる個人および社会の利益について具体的に説明します。

　そして、利益だけではなく、研究に協力することに伴って生じる可能性のある不利益についても正確に記述し、説明を受けた人が納得して同意できるように配慮します。例えば、研究参加者は、インタビューや参与観察の記録が外部に漏れたりしないか、インタビューに応じたことを他の家族や親族が不審に思うのではないか、その研究に参加することによって本人が望む治療やケアが受けられなくなるのではないかといった心配をするかもしれません。このような不利益が起こらないように、研究者は万全の対策をとり、そのことを明記します。そして、それにもかかわらず不利益が生じた場合の対応策についても説明します。

4.　起こりうる危険性とそれに対する対応

　生命倫理の原則の１つに**無危害**（nonmaleficence）［Beauchamp & Childress 2013］があり、研究倫理に応用されています。研究者はこの原則に基づき、研究に参加することによる危害（harm）から、参加者が保護されるよう努めなければなりません。危害の源や形態はさまざまです［McLain & Kim 2018 : 114］。それは、研究課題や調査方法によっても異なりますが、研究に参加することによる身体、心理、社会的なリスクが予期されるのであれば、それを書面にして説明し、研究参加候補者と話し合います［McLain & Kim 2018 : 114, 国際看護師協会 2003］。

　例えば、ナラティブ・インタビューのように個人の内面を深く探究する研究では、参加者に心理的負担をかける可能性があります。からだの表面に現れた異変は目に見えますが、人のこころのなかにある傷は外からは見えません。つまり、身体的被害とは対照的に、参加者が被った心理的被害は研究者にわかりづらいのです［McLain & Kim 2018 : 114］。研究に参加して、家族に対する感情に変化が生まれ、家族関係に影響を与えることも考えられます。それが法的、経済的な問題に発展する可能性もあります。家族の関係性の変化も、大きな問題に発

展するまで気づきにくいものです。そのため、研究者も気づかないうちに取り返しのつかない事態になっている場合があります。そのような状況になるのを未然に防ぐために、研究者は事前に適切な対策をとり、研究が参加者に及ぼす影響を最小限にとどめる必要があります。

5. 個人の自由意思による参加

　研究はすべて本人の自由意思による参加を原則とします。参加候補者には、研究に参加するかどうかを自分で決める権利があります[国際看護師協会 2003]。この権利は生命倫理の原則の１つである**人に対する敬意**（respect for persons）に基づいています。研究者は、研究の対象者を選別する段階から、実際に研究が始まり情報を収集する段階においても、この研究参加にかかわる倫理的課題を心得ておく必要があります。インタビューでは、答えたくない質問に無理に答える必要はありません。何をどこまで話すかは、参加者の意思に委ねられています。そのため、話さないことで居心地が悪くなるといった心理的負担が生じないように研究者は十分に配慮します[McLain & Kim 2018 : 114-115]。

　研究への参加はいかなる場合でも強制されるものではありません。いったん同意した場合であっても、同意を撤回し、参加を途中で取りやめることもできます。研究のすべての過程において、本人の自由意思による決定は尊重されます。参加の拒否および撤回によって、研究参加者が不利な扱いを受けたり、受けるべき利益を失ったりしない旨を文書に明記します。

6. 個人情報の機密性

　情報の機密性（confidentiality）とは、研究参加者から得た個人情報についての研究者と参加者との合意を守ることを意味します。それは氏名、生年月日、住所、連絡先など、特定の個人を識別できる情報の取り扱いと、その管理、公表における研究者の配慮に関する合意です。機密性はプライバシーの拡張された部分、つまり個人が特定される資料にかかわることです。

　個人はプライバシーの権利と、プライベートな情報を秘匿する権利をもちます。この２つは生命倫理の２つの原則である**人格の尊重**（respect for persons）と**善行**（beneficence）に基づいています。臨床研究において個人のプライバ

シーと情報の機密性を守ることは、研究に参加して被るかもしれない危害から、研究参加者を守ることにもつながります。他人に知られたくない情報が流出して、その人にきまり悪さや苦痛などの心理的負担が生じることもあれば、職を失って経済基盤が崩れるなど、社会的危害が生じることもあります。話の内容によっては、話し手が刑事責任を問われる事態にもなりかねません［Sieber & Tolich 2013 : 157–161］。

　他のヘルス・サイエンス系の研究と同様に、ヘルス・エスノグラフィは、個人の生年月日や生まれた場所、家族関係や日常生活、病気や障がいの履歴を含む個人情報を扱います。プライバシー情報の機密性の高さに比例して、漏洩したときの被害は大きくなることを心得て、研究の始まりから終わりまで、十分な対策を講じます。

　研究において**個人のプライバシー**と**個人情報の機密性**の保護は、同時に約束されるべきものです。しかし、次に述べるように、この2つは異なる概念であり、守るべき対象も異なりますから、それぞれに向けた対策を整えておきます。

◆　プライバシーと機密性

1. 個人のプライバシー

　研究参加者のプライバシーを守ることは、倫理的に配慮ある研究に必須の条件です。プライバシーとは、他人の干渉や一般の人びとの関心にさらされたり、煩わされたりしない、個人の自由を意味します。だれからも邪魔されずに1人になるのは、個人の選択であり権利としてあるという考えが、その根底にあります。個人のプライバシーの保護は人を対象とする行為です。研究の脈絡では、個人が、他人の意思・命令ではなく、自分の意思で自分の情報を管理する力と権利をもっていることを意味します。それは、自分の身体、行動、知性にかかわる情報を、どの程度、どのタイミングで、どのような状況において他人と共有できるのか、自分で管理することを意味します［Sieber & Tolich 2013 : 154］。

　研究参加者を募る際に必要となる対象者に関する情報を得る方法も、プライバシーの保護とかかわっています。例えば、掲示やビラで候補者を募ったり、プライマリ・ケアに携わっているスタッフを通じて、条件に適する人を探して

もらったりするのは認められますが、研究者自らが電子カルテにアクセスして候補者を選別し、面識がないにもかかわらず、参加を呼びかけるような行為は認められません［Sieber & Tolich 2013：154-155］。本人の同意なしに個人情報を閲覧していることも問題ですが、その人はなぜ自分に連絡がきたのか、どのような方法で自分の個人情報（連絡先）を得たのか、不審に思うでしょう。

　プライバシーの保護は研究する側ではなく、参加する側の視点と、自分の個人情報が守られているという実感に即して考えるべきものです［Sieber & Tolich 2013：154］。そのため、研究者は、研究が始まってからも、その人が他者からの干渉をどこまで許しているのかを、そのつど見極めながら研究を進めます。ヘルス・エスノグラフィは「研究」という科学的手段を使って、本来なら他人には見せない個人の内面や、生活の情報を集める活動です。参加者の同意を得ているものの、他人の日常行動をつぶさに観察するなど、通常の状況では起こりえない行動です。研に参加する人にとって個人情報は、研究の目的が達成されることを期待して、研究者に特別に提供する情報です。もともとそれが公になることは期待していません。そのため、個人の領域に踏み込んで研究する人は、個人のプライバシーを守るためのいくつもの対策を備えておく必要があります。

　また、プライバシーが守られているという感覚は文化によって異なります。研究者が抱くプライバシーのイメージは自分の社会や文化のなかで形成されたものです。それが実際には違っていた場合は、相手の社会や文化の脈絡のなかで対策を練り直す必要があります。研究者や研究倫理の審査員の目から見ても問題のない研究テーマや方法が、研究に参加する人にとって辱められるようなものである場合もあります。研究には目標があり、他者の生活世界に深く入り込んで情報を集める正当な理由があるとしても、その目標が他者のプライバシーに介入し、その人たちの社会や文化の価値観を軽視する権利を研究者に与えるわけではありません。

　研究の対象となる人の社会や文化に配慮して研究計画を立て、個人のプライバシー保護に向けた対策を練るために、調査地の下見や文献情報によって、その文化の基礎知識を得ておくとよいでしょう。そうではなく、一般知識をもたずに、調査地に入り、人びとの行動を観察したり、インタビューを始めたりす

ると、思わぬ事態を招きます。よくある過ちは、お互いによく知り合っていないうちに研究の話題をもちかけたり、観察したりする行為です。プライバシーにかかわる質問をうかつにも投げかけて、相手を不快にさせることもあります。これらは先に述べた「善行」の原則にも反します。学校や病院などの施設で行う調査では、施設にある一般的なルールを心得て、海外の調査では、現地のことばや習慣を知っておきます。個人のプライバシーを確実に守ろうとする研究者の姿勢と具体的な対策は、参加を快く引き受け、研究が始まってからも、誠実に応える態度に影響します [Sieber & Tolich 2013：154]。プライバシーの保護は「研究倫理」の要素であるのみならず、信頼できる、質の高い成果を生むための中核となる要素です。

2. 個人情報の機密性

　プライバシーの保護は人を対象としているのに対して、機密性は個人情報が含まれる資料に対する措置です [Sieber & Tolich 2013：154-155]。研究者には個人情報の機密性を守る義務があり、その方策について参加者に伝え、同意を得る必要があります。この合意は、インフォームド・コンセントに含まれています。すなわち、説明文書には、個人情報は何のために使われ、だれが管理し、それを閲覧できる人はだれなのか、それ以外の人に情報が漏れないようにするためにどのような方策を取り、そこに限界はあるのかという点について、正確に記述します [Sieber & Tolich 2013：155]。

◑　説明文書に必要な事項

　具体的には、次に述べる、説明文書作成にあたり明記すべきプライバシー保護と情報の機密保持に関する対策を踏まえたものです。

1. 参加者の匿名性（anonymity）を守る

　参加者のアイデンティティにかかわる情報を保護し、どのような研究のアウトプットからも特定できないようにします。例えば、参与観察のなかで、ある特定の出来事や会話をノートに書き留めるときや、インタビューでメモをと

り、テープ起こしをするときには、実名ではなく、研究用 ID を使用します。研究に参加している本人の ID のほかに、家族や友人など周りの人との相互行為の場面を書き留めるときは、その人たち用の符号を準備します。この ID は分析中や報告書の執筆にも使用します。個人が特定できる地名情報、職業、民族、性別、年齢などの属性は、研究結果に影響のない範囲で変更します。

　ただし、エスノグラフィでは、分析途中に ID を使用することはあっても、人に記号や符号をつけてあらわすことはあまりありません。最終成果となる論文や民族誌では通常、仮名（かめい）を使います。

2. 研究者個人スペースの確保

　研究資料の入力や分析にあたっては、研究者個人のスペースを確保します。研究資料を決められた場所の外に持ち出して、例えば地下鉄、図書館、喫茶店など、公共のスペースでそれを開いて読んだり、分析したりするとどうなるでしょう。このような行為は、情報が流出する恐れがあり危険です。参与観察のメモやインタビューの資料が数枚、喫茶店の床に落ちてしまい、それに気づかずに帰宅してしまうかもしれません。個人情報が保存された USB メモリの紛失や盗難、それによる個人情報の漏えい事故も、日本各地で絶え間なく発生しています。たとえ暗号化されている資料であっても、紛失した個人情報がいつどこで流用されるかわかりません。そのため、資料の入力や分析は決められた場所で行います。

3. 個人情報の保管

　個人の情報はインターネットから完全に隔離した環境で保管します。今は、データの保存や分析にパーソナル・コンピュータ（パソコン）を使う時代になりました。原則として、資料の入力や分析の際は、外部と接続していないパソコンの端末を使います。ウイルス感染による個人データの流出を防ぐための対策も取ります。これらの措置は、外部からの不正アクセスによる個人情報の流出を可能な限り防ぐためです。

4. 資料の保管

　すべての資料は研究を統括する責任者が保管し、データ入力や分析などその日の作業が終わったら、その日のうちに鍵のかかるキャビネットに入れて保管し、定期的に資料の所在と管理状況を確認します。

5. 資料の保存・破棄

　研究が終了し、論文や報告書となって公表された後の個人情報が含まれた資料は適切に保存します。後日、利用や参照ができるようにしておきます。そして、研究成果の発表後、何年保存し、保存期間が終了したデータはどのように破棄するのかを考え、説明文書にはその具体的な方法を説明します。たとえば、「論文等の発表後 10 年間保存し、保存期間が終了したら、すべての資料をシュレッダーにかけて裁断・消去したうえで破棄する」などです。USB メモリなどの紙媒体ではない記録媒体や、パソコン本体の場合は、そこに保存されているデータを完全消去します。データを消去、破棄する際は、その個人情報を管理する権限を与えられている人のみが立ち入れる場所で行います。これらはすべて、研究資料等の保存等に関する最新のガイドラインに従います。

　以上述べてきた、個人情報にかかわる合意には次の特徴があります。それは、研究で得られる情報にはプライバシーに触れるものがあり、それを認めている点、第三者が研究に参加した人を特定したり、その個人を特定できる情報を共有したりしないようにどのような対策を講じているかについて明確に述べている点です [Sieber & Tolich 2013：155]。これに付随する注意義務として、研究参加者から集めた資料は合意した目的のために用い、別の目的で他者と共有してはなりません。研究者が研究を始める前に当該参加者から得た情報や、候補者として名前は挙がったものの、参加しなかった人や参加を拒否した人、途中で参加を取りやめた人の情報は破棄します。ただし、いつの時点からいつの時点までの情報を破棄するのかなど、細かな取り扱いに関しては、最新の個人情報保護法に基づいて対処します。

フィールドワークにおける倫理的課題と対応

　研究参加者のプライバシーの権利と個人情報の保護は学問領域を問わずあらゆる研究活動において遵守すべきものです。一方、プライバシーの権利と個人情報の保護のための考え方や手段には、研究方法の特性による違った見方もあります。ヘルス・エスノグラフィのように、研究に参加する個人や、その人が所属する集団・地域社会との深い信頼関係を築きながら進めていく研究では、質問紙調査のように比較的短い時間で、あらかじめ用意した質問項目に沿って、個別に意見を収集し、分析する手法にはない倫理的課題も生じます。そのため、その課題に沿った対策が必要です。

　本節では、信頼関係、研究する人と参加する人との間にある力関係、危険性の予測、グローバルな規制に対応することの困難さというヘルス・エスノグラフィの課題について述べ、それら課題とそれへの対応を踏まえたこれからの研究の方向性と研究成果の還元について論じます。

◢　信頼関係

　信頼関係は、研究する人からの働きかけに研究に参加する人が応え、研究に参加する人の期待に研究する人が応えるというこころのやりとりを通して成り立つものです。研究に参加する人は、自分の経験や自分が提供する情報が相手に正しく伝わり、研究成果につながることを期待しています。研究する人はその期待に応えられるよう、資料収集の技術や分析・解釈の精度を高め、研究課題を真摯に探究しなければなりません。それは簡単なようで難しく、信頼関係は思わぬ出来事や誤解によって崩れてしまい、相手を傷つけたうえに、調査を中止しなければならなくなることもあります。研究に参加する人の研究に対する信頼が揺らぎ、信頼関係が崩壊するのは、長い時間をかけて行われるエスノグラフィの調査において十分想定されるリスクであり、倫理的課題です。

⤵ 研究する人と参加する人との間にある力関係

　医療人類学は、応用学的な観点から、世界の少数民族・女性・子ども・高齢者などの社会的に弱い立場におかれやすく、周辺化されやすい人びとの日常に寄り添い、社会の不公正や不平等を問う研究を多く行っています。そのような人たちを研究の対象とするとき、研究者の意図や思いに反して、研究に参加する人との間にある潜在的に不均衡な力関係があらわれやすくなります。例えば、研究に参加しようとする人が、期待に応えたい気持ちと負担に思う気持ちとの板挟みになり、ジレンマに陥ると、インフォームド・コンセントの妨げになります。本人の意思に反して、研究に参加し、協力し続ける状況も生じます。一般社会における、保健・医療・福祉分野の研究のもつ力やイメージは強く、その研究に対して誰もが自分に与えられた権利と自由を実際に行使することができるとは限りません。また、相手に対して寄り添う態度も行き過ぎると、社会的な「弱者」という負のイメージを強調しかねることにもなりかねません。これらのことを考慮し、研究者には研究に参加する人に対する十分な配慮と対策が必要になります。

　保健・医療・福祉分野の研究においては、他にも、研究参加に際して、特別な配慮を必要とする人たちがいます。人は誰でも、治療やケアを受けている間は身体的にも社会的にも傷つきやすい状況に置かれますが、精神疾患、感情障害、学習障害などで、自己決定力が著しく制限されている個人や集団には、インフォームド・コンセントに慎重を要します。子どもや高齢者は研究説明を十分に理解できない場合があり、また末期患者や重症患者で本人に意思決定の力がないかた、脳死患者などで、本人から研究参加についての同意を得られない場合があります。長期入院患者、施設入所者、学生や実習生など、同意するほか選択肢がないような状況に追い込まれやすい個人や集団に対しても慎重な配慮が必要です［Royal College of Nursing 2011：10-11］。

⤵ 危険性の予測

　医療人類学の研究には、研究を進めながら調査の手法や仮説を見直していく

という側面があるため、研究の開始前にすべての危険を予測するのは困難です。社会現象には、それが社会の関係性によるものであるがゆえに予測の不可能な部分が存在します。そのため、当初予想もしなかった事実が、観察資料やインタビュー資料から発見されると、それをもとに調査の手法に修正を加えていきます。医療人類学の研究のこのような性質が、保健・医療・福祉分野の研究に求められる厳密さに対応できないことがあります。例えば、臨床研究においては、起こりうる不利益や危険を予測し、その対策を事前に検討することは、倫理原則に沿った適切な行為であり、研究を行ううえでの必須の事項です。そのため、ヘルス・エスノグラフィを臨床で行う場合にも、事前に予測できる不利益や危険、それに対する対策は講じますが、研究を進めながらその項目を見直し、研究計画を修正していかなければならないという複雑さが生じます。

◢ グローバルな規制に対応することの困難さ

　保健・医療・福祉分野に研究の機会を得て、エスノグラフィを行おうとすれば、その領域で求められている研究倫理を学び、それに基づいた研究計画を実行する必要が生じます。しかし、現在の医学や看護研究の拠って立つ倫理原則と、人類学の人権擁護の方法やその考え方が一致せず、研究を困難にしているという指摘もあります [i.e. Hoeyer et al. 2005, Mapedzahama & Dune 2017, Murphy & Dingwall 2007]。

　人類学は、人間の多様な価値を認め、それを抑圧する権力に抗する学問としての役割を果たしてきました。第一次世界大戦後、ヨーロッパを起源に、ドイツ、イタリア、日本、東欧諸国などにあらわれた全体主義の政治思想や政治体制に異議を唱え、比較文化の視点から人間の多様性を訴えてきた人類学は、世界の民族や文化的集団の生活様式を保護し、それぞれの社会や集団の世界観、倫理観に沿った調査を行う特徴をもちます。そのため、グローバルに広がる医学・医療研究の規制に対しても慎重になっています。

　人類学に限らず、他の社会科学や、主に途上国で活動している研究者や医療者の間にも同様の懸念があります。現在世界の多くの国の医療機関に導入されている医学・医療研究の規制は、欧州評議会、アメリカ合衆国政府、世界医師

会など国際社会で発言権をもつ組織が作成した指針に基づいて推進されています。しかし、途上国では規制を敷くための研究環境や人材育成は不十分であり、医療者と患者、研究者と参加者との関係も、個人の自律性を前提としているわけではありません。そのため、国際社会で定めた規制が途上国の医療現場で真に効力を発揮するとは限りません。

　パキスタンの小児科医ズルフィカール・アハメド・ブッタ（Zulfiqar Ahmed Bhutta）は、多くの国際機関や援助団体と一緒に仕事を行い、その経験を踏まえ、国際社会の規制の問題点を指摘しています [Bhutta 2004]。なかでも、国際的なガイドラインで示されているインフォームド・コンセントは、倫理規制、倫理行為の核心となっているにもかかわらず、途上国では実行困難であると主張しています [Bhutta 2004 : 772]。インフォームド・コンセントは膨大な書類作成から始まる骨の折れる作業です。そうであるのに、その手続きに要した時間と労力の割には、十分機能していないと警告しています。そして、研究の対象となる人や集団の文化的特性を見極め、その文化に適した方法で研究同意を得るのが研究倫理の本質であると論じています [Bhutta 2004 : 776]。

　国際社会で取り決められている医学・医療の研究倫理を、途上国の社会的状況や文化的背景に応じて妥当なものに改変できるのかどうかはブッタの警告から 16 年経った現在でもまだ手探りです。ヘルス・エスノグラフィを実施する際においても、実際の調査を計画し、実施するなかで、インフォームド・コンセントの必要性や実行可能性、プライバシーと個人情報の機密性に関する議論をさらに深める必要があります [注]。

注　一方では、先進諸国の臨床研究の場にも変化が生じています。例えば、今日ではコミュニケーション・ツールの多様化によって、書面でのインフォームド・コンセントは時代遅れになっているという指摘があります [Broekstra, Maeckelberghe, & Stolk 2017]。診療画像情報の集積など、ビッグデータの活用が急速に進み、侵襲性の低い研究が増加しています。そのなかで、インフォームド・コンセントという概念や方法も見直され、新しい方法の開発が望まれています [Grady et al. 2017]。

研究成果の還元

　これからのエスノグラフィは、①探究課題と資料収集の範囲を限定し、調査地に赴く期間も本当にそれだけ必要かどうかを十分に検討した「小規模な研究」となるか、②研究参加者と共につくり上げていくような「協働作業」となるのではないかと考えます。①は、マイクロエスノグラフィ[箕浦 1999]がよい例となります。②は、地域共同体（コミュニティ）と協働する参加型アクション・リサーチ（Community based participatory action research、CBPAR）[Cornwall & Jewkes 1995, Israel et al. 2005a, 2005b：5-17, McQuiston, et al. 2005, Minkler & Wallerstein 2008]が示唆を与えます。CBPAR では、地域の人びとは研究に参画し、研究者との対等な立場で課題を共有し、成果を生み出す役割を有します。ヘルス・エスノグラフィはこの両方の性質を備えています。①と②のどちらでも、研究参加者のプライバシーと個人情報の機密性は守ります。研究倫理とは、研究の仲間との約束事です。研究者が参加者の秘密を守り、秩序ある関係性を維持するのはよい研究を行うための要件です。

　ヘルス・エスノグラフィの研究成果は広く社会に還元します。研究に参加した人も、その人を支援する医療者や医療政策に携わる人たちにも利益があるように研究を進め、その成果を公表します。学術研究の成果の多くは著者の専門領域のことばで表現され、その専門領域の人たちに向けて報告されます。その典型例は学術論文ですが、研究は論文を執筆することで終わりではありません。今日の研究は学術的な成果を公表するだけではなく、貴重な時間と経験を共有し研究が進むよう協力してくれた参加者に対するより具体的で直接的なフィードバックを必要とすると考えます。

　筆者がタイ北部で行った研究は、長期間にわたり、日系企業や地元の保健センターの人たちの理解と協力を必要としました。そのため、機会があるごとに報告を行い、実際に成果を共有すれば相手からのフィードバックも得られるという学びがありました。日本の離島で 9 年近く研究活動を行ってきた成果は、短い報告書または子どもや一般読者向けの著作にして発表しました。2015 年

には、医療新聞の連載で、離島医療や島の子育て・子育ちに関する見解を医療人類学の立場から述べました。それらは専門用語を避けて、小学校の高学年から中学生の子どもにも理解できる文章で表現しました。研究結果を参加者や協力機関に返却し、また、具体的な社会政策や政策課題に生かす試みは、研究の波及効果を高めるという目的だけではなく、研究倫理の観点からも、今後広まっていくことが期待されています［注］。

文献

Agar, M.（1971）. Folklore of the heroin addict: Two examples. *The journal of American Folklore*, 84（332）, 175-185.

Agar, M.（1973）. *Ripping and Running: A Formal Ethnography of Urban Heroin Addicts*. New York, NY: Academic Press.

Agar, M.（1977）. Going through the changes: Methadone in New York City. *Human Organization*, 36（3）, 291-295.

Agar, M.（1996）. *The Professional Stranger: An Informal Introduction to Ethnography*. New York, NY: Academic Press.

Agar, M.（2003）. The story of crack. *Addiction Research and Theory*, 11（1）, 2-30.

Agar, M.（2006）. *Dope Double Agent: The Naked Emperor on Drugs*. Raleigh, NC: Lulu.

Beauchamp, T. L., & Childress, J. F.（2013）. *Principles of Biomedical Ethics*（7th ed.）. New York, NY: Oxford University Press.

Bhutta, Z. A.（2004）. Beyond informed consent. *Bulletin of the World Health Organization*, 82（10）, 771-777.

Broekstra, R., Maeckelberghe, E.L.M., & Stolk, R.P.（2017）. Written informed consent in health research is outdated. *European Journal of Public Health*, 27（2）, 194-195.

Cornwall, A. & Jewkes, J.（1995）. What is participatory action research? *Social Science & Medicine*, 41（12）, 1667-1676.

Glaser, B. G., & Strauss, A. L.（1967）. *The Discovery of Grounded Theory*. New York, NY: Sociology Press.

Grady, C., Cummings, S.R., Rowbotham, M.C., McConnell, M.V., Ashley, E.A., & Kang, G.（2017）. Informed consent. *The New England Journal of Medicine*, 376（9）, 856-867.

Hoeyer, K., Dahlager, L., & Lynoe, N.（2005）. Conflicting notions of research ethics: The mutually challenging traditions of social scientists and medical researchers. *Social Science & Medicine*, 61（8）, 1741-1749.

Israel, B.A., Eng, E., Schulz, A.J., & Parker, E.A.（eds.）.（2005a）. *Methods in Community-Based Participatory Research for Health*. San Francisco, CA: Jossey-Bass.

> **注** 日本の社会学者で生命倫理にも精通している田代志門は、研究結果の返却を研究者の倫理的な責務であると論じています［田代 2016］。

Israel, B.A., Eng, E., Schulz, A.J., & Parker, E.A. (2005b). Introduction to methods in community-Based participatory research for health. In B.A. Israel, E. Eng, A.J. Schulz, E.A. Parker (eds.), *Methods in Community-Based Participatory Research for Health* (pp. 3-26). San Francisco, CA: Jossey-Bass.

国際看護師協会. (2003). 日本看護協会 (訳), 看護研究のための倫理指針.
https://www.nurse.or.jp/nursing/international/icn/document/pdf/guiding.pdf

Mapedzahama, V., & Dune, T. (2017). A clash of paradigms? Ethnography and ethics approval. *Sage Open*, 7(1), 1-8.

McLain, C., & Kim, J. (2018). Ethical Issues in qualitative data collection. In S. Sibinga (ed.), *Ensuring Research Integrity and the Ethical Management of Data* (pp. 112-126). Hershey, PA: IGI Global.

McQuiston, C., Parrado, E.A., Olmos-Muñiz, J.C., & Bustillo Martinez, A.M. (2005a). Community-based participatory research and ethnography: The perfect union. In B. A. Israel, E. Eng, A. J. Schulz, & E. A. Parker (eds.), *Methods in Community Based Participatory Research for Health* (pp. 210-229). San Francisco, CA: Jossey-Bass.

McQuiston, C., Parrado, E.A., Olmos-Muñiz, J.C., & Bustillo Martinez, A.M. (2005b). Appendix F: Field notes guide. In B. A. Israel, E. Eng, A. J. Schulz, & E.A. Parker (eds.), *Methods in Community Based Participatory Research for Health* (pp. 423-424). San Francisco, CA: Jossey-Bass.

道信良子, 坂上真理 (2014, 6月). 認知症高齢者の自立と尊厳-自立と尊厳の基盤を他者との関係性に求めて. 日本保健医療行動科学会, 東京.

Minkler, M. & Wallerstein, N. (2008). *Community Based Participatory Research for Health*. San Francisco, CA: Jossey-Bass.

箕浦康子 (1999). フィールドワークの技法と実際―マイクロ・エスノグラフィー入門. ミネルヴァ書房.

Murphy, E., & Dingwall, R. (2007). Informed consent, anticipatory regulation and ethnographic practice. *Social Science & Medicine*, 65(11), 2223-2234.

Royal College of Nursing. (2011). *Informed Consent in Health and Social Care Research* (2nd ed.). London: RCN.

坂上真理 (2015. 6月). グループホームに入居する認知症高齢者の馴染みの関係の再考. 第49回日本作業療法学会, 神戸.

Sakaue, M., & Michinobu, R. (2014, June). Changes to relationships, environments, and occupations for elderly persons with dementia following decrease physical mobility. 16th International Congress of the World Federation of Occupational Therapists in collaboration with the 48th Japanese Occupational Therapy Congress, Yokohama.

佐藤郁哉 (2002). フィールドワークの技法―問いを育てる, 仮説をきたえる. 新曜社.

Sieber, J.E., & Tolich, M.B. (2013). *Planning Ethically Responsible Research* (2nd ed.). Thousand Oaks, CA: SAGE Publications.

田代志門 (2016). 研究者の新たな倫理的責務としての「研究結果の返却」. 血液内科, 72(1), 150-154.

東京都福祉保健局生活福祉部生活支援課 (2018). 住居喪失不安定就労者等の実態に関する調査報告書. 東京都福祉保健局生活福祉部生活支援課.

第3章

———

インタビュー

人は社会生活のなかで、さまざまな人びととかかわり合い、ことばを交わしています。インタビューは人と人とが対話するという現象であり、それ特有の発話の様式を取ります [Spradley 1979：55]。ヘルス・エスノグラフィは、保健・医療・福祉の現場に密着して、人間の行為やその意味をその現場にいる人たちのことばを通して理解する研究手法であり、インタビューは重要な方法です。医療機関や福祉施設に限らず、地域社会の日常生活の場で人びとが語ることばを丁寧に拾い、個人と社会の健康について考えていきます。

　本章では、インタビューの原則と手順、インタビューの過程と形式、実際のインタビューで考慮すべきことなどについて考察し、インタビューに対する理解を深めます。ヘルス・エスノグラフィを行う人が、各自の研究テーマや研究デザインに適したインタビューの形式を選択することができるように本章は構成されています。

発話の事象

　人の発話には、一方向的な語りの様式と双方向的な語りの様式があります。例えば、講演や講義は前者に、会話やインタビューは後者に分類されます。双方向的な語りは、目的の有無によってさらに細かく分類されます。例えば、日常会話の意味はあいまいであることが多いのですが、インタビューにはかならず明確な目的があります。アメリカの人類学者 J. スプラッドリーは、人の発話はすべて当該社会の文化的な規則に従うと主張しています [Spradley 1979：55]。それは、話の始まりと終わり方、発話の交替、質問、休止の仕方、話し相手との距離の取り方などを慣習的に定めている文化的規則です。

　具体的に言うと、親しい人との会話は、「あら、こんにちは」というあいさつから始まり、これといった目的をもたずに、相手の話題に関心を示しつつ、同じような質問を返しながら進んでいきます。会話の流れを円滑にするために、繰り返しを避け、文脈の詳細な説明も省略します。次の話題に移るときには会話を一休みすることもあるでしょう。会話の終わりは「あらもうこんな時間、そろそろ失礼します」「また今度ゆっくり話しましょう」というように、

できるだけ自然に終わらせるのであり、講演や講義のように「これで、終わりです」と言って締めくくることはまずありません [Spradley 1979 : 55-58]。

　インタビューは日常会話とは異なり、つねに具体的なアジェンダ（研究を支えている原則や動機から構成される行動計画）をもち、質問は明確な目的をもって論理的に進められます。そのため、インタビューを始めるときには、必ずその目的を伝えます。目的が明確に示されていない質問には答える人（応答者）も戸惑います。応答者は、質問者が何を聞きたいのかを知り、どの情報を話すのかを選別する権利をもちます［注］。このような発話の様式は、人間の文化の様式のあらわれです。自国以外で研究を行うときには、それぞれの社会に慣習的な話し方を心得て、インタビューを行います。

質問の意図の正確な伝達

　現代の医学・医療において、1人ひとりの人間の個別性や多様性が追求されるようになり、健康や病気に対する人びとの意識を直接聞き取り、その意味を理解することがこれまで以上に重要になっています。それに伴い、この分野の研究において、口述資料の重要性が増しています。一方で、研究で集めた口述資料の妥当性や信頼性が疑わしいとする結論を支持するエビデンスは多く見られ、その原因はまだ解明されていないとも言われています [Foddy 1993 : 11]。

　おそらく、その原因の多くは、ことばの特性から生まれるものと思われます。ことばは物質を眺めるように理解することはできません。ことばは物質とは異なり、意味を伝える手段であり、運用される状況に応じてその性質が変化します。

　そして、応答者がすべてを語るとは限りませんし、実際に起こったことと語られることとがいつも一致しているわけではありません。

注　本章では、インタビューする人を「質問者」または「研究者」と記しています。そして、インタビューされる人を「応答者」と記しています。インタビュー調査における応答者は、研究対象者・研究参加者・研究協力者・インフォーマント（情報提供者）など、研究の対象となっている人をあらわすことばと同義です。

人びとの態度・信念・意見に関しても、人のこころの移り変わりやすさを考慮すれば、インタビューであれば、正確な情報を得ることができるとは限りません。質問に使うことば、質問の順序、質問紙の様式さえも、応答者がどう答えるかに影響します。応答者の置かれている社会・文化的状況も、質問をどのように解釈し、どのように答えるのかということに影響します [Foddy 1993：2-9]。

　このように、人間のことばは、物質以上にまわりの環境に影響されると言えます。そのため、語りに対するあらゆる作用を排除して、口述資料の妥当性や信頼性を確保しようとしても、それは非常に困難です。さらに言えば、人間はことばによって生まれる現実、語られた世界を生きることができます［注］。

　ここまで述べたように、さまざまな解釈を可能にする「ことば」という難しい素材を使って研究を行うときに、何よりもまず重要なことは、人間のコミュニケーションの特性を十分に理解し、大規模なサーベイリサーチからフィールドワークまで、どのような場面でも対応できるインタビューの確かな方法を検討することです。そして、インタビューの科学的根拠を確立するための心得として、インタビューの経験や感覚に頼るだけではなく、どのようなことばを使ってどのように質問をするのか、その質問によって得られた資料の妥当性や信頼性はどのように確保するのかということを、筋道立てて説明するための理論的枠組みをもっておきます。

　オーストラリアの社会科学者 W. フォディは、インタビューやアンケート調査における質問の構成について詳細な検討を行いました。そのなかで、上記に述べた「ことば」の問題に対処し、質問を練り鍛えるための基盤となるものが必要だと考え、その理論的枠組みを象徴的相互作用論（symbolic interaction theory、シンボリック相互作用論ともいう）に求めました。この理論は、1960 年代のアメリカ社会学で生まれ、人間のコミュニケーションにかかわる研究領域のなかでも古典的な位置を占めています（p.105）。フォディは、象徴的相互作用論の観点から、インタビューにおける質問と応答という循環的行為をモデル化し、口述資料の妥当性と信頼性を高める方法を提唱しています [Foddy 1993：22]。

注　アメリカの社会学者 W.I. トーマスの命題によると、語りによって生まれた状況を現実であると定義すれば、それはその結果において現実となります [Oxford Reference：Thomas Theorem. https://www.oxfordreference.com/view/10.1093/oi/authority.20110803104247382]。

フォディによれば、質問と応答という発話の連なりが意味をなすには、質問が質問者の意図したとおりに応答者に理解され、応答が応答者の意図したとおりに質問者に理解されているという前提条件が必要であると言います［Foddy 1993：17］。質問者と応答者は共に意味をつくり出す行為に参与する主体であり、質問と応答というそれぞれの発話の意味を互いにふり返りながらインタビューは進んでいきます。

　さらに、フォディは、実際のインタビューでは、次の4段階からなるコミュニケーションの成立が不可欠であると主張しています。すなわち、①研究者は必要な情報の性質について明らかにし、それを「質問」に変換する、②応答者は研究者の意図したとおりにその要求を読み取る、③応答者は研究者が要求した情報を「回答」に変換する、④研究者は応答者の意図したとおりにその答えを解読するという、研究者と応答者の間に循環的コミュニケーションが成り立つことです［Foddy 1993：22］。

　フォディが定式化したこの循環モデルは、質問と応答を4つの段階的な発話の連なりとしてあらわしたものです。この中のどれも重要であり、それぞれ段階を追って進められなければなりませんが、研究者はまず、第一段階の手続きに十分な時間を割いて、探求しようとするテーマを明らかにし、質問を正しく伝えるための検討を行います。

♠　明確なテーマにそった質問

　人間の健康、福祉や医療にかかわる現象はどれも多面的であり、さまざまな側面から探求することができます。身体と精神、信念と行動、生理と文化など、健康をどのように定義しどの側面から探求するかによって健康に対する質問のあり方も異なってきます。W. フォディによれば、質問と応答の循環モデルの最初の段階で行うべきことは、探求しようとするテーマを明確に定義することだといいます。すなわち、研究者は研究の対象となる現象のどの側面に焦点を当てるのかを決めなければなりません。そして、なぜその情報が必要なのかという、研究を行うことの理由を、その理論的、実践的意義を踏まえて考慮することなしにその決断はできないといいます［Foddy 1993：25-29］。

少子・超高齢化が進むある町で、地元の病院と連携して健康づくりのプロジェクトを率いる保健師が、エスノグラフィック・インタビューを行い、住民の健康課題について明らかにしたいと考えていると仮定しましょう。インタビューのテーマは、健康意識、健康行動、医療資源、社会資源などいろいろな側面から立ち上げることができます。そして、それぞれがさらに細かな複数の側面を有します。健康行動で言えば、食事、栄養、睡眠、運動、休養、余暇などがあります。これらの側面のうち、どれに焦点を当てるのかという決断は、研究者の理論的立場や、その地域における実践的課題に照らされます。例えば、他の地域と比べて栄養不良の児童が目立つ地域では、健康行動の栄養に焦点を絞り、保護者や学校の教員から聞き取りを行います。保護者の同意が得られれば、児童からの賛意を得て、児童本人にも話してもらいます。その際に、エスノグラフィの特徴であり利点を生かして、その地域の生活様式にまず慣れて、「栄養不良」という現象が起きている背景をよく知ることが大切です。

◢ 包括的な視点と個別の視点

　現象の背景を探っていくと、すべての現象は多面的であるため、その多面性が浮かび上がってきます。一部の側面に焦点を当てても、同じように全体を構成している他の部分がなくなるわけではありません。そのため、より広い観点からの質問項目が必要になることもあります。

　W. フォディは、どのようなトピックも包括的な視点とより具体的な特定の視点のどちらからでも探究可能であり、具体的視点からの質問では、焦点を当てている側面を正確に定義して、応答者に示さなければならないといいます [Foddy 1993：29-30]。また、具体的な側面についての回答は、広い観点からの事象の理解・判断と必ずしも一致しないため、質問の意図が具体的な側面なのか、広い観点であるのかを相手にきちんと伝え、応答者全員が同じ側面ないし観点から意見を述べられるように導かなければならないと述べています [Foddy 1993：29-30]。なお、広い観点から構成された質問は、何を求めているのかがあいまいになりやすく、質問する人も答える人にとっても、わかりにくいという欠点があります。フォディは、あいまいな質問を投げかけて、答える人がそれを自分

の解釈で定義してしまうと、意味のある比較を行うことができないと、警告しています［Foddy 1993 : 31］。

　一般に、エスノグラフィはあらかじめ決められたテーマや理論的含意をもたずに現場に入り、現場の人びととのかかわりを深めながら、研究テーマを探すという手続きを踏みます。調査の初めのころは質問もあいまいなものになりやすいのですが、どのような段階においても、研究者の意図をインフォーマント（情報提供者）が正確に読み取ることができなければ、得られた情報は双方にとって意味のあるものになりません。包括的な視点からなる質問の中に具体的な質問を織り交ぜて、明らかにしようとする現象の全体と具体を、丁寧に描いていくことが大切です。

　エスノグラフィにおける実際のインタビューの事例を、「離島の子どもの身体観・健康観・医療観と医療環境とのかかわりに関する人類学的研究」から見ていきましょう。この研究は、2011 年から 2013 年まで、日本の北と南の島それぞれで行われました。このなかで、筆者と共同研究者の 2 人が、両島の学童期の子どもの健康状態を把握するために、小学校の養護教員にインタビューを行いました。インタビューでは、保健室の利用状況、保健室を利用する児童の主訴、学校保健において養護教員が日ごろ気をつけていることなどを聞き取りました（表 3-1）。

　質問 1 は、養護教員がこの小学校の児童の健康状態をどの程度よく知っているかということについて推測するためのものです。新任の教員は長く勤務している教員に比べて、児童の様子を詳しく知らないと思われます。これは、その違いを考慮するための質問です。

　質問 2 は、「児童の健康状態は保健室の利用状況から把握できる」という仮説に基づいて構成されたもので、このインタビューの中心となっている大切な部分です。2.1 から 2.3 の質問において、保健室の利用状況を細かく聞きました。そして、2.4 の質問において、養護教員の立場から、健康状態を把握する方法について答えてもらいました。健康診断、健康相談、保健指導に、島の病院や診療所から医師などの専門家が派遣されているとすれば、学校と島の医療機関とが連携している様子もよくわかります。

　質問 3 は、児童の健康状態に変化がみられるかどうかを尋ねるものです。島

表 3-1　小学校児童の健康状態についての養護教員に対するインタビュー設問

1.	この小学校には何年勤務されていますか。
2.	現在の児童の健康状態についてお聞きします。
2.1.	保健室を利用する児童はおよそ何人ですか。
2.1.1.	1 日あたりの人数と時間帯別の違い
2.1.2.	1 週間当たりの人数と曜日別の違い
2.1.3.	1 か月当たりの人数と月の中での違い
2.1.4.	1 年当たりの人数と季節による違い
2.2.	保健室を利用する理由は何ですか。例）熱、けが、悩みごとなど。
2.2.1.	頻繁にあるもの　学年別・性別の違い
2.2.2.	よくあるもの　学年別・性別の違い
2.2.3.	時々あるもの　学年別・性別の違い
2.3.	それぞれにどのように対応しますか。例）消毒、カウンセリングなど。
2.3.1.	他の専門家を呼ぶことはありますか。例）スクールカウンセラーなど。
2.3.2.	病院に搬送することはありますか。
2.4.	小学校では児童の健康状態をどのように把握していますか。
2.4.1.	健康診断はありますか。だれが、いつ、どのように行いますか。
2.4.2.	健康相談はありますか。だれが、いつ、どのように行いますか。
2.4.3.	児童と話したり、声をかけたりすることはありますか。
2.4.4.	その他の方法はありますか。例）保護者との連絡を密にするなど。
3.	A 小学校に赴任されたころからの変化についてお聞きします。
3.1.	A 小学校に赴任されたころと現在とを比較して、児童の保健室利用のあり方に変化はありますか。あるとしたら、それはどのような変化ですか。例）悩みごとの相談が増えた。
3.2.	児童の体格に変化はありますか。あるとしたら、それはどのような変化ですか。
3.3.	その他に、何か顕著な変化や気になっていることはありますか。
4.	保健室の役割についてお聞きします。
4.1.	基本的な仕事の内容と役割について教えてください。
4.2.	A 小学校に赴任されたころと現在とを比較して、その役割に変化はありますか。あるとしたら、それはどのような変化ですか。
4.3.	保健教育などを通して、保健室から次の事柄について情報を発信していますか。どのように発信していますか。
4.3.1.	食
4.3.2.	性
4.3.3.	いのち
4.3.4.	その他
5.	子どもたちが自分たちのいのちについてどのように考えているか、養護教員の立場からお話しいただけますか。子どもたちと接していて、感じること、思うことについて自由にお話しください。
6.	島の保健医療全体における学校の保健室のあり方や役割について、お話しください。
6.1.	離島の小学校に特有の保健室の役割などがありましたら、お話しください。
6.2.	島の子どもの医療について、養護教員の立場から、何かお考えのことがありましたら教えてください。

の小学校に長く勤めている人に対しては答えやすい質問ですが、そうでない人には難しい質問です。実際に、20年以上島内の小学校や中学校で養護教員をしているというある人は、非常に長い時間を使って今と昔の違いについて話しました。それとは逆に、島に来たばかりのある養護教員は、前にいた小学校との比較で島の子どもたちの健康状態について説明しました。赴任したころと現在とを比較するうえで、その時間の幅に応答者による違いがあれば、応答者の答え方にばらつきが生じてしまい、意味のある比較になりません。これは、同じ質問に異なる角度から答えることと同じです。

　4.3の質問は小学校で行われている保健指導の内容に関するものです。ここでは食、性、いのちの3つをそれぞれ独立した項目にして詳細を聞き、その他保健指導のテーマとして、小学校で取り上げられている可能性のある、清潔や安全な生活などは「その他」に含めています。研究の目的と仮説によっては、それらを独立した項目にしてもよいと思います。

　質問5は、質問の意図があいまいで、応答者が困惑した質問です。生命（いのち）という、いろいろな側面から探求できるテーマを取り扱う場合には、フォディが言うように、どの側面に焦点を当てているのかを質問者は明確にしなければなりません。

　同じように、質問6も、質問者の意図が伝わらなかった質問です。この研究には「離島医療のこれからを考えるために、島の医療資源を幅広く探究する」という研究項目がありました。そして、「医療資源に限りがある離島では、学校保健も広い意味での医療資源である」という仮説に基づき、養護教員の立場から学校保健の役割や考えを話してもらいたいと思いました。しかし、その説明を丁寧に行わなかったために、質問の意図が応答者にうまく伝わりませんでした。また、養護教員に学校の職務を越える範囲の活動を期待しているという意味にもとられ、答えるのに躊躇している様子がありました。これは、質問が意図せずして心理的圧力を生むことのよい例です。後段であらためて検討します。

必要性の吟味

　研究テーマが明確になったら、研究の最終目標に向けて、その理論的、実践的な意義を満たすために必要な情報について考えます［Foddy 1993：31-33］。研究の目標に照らして、質問が適切であるかどうかを丁寧に確認します。必要な情報についての理解があいまいでは、意味のある質問をすることができません。インタビュー調査におけるこの必須条件が無視されることは専門家にもよくあることだと、W. フォディは注意を呼びかけています［Foddy 1993：32］。

　何よりもまず、集めた情報が研究を実施する理由を満たすものでなければなりません。インタビューの時間も、機会さえも限られているのですから、研究の最終目標に結びつくような質問項目を考えておくことが大切です。最終目標との関連性を確認する方法はいくつもあると思われます。

　筆者は正式なインタビューを行うときに、次のように質問項目と質問例を考えておきます。まず、明らかにしようとする現象の見ようとする側面を決めます。次に、それぞれの側面に対して必要とされる質問内容を考えます。必要なものはすべて書き出し、互いに重複のないよう注意します。そして、それぞれの質問内容に照らして、質問例を記述します。

　表 3-2 は、筆者と分担研究者が、島の高齢者を対象に行ったインタビュー調査で使用した質問項目と質問例です。調査は 2012 年に、「離島の子どもの身体観・健康観・医療観と医療環境とのかかわりに関する人類学的研究」の一環として、日本の北と南の島で行われ、戦前、戦後、そして現在までの島の医療の移り変わりについて明らかにすることを目的としました。

　質問項目を作成するにあたり、「島の医療はどのように移り変わったのか」という研究の問いを立てました。そして、この問いを構成することばの意味を明確にしました。すなわち、「島の医療」を、現代医療、伝統医療、家庭療法、公衆衛生の 4 つに分けました。そして、「移り変わり」を見るために、高齢者が子どもだった戦前、思春期から青年期だった戦後、そして老年期の現在というように時間を区分しました。このように「島の医療」と「移り変わり」を定

表3-2 島の医療に関するインタビュー設問の構造

項目（中）	項目（小）	質問内容	質問例
戦前 （子ども期）	現代医療	島にはどのような医療施設があったか。例）病院、診療所など	記憶に残っている医師の名を教えてください。その人は島の人ですか。
		何科があったか。例）内科、外科、産婦人科、小児科など	だれが、どのようになり、その医師の診察を受けましたか。
		どのような職種の人が働いていたか。例）医師、看護師など	病院には医師のほかにだれがいましたか。
		どのような処置を行っていたか。例）注射、薬、手術など	医師はどのように対応しましたか。
	伝統医療 （民間医療）	島にはどのような伝統医療があったか。例）薬草療法、マッサージなど	島には、薬草についての知識が豊富な人がいましたか。
		だれが行っていたか。例）親戚のおじ、おばなど	だれが、どのようになり、その人に相談しましたか。
		どのように治療を行っていたか。	その人は、どのように対応しましたか。
	家庭療法	家庭ではどのような手当てが行われていたか。例）消毒、湿布など	病気になったとき、だれが看病してくれましたか。
		だれが行っていたか。例）父、母、祖父、祖母など	そのとき、だれと一緒に住んでいましたか。
		どのように手当てをしていたか。	家庭には常備薬がありましたか。
	公衆衛生 （環境衛生）	公衆浴場（風呂屋）はあったか。	お風呂はどこで入っていましたか。銭湯はありましたか。
		墓地はどこにあったか。	お墓はどこにありましたか。
		葬儀はどのように行われていたか。 例）土葬、火葬など	土葬でしたか。火葬でしたか。
		生活ごみはどのように処理されていたか。	家庭ごみはどのように処理していましたか。
		し尿はどのように処理されていたか。	し尿の処理はどのようにしていましたか。
戦後 （思春期・青年期・成人期）	現代医療	島にはどのような医療施設があったか。例）病院、診療所など	記憶に残っている医師の名を教えてください。その人は島の人ですか。
		何科があったか。例）内科、外科、産婦人科、小児科など	だれが、どのようになり、その医師の診察を受けましたか。

（次頁へ続く）

（表 3-2 の続き）

項目（中）	項目（小）	質問内容	質問例
戦後 （思春期・ 青年期・ 成人期）	現代医療	どのような職種の人が働いていたか。例）医師、看護師など	病院には医師のほかにだれがいましたか。
		どのような処置を行っていたか。例）注射、薬、手術など	医師はどのように対応しましたか。
	伝統医療 （民間医療）	島にはどのような伝統医療があったか。例）薬草療法、マッサージなど	島には、薬草についての知識が豊富な人がいましたか。
		だれが行っていたか。例）親戚のおじ、おばなど	だれが、どのようになり、その人に相談しましたか。
		どのように治療を行っていたか。	その人は、どのように対応しましたか。
	家庭療法	家庭ではどのような手当てが行われていたか。例）消毒、湿布など	病気になったとき、だれが看病してくれましたか。
		だれが行っていたか。例）本人、配偶者、父、母など	そのとき、だれと一緒に住んでいましたか。
		どのように手当をしていたか。	家庭には常備薬がありましたか。
	公衆衛生 （環境衛生）	公衆浴場（風呂屋）はあったか。	お風呂はどこで入っていましたか。銭湯はありましたか。
		共同墓地はあったか。	お墓はどこにありましたか。
		火葬場はあったか。	遺体は火葬されていましたか。火葬場はどこにありましたか。
		遺体は墓地や火葬場へどのように搬送されていたか。例）野辺の送り、霊柩車など	遺体は墓地までだれがどのように運んでいましたか。
		生活ごみはどのように処理されていたか。例）ごみ焼却処理施設など	家庭ごみはどのように処理していましたか。
		し尿はどのように処理されていたか。例）し尿処理施設など	し尿の処理はどのようにしていましたか。
		当時流行していた感染症はあったか。例）結核、狂犬病、はしか、天然痘など	当時流行していた病気はありましたか。
		感染症対策として何が行われていたか。例）飼い犬の登録や放し飼いの禁止。	その病気の流行を抑える対策が何かとられていましたか。
		感染症対策はだれが、どのように行っていたか。	だれが、どのようにその対策を行っていましたか。

（次頁へ続く）

（表 3-2 の続き）

項目（中）	項目（小）	質問内容	質問例
現在 （老齢期）	現代医療	島や島の近くにはどのような医療施設があるか。例）病院、診療所など	現在、定期的に病院に通っていますか。
		何科があるか。例）内科、外科、産婦人科、小児科、耳鼻科、皮膚科など	いつごろからですか。
		どのような職種の人が働いているか。例）医師、看護師など	どれくらいの頻度で通っていますか。
		どのような処置を行っているか。例）注射、薬、手術など	島外の病院に通っていますか。
		どのようなとき、それらの施設を利用するか。例）発熱、骨折など	大きな病気になり、病院に入院したことはありますか。それは島の病院ですか。
	伝統医療 （民間医療）	島にはどのような伝統医療があるか。例）薬草療法、マッサージなど	島には、薬草についての知識が豊富な人がいますか。
		だれが行っているか。例）親戚のおじ、おばなど	だれが、どのようになり、その人に相談しましたか。
		どのように治療を行っているか。	その人は、どのように対応しましたか。
	家庭療法	家庭で行う手当には何があるか。例）消毒、湿布など	病気になると、だれが看病してくれますか。
		だれが行っているか。例）本人、子ども、嫁、婿など	現在、だれと一緒に住んでいますか。
		どのように行っているか。	家庭には常備薬がありますか。
		どのようなときに行っているか。	薬はどこで買いますか。
	公衆衛生 （環境衛生）	健康維持・増進のために何か行っていることはあるか。例）朝の健康体操、ウォーキングなど	健康づくりのために何かしていますか。 町が主催する活動はありますか。
		専門家による健康指導はあるか。だれが行っているか。例）診療所の保健師や医師など	専門家による健康診断や健康指導はありますか。
		いつ、どこで行っているか。例）春の健康診断のころ	だれが行っていますか。いつごろ、どこで行われますか。
		生活ごみの処理はどうしているか。	家庭ごみはどのように処理していますか。

義することによって、明らかにしようとする現象の見ようとする側面が決まります。

　その後、戦前、戦後、現在のそれぞれの側面に対して必要とされる質問内容を考えました。この例では、側面ごとに質問内容が変わると移り変わりを正確に把握することができませんから、質問内容は統一しています。最後に、質問例を付記します。実際の質問では、「記憶に残る医師の名は」、「自分が病気になったときにだれが世話をしてくれたか」など、応答者が経験に基づいて説明できるように工夫しています。また、それぞれの時代に合わせて質問例を作成しています。

　以上述べてきた手順のとおり、質問内容と質問事例を書き出したら、次は、この逆の手順で質問の妥当性を確かめます。インタビューに用いられる質問内容と質問事例が調べようとしていることに合っているかという点です。例えば、現代医療の項目に、記憶に残っている医師の名を尋ねる質問があります。しかしその医師だけでは、島にあったすべての医療施設を明らかにするものではありません。そのため、「他に医師はいましたか」と問いかけて、その人が知っている医師や医療機関について繰り返し質問する［Spradley 1979 : 67-68］ことが必要です。

　フォディは、調査する人の実際の関心と、質問内容とのずれを解消する方法として、各質問の目的と、その質問から得られる資料の用い方を詳しく説明することを提案しています［Foddy 1993 : 33］。

　実際の調査に先立ち、時間をかけて質問内容を吟味することが、インタビュー調査の要といえるでしょう。

応答者の要件

　質問を受ける相手、つまり応答者となる人に求められる条件について考えてみましょう。調査において質問と応答はひとまとまりで考えなければならないものです。応答者に関係ない質問は、質問する理由がありません。そのため、質問が応答者に関係するものかどうかという「関連性」について、調査の前に

十分に吟味する必要があります

　フォディは、応答者に必要な条件として、応答者は質問の答えとなる情報をもっていること、応答者はその情報をことばにしてあらわすことができること、という2つの事項を挙げています[Foddy 1993 : 33-36]。後者は、インタビュー調査という状況のなかでも正しく情報を取り出して応答できることを含意しています。

　筆者が行った、日本の北の島の小学生の健康状態に関するインタビューのなかで、島の小学校に赴任したころから現在までの変化を尋ねた質問がありました（p.278）。この質問は島に来たばかりの養護教員にはあまり関係がなく、適切な質問ではありませんでした。その人は質問の意味を理解しましたが、その質問に答える情報を十分にもっておらず、そのことが心理的負担にもなりました。そして、この状況で何か答えなければならないという切羽詰まった気持ちから、別の角度から（前任校の小学校との比較で）答えるという結果となりました。質問した人もそれを容認し、前任校との比較でもよいから答えてもらうという判断をしたため、結局、その回答は分析の対象にできない資料となりました。

　経験していないことについて質問し、答えてもらうことにあまり意味はありません。それはあくまでも「もし〜だったら」という仮定の話になるからです。それを防ぐには、応答者と質問との関連性について事前に確認しなければなりません。その際に、質問に応じてくれた人はみな何らかの意見・態度・信念をもっていると想定することはできませんし、応答者に経験があればそれを覚えていると言い切ることもできません[Foddy 1993 : 34-35]。時間の経過と共に忘れてしまうこともあるからです。

　エスノグラフィでは、十分な時間をかけて応答者を選びます。**参与観察**が先に行われている場合には、その結果も踏まえます。生活の全体を細部にわたって話してもらうには、まずラポールを形成することが大切になります。そのため、一面識もない人にインタビューをすることはほとんどありません。互いのことをよく知ってから、調査に入ります。

　もっとも、長いつきあいで、インタビューを快く引き受けてくれるからといって、その質問に対する答えをもっているとは限りません。相手のことをよ

く知っているからこそ生まれる誤解や偏見があるでしょう。そのため、質問の関連性は1人ひとりの応答者に対して、時間の経過や状況の変化も配慮して、確立されなければなりません [Foddy 1993：35]。

質問の様式

インタビュー調査で尋ねる質問にはいくつもの様式があります。大まかに言うと、それは広く全体を見渡すための質問と、より具体的に探究するための質問とに分けられます。

◢ 全体を概観する質問

全体を見渡す質問は、主に研究の初期のころに、探究しようとする事象の全体をよく知り、研究の範囲や境界を定めるために行います [Spradley 1979：86-88, Fetterman 2010：43-44]。それは、インタビューに参加する人たちが生きている「現実の世界」であり、また、その人たちに特有の世界の見方から構成されている「認識の世界」でもあります。参加者の日常世界を、その物理的環境、行動の領域、思考の領域などから概観することによって、これから行おうとする調査を方向づけ、テーマを絞り込むことができます [Fetterman 2010：43]。

第2章において紹介した認知症高齢者のための生活再構築に関する研究（p. 033）では、認知症対応型共同生活介護（グループホーム）において、フィールドワークとインタビューを組み合わせて、認知症高齢者が日常的に行う活動とその支援に関する資料を収集しました。この初めの段階で、全体を見渡すインタビューを行っています。

研究の初日、施設に到着すると、施設職員が私たちを施設の1階に案内し、その全体の様子を説明してくれました。施設は2階建てで、北側には大きなホールと多目的用途室があり、1階には中庭もありました。その庭を通って少し奥に進むと1階の居住空間につながる玄関がありました。施設は日当たりのよい南向きの建物でした。玄関を入ると、幅の広い廊下があり、その向こう側

に、事務室、食堂、台所があり、手前には和室と居間がありました。建物の中央に配置されている、これらの共用スペースの両側に居室のスペースが設けられており、東側には4つの居室と浴室・トイレ、西側には5つの居室とトイレがありました。東側、西側の空間にも共用スペースがあり、そこにはソファや棚が置いてありました。居室にはすべて窓があり、共用スペースを取り囲むように配置されていました。この建物全体として共用スペースの広さが際立っていました。

　担当の職員は、まず、この建物は、職員がいる食堂や台所から入所者の様子がよく見えるように、高い壁を作らない設計になっており、また、居室の前に広い共用スペースを確保して、入所者がゆったりと動くことができるような工夫を施していると説明しました。そして、中央から東、東から西に移動しながら、それぞれのスペースに配置されている部屋の名称、用途、広さなどについて説明し、最後に私たちからの質問にも答えてくれました。グループホームの内部の物理的な環境についてよく知ることができました。

　インタビューは部屋のなかで椅子に座って行うものというイメージが強いのですが、エスノグラフィでは、調査する村や施設を案内してもらいながら、立ち話や歩きながら質問をなげかけたり、話を聞いたりすることがよくあります。そのどちらの状況においても、全体を見渡す質問を行うことにより、私たちは研究の対象となっている場所に関する多くの情報を得ることができます。スプラッドリーは、全体を見渡す質問は物理的な空間を対象としたり、時間や出来事、人や活動、モノを対象としたりすることもできると述べています。そして、何を対象にするとしても、得られる結果はそれぞれの場面の注目すべき特徴をことばであらわしていると言います [Spradley 1979 : 86-87]。

　アメリカの人類学者D.M.フェターマンは、この探索的な質問において、質問の質がその有用性を決定すると述べています。質問するときの視点が狭ければ、得られる情報も狭いものになるでしょう。さらにまた、研究の範囲が、質問の有用性の範囲を定めると述べています [Fetterman 2010 : 43]。研究の範囲を越えて、質問の有用性を高めることはできません。したがって、インタビュー参加者の日常世界をどこまでの広がりをもって探索するのか、それは研究の目的と範囲とどのように関連するのかということをあらかじめよく検討することが大

切です。

　これとは反対の手続きになりますが、基本的に、全体を見渡す質問は、発見的な性質をもちますから、得られた情報をもとに研究の枠組みや研究の範囲を見直すことに役立つといわれています。また、全体を見渡した後、見渡す範囲をより狭く設定し、探究するテーマを絞り込むことも可能であるといいます [Fetterman 2010：43]。調査が長期にわたることの多いエスノグラフィであっても、研究者に与えられている時間と資源には限りがありますから、研究をより効果的に効率よく行うためにも、探究しようとする事象の範囲を定めて概観することは重要です。

　その他の質問例として、看護にかかわる研究では、看護師の1日のスケジュール、午前の仕事の流れと午後からの仕事の流れ、夜勤・交代制勤務がある場合には夜勤の状況や緊急に呼び出されたときの行動の全体などを尋ねてもよいでしょう。これは探究する範囲を徐々に狭めながら、看護の現場について広く知るための質問例です。

◢　具体的な質問

　全体を見渡す質問で、探究しようとする事象の全体がつかめたら、次にその全体を構成する部分についてのより細かな探究を行います。全体と部分は、研究の文脈にも依存しますが、その事象を体験している人の認識に沿って関係づけられていることが重要です。そのため、全体を見渡す質問を行う際に、応答者がどのようなことばを使ってその事象を説明しているかを丁寧に読み解き、そこで用いられている分類の枠組みを明らかにしておくことが必要になります。

　D.M. フェターマンによると、具体的な質問は探究しようとする事象の構造や属性をより深く探索するためのものです。そして、全体を見渡す質問が事象の包括的な理解を助けるのに対して、具体的な質問はその理解をより正確なものにしていく役割があるといいます [Fetterman 2010：44]。ここでいう構造とは、対象となっている人たちの生活世界の構造です。属性とはその生活世界を構成している要素の特徴や役割のことをいいます [Fetterman 2010：45]。

先述のグループホームの事例では、全体を見渡す質問を行うことによって、建物1階の居住空間を把握しました。そのうえで、具体的な質問では、入所者が日常生活活動（作業科学において、作業）を遂行し、職員がそれを支援するにあたって、最も大切な場所について尋ねました。職員によると、それは入所者全員が1日3回、朝・昼・晩の食事の時間に集まる食堂と、食事の後にだんらんやレクリエーションをして過ごす居間でした。居間の向かい側には台所があり、入所者が居間で活動をしているときには、職員が食事の支度をしながら見守ることができました。居間は入所者の家族が訪問したときに、だんらんをする場所にもなっていました。そこで、居間では、いつもどのような活動が行われているのかを質問しました。そこでの入所者の過ごし方や、入所者同士のかかわりについても質問しました。このように質問を進めることによって、1階の居住空間全体におけるこの共用スペースの役割と構造的特徴を明らかにしました。

　共用スペースについて把握したら、次に、専用スペースについて質問します。共用・専用は、グループホームのような共同生活の場に広く見られる構造上の区切りです。共用スペース、専用スペースには、それぞれに特有の特徴や役割があり、居間がレクリエーションなどの活動の場であるとすると、各居室は夜眠り、休息を取る場所です。この2つは建物の居住空間のなかで相互補完的に構造化されています。ただし、入所者がほとんど居室から出てこないような状況では、この区分は妥当ではなく、居住空間がどのような構造をもっているかは実際の使い方を聞き取るまで明らかにすることはできません。ここでいう「構造」とは建物の設計上の意図を指すわけではなく、実際にそこに住んでいる人たちの生活世界のなかで構成されているものだからです。

　もう1つの例を見ていきましょう。これは「情報」という物理的には目に見えないものを対象にその構造と属性を明らかにするものです。北の島の小学校に通う児童の健康状態についてのインタビューのなかで、食、性、いのちに関する情報の発信について尋ねた質問がありました（p.076）。このうち、具体的な回答を得られたのは「食」に関する項目です。食は、学校の現場での関心も高く、具体的な取り組みもあったので、話しやすいテーマでした。この小学校の養護教員は、前任の教員からその方法を引き継いで作っているという『ほけ

んだより』をもとに、保健室から発信している食に関する情報を説明してくれました。『ほけんだより』の各号には、児童がメニューを選ぶことのできる「セレクト給食」に関する案内や、朝食をきちんと摂ることや好き嫌いをしないことの大切さ、疲労を回復させる食事やからだをつくる栄養素などに関する情報が書かれていました。

　食に関する情報とひと口に言っても、それはさまざまな側面をもつことがわかります。それを具体的な質問を通して明らかにするなら、まず、食の情報を構成する項目には何があり、それらがどのように組織されているのかを知るための質問をします。例えば、ある年度の『ほけんだより』を、4月から翌年3月まで1年分、目を通してから、「この年は、食について、主に食習慣と健康に関する事柄が書かれていますが、ほかの年ではどうでしたか」というように、年度を変えて項目を特定していきます。数年間の情報を得ることができれば、食の情報のすべての側面が明らかになるでしょう。さらに、それが、国が通知する学校における食育の推進に沿った分類であり、内容なのか、前任の教員から引き継いだ内容なのか、あるいは、その教員が現在の状況に合わせてアレンジしたものなのかを具体的な質問を通して深めていくと、その小学校で発信している食の情報の構造的な特徴をつかむことができます。

　この北の島の調査では、島にある4つの小学校のすべてで、同じ質問をしました。そうすることで「食の情報」に含まれる項目を離島という調査地の文脈のなかで、一般化することができました。当時、日本全国の小学校において、児童の食生活を取り巻く問題が深刻化し、朝食欠食や偏食、栄養の摂取量の不足、肥満傾向、痩身傾向、食習慣が学力や体力に及ぼす影響などが指摘されていました。そのため、全国の小学校の保健指導や食育の推進では、これらの項目がとくに強調されている可能性があります。このうち、筆者が調査した島では、肥満傾向や痩身傾向はあまり問題になっておらず、それに関する記述も『ほけんだより』には見られませんでした。このように、探究しようとする事象、それを構成する部分とその構造は、その国全体の傾向もふまえつつ、地域に特定の視点も取り、調査の対象となる人びとの視点や生活に沿って明らかにする必要があります。

　『ほけんだより』は学校生活のほかの場面における保健活動や食育活動とつ

ながりをもっているはずなので、この情報だけで児童の食と健康にかかわる項目を特定することはできません。『ほけんだより』に記載されていない事項が、日常の学校生活のなかに見られる場合もありますので、フィールドワークでは日ごろから児童の様子をよく見ておくことが大切です。例えば、給食の時間に担任の教員が、食事のマナーについて細かく注意している場面を観察したとします。マナーは他者への配慮であり、人間関係の形成につながる項目ですが、注意することで何を学ばせようとしているのか、具体的に質問してもよいでしょう。また、北の島では給食に島特産のコンブやワカメが使われていることもあります。これは食を通じて地域の自然や文化について学ぶ機会となっており、健康や食育のテーマに広がりをもたせることができます。最後に、具体的な質問をするときには、多すぎる質問やきわめて詳細な質問によって相手を問い詰めて、尋問のようになってしまうことがありますので、十分な注意が必要です。

　J. スプラッドリーも D.M. フェターマンも、研究の対象者となる人の生活世界を構成する要素を言語分析の方法を使って明らかにし、その人たちの生活世界に体系的な意味を与えようとしています。すなわち、言語分析は**意味論**（semantics）と呼ばれる、言語学の分野で発達した方法です。ここで留意すべき点は、言語の意味の領域だけで、人間の生活世界を明らかにすることはできないということです。なぜなら、人の生きる世界では、ことばは意味だけではなく、それを話す人の感情を運ぶものであり、語りの文脈の中でその思いに寄り添いながら聞いていくことが大切です。インタビューの言語分析の限界については、後述するナラティブ・インタビューの章であらためて詳細に検討します。

インタビューの関係性と全体の状況

♪　インタビューの関係性

　応答者にとってインタビューは、質問者を相手に自分を表現する行為です。質問と応答という相互作用を通して、応答者の内面にあるものが引き出されて

いく現象です。そこでは、社会の規範や応答者が考える質問者の期待に沿って話が組み立てられていき、実際の話からそれていくことがよくあります。それは応答者の実際の姿とは異なっています。

　筆者は、博士論文の研究において、タイ北部の女性工場労働者に対するインタビューを行いました。研究テーマはHIV/AIDS感染の予防であり、女性たちの感染リスクの認識を知りたいと思いました。インタビューに参加した女性の多くが、自分は安全で感染するリスクはないと答えました。当時、タイ北部では、男性に性的サービスを提供する職業についている女性の間にHIV/AIDS感染が見られました。その女性と性的な関係をもった一般の男性から、その配偶者や恋人に感染が徐々に広まっていましたが、工場で働く女性たちは、未婚・既婚にかかわらず、感染のリスクはないという認識をもつ人がほとんどでした。当時のタイ北部の文化ではまだ、感染予防について話すことは「一般の」女性のすることではないと考えられていました。そのため、インタビューにおいても「自分には関係のないこと」という反応が多く見られました。

　インタビューに応じてくれた人の中には、その後何年にもわたり交流を続けた人がいました。結婚して子どもが生まれた人、同じ職場の男性と結婚して離婚した人、女性との同棲生活を始めた人、タイ北部の農村を離れて外国で暮らしている人などさまざまです。時がたち、当時の認識とは異なる語りが見られるようになり、HIV/AIDS感染予防に対する意識も高まっているようでした。この変化にはそれぞれの生活の変化も影響していますが、研究者との長い交流を通じた関係性の変化も影響しています。

　インタビューでは、応答者が質問者を通して社会の目を気にして、自分をよく見せようとすることがあります。組織のリーダーなど、社会的な立場の高い人であれば、有能な自分をあらわしたいと思うこともあるでしょう。子どもが生まれたばかりの日本の夫婦に対するインタビューでは、夫はよく子守をする自分の姿を強調し、妻はそのような夫をもてて幸せであると述べて、それぞれの不満をこころの奥にしまっておくかもしれません。それは雑誌や映像を通して大衆に発信されている、積極的に子育てを楽しみ、自らも成長する有能な男性の姿に重なり、社会の期待を反映しています。

　その反対に、自分の抱えている不満や問題を大げさに述べて、困っているこ

とを強調する人もいます。身体の不調、職場での人間関係、家庭内の問題など、つらい状況にある人が助けを求めるようにして話し続けることがあります。それは事実に基づくものであっても、感情が織り込まれ表象される語りです。語りは、話し手と聞き手との間でやりとりされて変化する性質をもちます。あまりにも自由にふるまわないような工夫が必要になります。状況によっては、インタビューを途中でやめて、相手の話を聞くことに徹することがあってもよいと考えます。

　フィールドに数年滞在して行う**エスノグラフィック・インタビュー**では、長い時間を使ってデータの質を高めることができます。信頼関係を少しずつ深めていくことによって、より丁寧な質問ができるようになり、答える人も自分の思いや考えを率直に表現できるようになります。一方、保健・医療・福祉の現場で行うエスノグラフィは時間的、倫理的な制約も多く、インタビューを1人1回で終わらせなければならないことがよくあります。そのようなときには、初対面で信頼を得るための態度、確実に質問に答えてもらう工夫などが必要になります。

　応答者の回答には、質問者の社会的立場と応答者との力関係が影響することがあります。筆者は大学院のころから現在まで、さまざまなインタビュー調査を行ってきましたが、学生だからこそ得られる情報もあり、社会人になって初めて経験したこともありました。博士課程在学中に、タイの多国籍企業におけるHIV感染予防対策について、企業の管理職や保健省の担当者に専門家インタビューを行ったことがありました。HIV感染およびAIDSについての専門的知識をもっている人から話を伺うということで、大変緊張したことを覚えています。そのような状況のなかで、役職にある立場の人からの情報や意見を少しずつ集めました。その後、医科系の大学に職を得てからは、このテーマに関する専門知識を有しているという立場から、研究を継続し、タイにおける専門家インタビューも続けました。次第に企業の担当者から信頼され、より具体的な課題を提示されるようになり、どのように社内の人たちの感染に対する意識を高めればよいか、意見を求められ、社内におけるHIV感染予防のための教材を一緒に考えたこともありました。

◈ インタビューの全体の状況

　「質問する」という行為は、インタビューの全体の状況に位置づき、「応答する」という行為もその全体から引き出されます。そのやりとりには、質問者がその全体をどのように組織して提示し、応答者がそれをどのように了解しているかということが影響します。例えば、質問者が目的をはっきり示さなければ、応答者は自ら推測して質問の意図を読み取ろうとするでしょう。もしそこで質問者の意図と応答者の解釈とにずれが生じれば、違う質問に答えていることになります。複数の人を対象にインタビューする場合、応答者の解釈がそれぞれ違っていれば、複数の異なる回答が集められているということになります [Foddy 1993 : 70]。

　応答者はさらに能動的に、質問者がすでにもっている知識とこれから得ようとする知識との両方に目配りしながら話します。つまり、応答者は質問者が何をどこまで知っているのかということを考えながら質問に答えます [Foddy 1993 : 69-70]。これらのことから、研究者はインタビューの目的と、個々の質問の意図を、正確かつ確実に説明する必要があります。研究の概要と目的、その日の質問の内容とその意図、テープやノートに記録する場合にはその理由 [注1] などについても、実際に質問を始める前に必ず説明します [Spradley 1979 : 58-60]。

　インタビューが始まったら、導入・質問・終了までの流れをどのように組み立てれば、自然な語りが引き出せるかを考えます。筆者がタイ北部で行ったインタビュー [注2] では、まず自己紹介とあいさつをして、生活背景（年齢、出身地、家族構成、勤務先、勤務年数、住まいなど）について質問しました。応答者の生活背景をあらかじめよく知っておくことで、より自然なインタビューの流れをつくることができます。フィールドワークでは、正式なインタビューを行う前に生活背景に関する情報を得ておくこともできます [注3]。

注1 テープやノートを取る際に、録音することの理由やメモを取っていることを伝えて許可を得ます。エスノグラフィではいつもの場面を想定して、通常使っていることばで話してもらえるように心がけることも大切です。インタビューは回を重ねることも多くありますから、その日の質問内容について、毎回説明します [Spradley 1979 : 58-60]。
注2 第3章 p.097

最後に、インタビューの物理的な環境にも気を配ります。インタビューでは、質問者と応答者それぞれの社会的立場や置かれている状況を考慮し、落ち着いて話しやすい場所を選びます。インタビューの約束は1日1人か2人に留め、時間の余裕を設け、応答者のペースで安心して話すことのできるような環境を整えます。インタビューに要する時間と回数も、意味のある情報を得るためにどれくらい必要かをよく考えて、毎回ふり返ります。

インタビューの形式

　1つひとつのインタビューで引き出す情報には、実際に起こった出来事（事実）、その当事者としての意味づけ（経験）、自分の目で見たこと（観察）や感じたこと（感情）などさまざまな種類があります。

　インタビューでは、それぞれの種類やインタビューの状況に見合った形式を採り入れることになります。インタビューの形式はさまざまですが、本項では、**非構造化インタビュー**（unstructured interview）と**半構造化インタビュー**（semi-structured interview）の2つを取り上げて、それぞれの特徴や、長所・短所について見ていきます。

◢　非構造化インタビュー

　研究には目的があり、それを達成するための手段の1つがインタビューです。そのため、全く構造化されていない方法はありません。ここでの構造化とは、研究目的に沿って質問が体系づけられていることをいいます。「非構造化」とは質問の体系づけられ方が比較的緩やかなインタビューのタイプです。先に、インタビューと会話の違いについて説明したとおり、この2つは全く異な

注3　保健・医療・福祉分野の研究では、個人のプライバシーにかかわる情報を集める機会が多く、インタビューの進め方や、インタビューで得られる情報の取り扱いには慎重を要します。応答者の性別・年齢・社会的立場、患者や高齢者を対象としている場合には体調や病状なども考慮し、場合によっては、家族や親しい人に同席してもらいます。

る発話の様式ですが、非構造化インタビューは、インタビューのなかでも、最も会話に近い様式を取ります。というのは、質問に応答する仕方に制約が少なく、自由な語りを引き出すことができ、ときには、質問の目的や意図から離れていくこともあるからです。

　インタビューは、質問者による問いかけから始まり、応答者による語り（応答）がそれに続きます。構造化インタビューでは、応答者が質問に答えると、質問者があらかじめ用意した次の質問に進むのですが、非構造化インタビューでは、応答者の語りを軸に、その内容を確認する質問をしたり、それに関連する別の話題に移ったりします。そして、質問者は静かに傾聴し、ときおり、さらに語りを引き出すような相づちを打ちます。質問者は応答者が語りやすいように環境を整えるファシリテーターの役割をもちます。

　このようにしてインタビューを進めていくと、徐々に応答者の語りは感情や意味を伴って深まっていき、応答者自身によって構造化されていきます。非構造化インタビューの特徴は、傾聴や対話を通して、語りが自然にまとまりをもつようになってくるという点にあります。語りは何が語られたかという内容はもとより、どう語られたかという語りの構造に深い意味があります。それは質問をする人に事前に知らされているわけではありませんから、傾聴するしかありません。また、言うまでもなく、質問者による規制が少ないぶん、話が思わぬ方向に脱線していくこともあります。質問者は話の流れを管理する役目をもちます。そのため、その脱線が逸脱なのか、応答者のなかでは筋が通っているのかをよく見極め、本題から大きくそれるようであれば、流れをもとに戻す必要があるでしょう。

♪　半構造化インタビュー

　エスノグラフィでは、研究の始めから終わりまでのさまざまな時期のさまざまな場面においてインタビューを行う機会があります。その多くは、半構造化インタビューの形式をとり、特定のトピックと主題を取り扱います。質問は自由回答式（open-ended）と限定回答式（closed-ended）を時期や状況に応じて組み合わせて使います。看護学、心理学、精神医学、カウンセリングなどの領域

では、それぞれ、開かれた質問、閉ざされた質問とも訳されています。

　自由回答式の質問では、インフォーマントである応答者が質問に対して自由に思ったことを述べることができます。これは、特定の結論を目指すものではなく、研究者が思いもよらない気づきを得ることを目的としています。そのきっかけとなるような語りに着目し、「それからどうなったのですか」というように、話の展開を助けるような声掛けを行います。そうすることで研究者の知らない「未知の領域」を開き、まだ知られていなかったことを見つけ出すことができます。

　限定回答式の質問は、対象となるすべてのインフォーマントに同じことばを使って同じように質問することで回答をそろえて、得られた情報を比較可能な情報にするために用いられます。インタビュー・ガイドを用意して、主要な質問は必ず聞くようにし、その意味が応答者に等しく伝わるように、同じ表現を使います。限定回答形式は、属性、種類、数など回答内容がその意味のなかで構成されるものに限定されているので、「構成的」とも訳されています [Kiefer 2006 木下訳 2010：135]。アンケート調査では、「はい」「いいえ」など、前もって用意されている選択肢のなかから最も適切な回答を選ぶ形式がこの限定回答式で、選択回答式とも呼ばれます。調査票に「自由記述」の欄を設けて自由回答式を取り入れる場合もあります。

　実際の調査では、エスノグラフィの段階やインタビューの状況に合わせて、最適な質問形式を選択することが大切です。初期の段階では、研究者の視点や知識にとらわれることなく、さまざまな情報を得る必要があり、自由回答式によるインタビューが適しています。限定回答式の質問はある程度情報が集まってから、その情報を定量化したり、自由回答式で得られた情報を確認するのに有効です [Fetterman 2010：46]。

◢　半構造化インタビューのためのインタビュー・ガイド

　インタビュー・ガイドは、すべてのインタビューにおいて、質問の項目や構造を統一することを目的としています。すべての応答者に同じ項目と構成で質問することによって、回答のばらつきが少ないデータを得ることができます。

インタビュー・ガイドは主要な質問のみを取り上げたものから、すべての質問を網羅したものまで、その様式は多様です。どちらの場合でも、入念な準備が必要であり、複数人で行う調査では、全員がそのガイドを正しく使えるように訓練されていることが必須です。

　そのためにまず、研究の目的に沿って、調査のテーマと範囲（領域）を明確にします。研究の目的を達成するために必要なテーマを書き出していきます。テーマはまず大きな目で見て、次に細やかな目で見て考えていきます。いくつかの側面に分けて考えてもよいです。主要なテーマが定まったら、次にそれぞれを構成する下位テーマを書き出します。研究は特定の問題・関心に沿って、特定の事象に光を当てるものですから、主要なテーマも下位テーマも無限にあるわけではなく、調査の範囲を適切に定めなければなりません。異文化の生活様式を丸ごと知ることを目的とするエスノグラフィでは、調査の範囲は対象となる集団の生活環境のなかでかなり広く設定されますが、主要なテーマから大きく外れた事象をあえて取り上げるということはほとんどありません。ヘルス・エスノグラフィは人類学のエスノグラフィに比べるとより焦点を絞った探究になります。

　主要なテーマと下位テーマを特定したら、それを理論的、論理的に配列していきます。質問項目は下位テーマごとにまとまりをもつように構成します。下位テーマは同じ階層性にあるものと、違う階層性にあるものとがあります。前者の場合はテーマの順序を入れ替えて質問してもかまいませんが、後者の場合は、どちらのテーマの内容を先に質問するかを吟味します。一般に、質問は大まかなものから細かなものへ、簡単な内容から複雑な内容へと進めます。ある出来事に対する質問は、事実から始めて、その解釈やふり返りはその後に続けます。仮説的な質問は現実を反映しない回答につながりやすく、仮説的な見解を問うとすれば、少なくとも1つの具体的な事実と結びつけて質問します [Converse & Presser 1986：23]。抽象的な質問もあいまいな回答につながりやすく、具体的な質問に変換して聞く必要があります。もし抽象的なままで質問する必要があれば、最後のほうに位置づけます。議論を呼ぶ可能性のある質問も同様です。

　質問の順序に基本的なルールがあり、それが定着していることには理由があ

ります。インタビューは複数の質問から構成されています。それをどのような順序で並べたらよいのか、研究者は試行錯誤を繰り返してきました。その順序と配列を考える際に、インタビューの実際の状況の影響も考慮する必要があるといわれています。W. フォディによれば、インタビューには流れがあり、前の質問とそれに対する回答が後の質問に対する回答に影響を与える可能性があるといいます [Foddy 1993 : 60-63]。それは応答者が冗長な語りを避けたり、語りに一貫性をもたせようとすることによって、先に回答した内容からあまり外れないような回答を次の質問に対してすることによって起こります。また、前の質問について考えた結果が次の質問に対する答えに反映されることがあります。

　これらの点を考慮すれば、応答者はインタビューの間、終始一貫して自らの意見や態度を変えないというインタビューの前提には検討の余地があるとフォディは主張しています [Foddy 1993 : 61-63]。それぞれの質問に対して、それぞれの応答があり、それが発話の連なりを生みます。そのなかで応答者は自らをふり返り、新しい視点や発見を得ることもあります。そのため、応答者は意図して語りを操作しようとしているのではなく、これは語りの独特の性質によるものと考えられます。

　表3-3 の事例は、筆者が博士論文の研究で行ったインタビューの質問の一部です。インタビューでは、タイ北部の工業団地で働く女性と男性を対象に、HIV/AIDS の知識と認識、予防の認識と実際、健康とライフスタイル、工業団地における友人関係や男女関係について質問しました。8 項目からなる、これらの質問はインタビューの最初に位置づいています。

　インタビューでは、まず HIV/AIDS に関する知識について質問しました。次に感染予防の認識と実際の予防行動について質問を深めました。HIV 感染予防に関する質問は個人のジェンダーやセクシュアリティともかかわり、話しやすい環境を整えたとしても、公に話すことのできるものではありません。そのため、HIV/AIDS に関するより一般的な知識から始め、より個人的な認識や経験の話に移行できるように質問項目は構成されています。最後の質問では、対象者の故郷や工業団地で聞いた HIV/AIDS に関する話について尋ね、具体的な事実から質問のテーマを掘り下げられるように工夫しました。

　この質問例をもとに、①**応答の枠組み**を提供する、②**記憶の限界**を知る、③

表 3-3 【事例】HIV/AIDS の知識と感染予防の認識を尋ねる半構造化インタビューの質問例

1.　　　HIV/AIDS について聞いたことがありますか。
　1.1.　いつ、どこで、だれから聞きましたか。
2.　　　HIV/AIDS について何を知っていますか。
　2.1.　どのように感染しますか。
　2.2.　感染したら体はどうなりますか。
3.　　　AIDS は治りますか。
　3.1.　治療方法はありますか。
　3.2.　発症したら何年くらい生きられますか。
4.　　　人びとは感染をどのように防ぐことができますか。
　4.1.　女性の立場ではどうですか。
　4.2.　男性の立場ではどうですか。
5.　　　あなたは感染をどのように防ぐことができますか。
6.　　　あなたにはいま感染のリスクがあると思いますか。
　6.1.　将来感染のリスクがあると思いますか。
　6.2.　それはどうしてだと思いますか。
7.　　　感染予防が必要な状況や関係はありますか。
　7.1.　感染予防について、女性は男性と率直に話すことができると思いますか。
　7.2.　感染予防について、話せない状況や関係はありますか。
　7.3.　感染予防が行えない状況や関係はありますか。
8.　　　あなたの故郷で、HIV/AIDS の話を聞いたことがありますか。
　8.1.　この工業団地で、HIV/AIDS の話を聞いたことがありますか。
　8.2.　どのような話でしたか。

話しやすい環境をつくるというインタビューにおける心得の 3 点について考え
てみましょう。

1. 応答の枠組み

　フォディは、「質問と応答の循環モデル」のなかで、質問者が質問の意図を
正確に伝えることの大切さを論じています。そしてもう 1 つ、応答者に応答の
枠組みをきちんと示すことの大切さについて詳細に説明しています。応答の枠
組みとは、質問に意図されている応答者がとるべき視点のことを言います
[Foddy 1993 : 76-77, 89]。1 つの質問に答えるのに、応答者はそれぞれの立場からいろ
いろな状況を思い浮かべて、さまざまな角度から話すことができます。どのよ
うな立場で、どのような角度から答えればよいかが前もって提示されなけれ
ば、同じトピックの異なる側面について説明していることになり、その結果と

して、比較可能な情報を得ることができないとフォディは述べています［Foddy 1993：78］。

　先に挙げた事例の質問例の中に、HIV の感染予防について尋ねる質問があります。質問 4 と 5 です。感染予防の方法について、応答者は一般的な知識としての情報を話すこともできますし、個人の経験を話すこともできます。そのため、この 2 つの質問を用意して応答の枠組みを明示しています。一方、質問 7 では、感染予防の難しさについて尋ねていますが、応答の枠組みは不明確です。感染予防の困難について、社会、文化的なジェンダーの規範に基づいて説明する人もいれば、個人の置かれている状況や関係に即して話す人もいるからです。さらにこの質問は、感染予防の必要な状況や関係についての判断を問うものですが、その判断には、どのような状況や関係は予防の観点から適切であるかという応答者の評価を伴います。

　フォディによれば評価的判断は絶対的なものではなく、つねに何らかの参照基準に基づく相対的なものであり、応答者の語りも参照基準によって変化するため、評価の基準を明確に示すことが重要であると言います［Foddy 1993：86］。例えば、質問項目 2 は一見不自然な聞き方ですが、これを「AIDS はどのような病気ですか」という表現に言い換えたならば、応答者の AIDS に対する見方や態度や信念によって説明の仕方に大きな違いが生まれてしまいます。

　フォディの主張は、調査者の客観性、中立性を保とうとする実証主義立場からのもので、ナラティブや住民参加型の研究ではこれとは異なるアプローチが必要です。しかし、その場合でも、だれのどのような立場からの説明なのかということを押さえておかなければ、研究者は自信をもってその語りを解釈することはできません。そのため、質問をする人は、要求している答えの種類や参照基準を相手に明確に示さなければなりません。

2. 記憶の限界

　インタビューでは応答者が過去の出来事を正確に記憶し、それを質問者に正確に話せる状態にあることが重要です。しかし、自ら経験した出来事であれば、いつもそれを正しく記憶し、言葉にして表現できるというわけではありません。フォディはそのように仮定するのは危険であると述べています。なぜな

ら、人は自分に影響を与えるすべてのことに対して注意を払っているわけではありませんし、自分がなぜどうしてそうふるまったのかという行動の動機や原因のすべてについてもよくわかっているわけではありません。さらに、過去の出来事の記憶やそれを思い出す手がかりとなるものは時間と共に薄れていくとも述べています [Foddy 1993：100]。

　質問者は応答者が過去の出来事を正確に思い出すことができるようにインタビューを構成することが大切です。過去について話すという行為そのものがもつ特性を考慮し、応答者にとってより明白な事実から始め、それに結びつくようにして思い出される内容に進み、こころのなかで過去の出来事が再構成されていくのを助けます。質問8の最初の質問は、故郷を離れて工業団地で暮らしている人にとっては遠い過去の話です。小学生や中学生だったころの話をした人もいました。その内容も、人づてに知ったことから、実際に身内にあったことまでさまざまでした。人づてに知ったことは身内の場合よりも、その記憶を呼び起こす手がかりが少なく、深く聞き取ることができませんでした。とくに感染したという事実は知っていても、どこで治療を受けたのかということについては知らないか、知っていても記憶があいまいでした。そこで、その人が住んでいる地域の様子や医療機関がある場所の様子、そして伝統医がいるかどうかなど、「治療」「対処」という出来事の文脈となる情報を聞き取っていくと、「伝統医に会いにいっていた」など、少しずつその状況が明らかになっていきます。

　ただし、忘れていた記憶を思い出すのには時間がかかります。もっと話してもらいたいという気持ちから、畳みかけるように質問すると、記憶を呼び戻すことを妨げてしまいます。インタビューでは焦らず、十分な時間をかけることが大切です [Foddy 1993：100]。

3. 話しやすい環境
　インタビューは聞き手と語り手の相互行為であり、この二者は絶えず互いの発話の意図を解釈し、確認しています。そこでは不安や緊張も生まれやすくなります。このようなことは親しい人同士による会話ではあまり意識されないのですが、インタビューでは初対面同士による会話と同じく、相手の不安や緊張

をできるだけ減らし、話しやすい環境をつくります。

　例えば、質問と応答の循環が突然止まってしまうことがあります。質問者が発話を止めるのではなく、応答者が答えるのをやめてしまうのです。その理由として、いくつかの要因が考えられます。第一に質問そのものに問題があり、質問文が長く、言葉遣いが複雑で難しいなど、質問の形態や表現が不適切であることがあります。第二に質問の内容によるものがあり、個人の信条や宗教、収入や資産、夫婦関係や親子関係にかかわることなど、きわめてプライベートな話題にふみこんでいる場合や、ジェンダー・アイデンティティや性的指向など、スティグマや偏見も含めて社会の評価の対象となりやすい話題などです。

　質問者と応答者の社会的地位や立場が大きく異なっている状況も、緊張と不安をもたらします。大学教授による学生に対するインタビューなどはその典型的な例です。例えば、教授からの質問が個人的な生活に関係することだとしたら、なぜそのような質問をするのだろうと、懐疑が芽生えやすく、そのような心理は、その後に続く質問にも影響を与えます。つまり、質問の意図は二者の社会的立場や関係性をふまえて解釈されます。

　以上述べた困難や課題を乗り越えて、話しやすい環境をつくるための対策として、インタビューの前に、質問の目的と質問の内容を正確に応答者に伝えます。インタビューの内容を事前に知っていれば、あらかじめ答えを準備してインタビューに臨むことができます［注］。

古典的なエスノグラフィック・インタビューの様式

　アメリカの人類学者 J. スプラッドリーは、エスノグラフィの古典的な研究をもとに、30 種類を超えるエスノグラフィック・インタビューの様式を特定しました。そして、それを目的別に「記述」「構造」「比較対照」の 3 種に分

注　自由に語る時間を設けている半構造化インタビューでは、あらかじめ想定していなかった方向に話題が進展することがあります。そのような場合でも、質問者と応答者はインタビューの目的を共有していますから、研究の目的から話題が大きくそれることはありません。

け、それぞれの機能を以下のように説明しました [Spradley 1979：60]。

記述の質問は、応答者のことばを発話されるままの実例として集めるためのものです [Spradley 1979：58-60]。記述の質問は、インタビューの主要な様式であり、研究のすべての段階で使われています。それは「何をしていますか」「説明していただけますか」という単純な質問ですが、応答者のふだんのことばからその人の日常世界を明らかにすることができます。

構造の質問は、応答者のもっている文化的知識の体系を明らかにするためのものです [Spradley 1979：58-60]。質問者は、文化的知識を構成する基本単位について聞き取り、それらの単位がどのように組織されて1つの文化的知識となっているかを調べます。例えば、健康に関する文化的知識を構成する基本単位について聞き取りを行うと仮定しましょう。食事、運動、睡眠、余暇など、その単位は社会や文化、周りの環境によってもさまざまであることが考えられます。実際の質問の場面では、健康を維持するために日ごろ行っている一通りのことを話してもらいます。そして、「他にはありませんか」と、追加の項目はないか確かめます。何もなくなるまで質問を繰り返します。実際に行っていなくても、健康を保つために必要であると思っている活動についても質問し、健康についての社会一般の知識を探ることも重要です。

比較対照の質問は、応答者の語りに用いられている「ことばの意味」を明らかにするものです [Spradley 1979：58-60]。日常世界の物質や現象をどのように意味づけて（名付けて）分類しているのか、そのことばの意味の特性に着目します。比較対照の典型的なものは、「違い」を尋ねる質問です。例えば、眠りはどのような表現で意味づけられているのかを知りたいと仮定します。眠りの意味はさまざまな語りから明らかにすることができますが、「最近よく眠れないので健康によくないと思っている」という発言があれば、それに着目し、「よく眠れない」という表現の意味、そして他の眠りの質との違いを話してもらいます。その比較を通して、「よい眠り」と「悪い眠り」、「深い眠り」と「浅い眠り」など、対照的な意味をもつ眠りの種類が明らかになります。

インタビューの発話の様式にはそれに特有の要素があります。それは、日常会話のなかにも同じように見られる要素であっても、インタビューではそのあり方が変化します。例えば、質問者と応答者が交替する場面は会話にもインタ

ビューにもありますが、応答者が同じ質問を質問者に返すということはありません。発話の様式も非対称的であり、質問を行う役割は研究者にあり、応答者は自分の経験を語る役をとります。会話では避けられる繰り返しもインタビューでは正確かつ確実に聞き取るために何度も質問します。そして、話は省略されるのではなく、広がりをもって展開されていきます[Spradley 1979：67-68]。

　エスノグラフィは、対象社会の内側に入り、日常生活を共に過ごすという参加型の調査であり、そこで実施されるインタビューの多くは、日常会話の延長にあります。インタビューに特有の要素はインフォーマントとの会話のなかに徐々に取り入れていくもので、得たい情報だけを早急に得ようとすれば、インタビューを尋問のような性質のものにし、ラポール（信頼関係）が失われ、対象者からの協力を得られなくなる危険さえあります[Spradley 1979：58]。そのため、エスノグラフィック・インタビューでは、インタビューが始まってからも適宜親しみのある会話を取り入れ、ラポールを深めることが大切です[Spradley 1979：58]。

　研究のフィールドに何年も通うなかでつくり上げられていく現地、現場の人たちとの信頼関係は何にも代えがたいものです。

文献

Aboulafia, M.（2016）. George Herbert Mead. *Stanford Encyclopedia of Philosophy*. https://plato.stanfo rd.edu/entries/mead/

Baert, P.（2006）. Pragmatism. In A. Harrington, B.I. Marshall, & H-P. Müller（eds.）, *Encyclopedia of Social Theory*（pp.462-463）. London: Routledge.

Blumer, H.（1969）. *Symbolic Interactionism: Perspective and Method*. Englewood Cliffs, NJ: Prentice-Hall.

Converse, J.M., & Presser, S.（1986）. Quantitative applications in the social sciences, No. 07-001. *Survey Questions: Handcrafting the Standardized Questionnaire*. Thousand Oaks, CA: SAGE Publications.

Fetterman, D. M.（2010）. *Ethnography: Step-by-Step Guide*（3rd ed.）. Los Angeles, CA: SAGE Publications.

Foddy, W.H.（1993）. *Constructing Questions for Interviews and Questionnaires: Theory and Practice in Social Research*. Cambridge: Cambridge University Press.

Kiefer, C.W.（2006）. *Doing Health Anthropology*. New York, NY: Springer Publishing. C. W. キーファー（2006/2010）. 木下康仁（訳）. 文化と看護のアクションリサーチ─保健医療への人類学的アプローチ. 医学書院.

Mead, G.H.（1932）. The objective reality of perspectives. In A.E. Murphy（ed.）, *Supplementary Essay 4 in The Philosophy of the Present*（pp.161-175）. La Salle, IL: Open Court.

Meyers, R.G.（1999）. The beginnings of pragmatism: Peirce, Wright, James, Royce. In R.H. Popkin（ed.）, *The Columbia History of Western Philosophy*（pp.592-600）. New York, NY: Columbia University Press.

Sandstrom, K., & Kleinman, S.（2005）. Symbolic interaction. In G. Ritzer（ed.）, *Encyclopedia of Social Theory*. Volume II（pp.821-826）. Thousand Oaks, CA: SAGE Publications.

Spradley, J.P.（1979）. *The Ethnographic Interview*. New York, NY: Holt, Rinehart and Winston.

鶴見俊輔（1994）. プラグマティズム. 見田宗介, 栗原彬, 田中義久（編）, 社会学事典縮刷版（p. 766）. 弘文堂.

インタビュー調査における象徴的相互作用論

　人間はことばを使って互いの意思を伝えあいます。ことばは対象となるものを表象する手段であり、それを象徴するものです。象徴的相互作用論は、人間の使う象徴（シンボル）とそれによって伝えられる意味に着目して、人間の行動を理解しようとする理論です。アメリカのシカゴ大学で教鞭をとった G-H. ミード、C.H. クーリー、W.I. トーマスの思考をもとに、1960 年以後に、H. ブルーマーによって体系づけられました。

　象徴的相互作用論の視点は、19 世紀末にアメリカで生まれたプラグマティズムという哲学的思想の影響を受けています。それは、ヨーロッパの人たちが北米大陸に移住して新しい土地で暮らしていく中で身につけた思考の様式であり、思索よりも実践や行動を重視する哲学的伝統です［鶴見 1994：766, Baert 2006：462-463］。プラグマティズムの思想には、信念は仮説である、考えは行動の計画である、その考えは行動との関係によって明確になるという 3 つの学説がかかわり、それぞれ、人間のこころ、意味の説明、真実の理論に対応しています。このうち、人間のこころについての説明はプラグマティズムの根幹にあります。この思想の第一人者である C.S. パースは、信念は行動の計画であり、経験を説明する仮説であるが、いつもどおりに行動して予測しない結果が起きたときに、その信念は再考されると述べました［Meyers 1999：592-593］。このように行為の結果を考慮に入れるという特徴がこの思想にあります。

　プラグマティズムの影響を受けている象徴的相互作用論も、目的をもって主体的に行動する「行為者」としての人間に着目しています。人間は社会に生まれ、仲間との相互作用を通して成長します。その過程でつねに互いの役割を考慮し、共に進むべき方向を確認しながら行動します。自分にも同じように向き合います。社会的相互作用は終わりのないプロセスであり、そのあらゆる段階で新しい展開が生み出されます。

　ブルーマーは、当時のアメリカ社会学で主流を占めていた行動主義と構造機能主義を人間の行動における「意味の役割」を無視していると批判し、次の 3

つの前提を掲げて象徴的相互作用論を提唱しました［Blumer 1969］。それは、①人間の行為は、その対象となるものがもつ意味に基づいている、②対象となるものがもつ意味は、仲間との社会的相互行為から生まれる、③その意味は対象となるものとかかわるときに使われる解釈によって調整される［Blumer 1969：2］というものです。

　これらの前提に示されているように、社会調査における象徴的相互作用論の意味するところは、行為の意味は社会関係の産物であるというこの理論の仮説です。これは、社会調査において、応答者がつねにその状況についての、研究者と互いに共有できる定義を求めていることを予測させます。それゆえ、研究者は質問の意図を応答者に正確に伝えることが必要になります［Foddy 1993：20-21］。

　フォディによれば、象徴的相互作用論の基本的原則に照らせば、質的なフィールド調査、量的なサーベイ調査の両方を支えている社会調査の前提には再考の余地があるといいます［Foddy 1993：20-21］。インタビューは社会的行為であり、質問と応答によって互いの意思を伝えあい、関係性をつくり上げていく過程です。そこには、他者の態度や観点を取得することによって自分自身を認識し、自我を形成するという「役割取得」の過程が見られるはずです。そうしなければ、インタビューは滞りなく進まないでしょう。この役割取得は大変重要なプロセスですが、サーベイ調査においても、フィールド調査においても、応答者が研究者の期待や意図を解釈し判断する認識過程に対する注意はあまり払われていないとフォディは指摘しています［Foddy 1993：20-21］。フォディはこのような問題意識に基づいて、質問と応答の循環モデルを開発しました［Foddy 1993：22］。

　さらに、象徴的相互作用論では、人は生物学的動因や心理的欲求や社会的期待に反応して行動するのではなく、目の前の状況に対して、その意味を読み取りながら、明確な意図をもって行動すると考えられています［Sandstrom & Kleinman 2005：822］。その意味は自分1人の内省によって得られるものではなく、他者の意図、行動、態度を考慮に入れて、他者とかかわるなかで生まれるものです。このようにして、それぞれが取るべき行動の選択肢が定まっていきます。

　象徴的相互作用論者は、自己と他者を結びつける社会的行為を研究における

基本的な分析単位としました [Sandstrom & Kleinman 2005：823]。その際に、当時の行動主義や構造機能主義の人たちが使っていた自然科学的な方法論とは異なる方法を模索しました。それは、人間の行動をその外側から明らかにしようとするのではなく、行為者の立場に立って、その内側から明らかにしようとするものであり、質的研究の先駆けとなりました。そうして、象徴的相互作用論を推進する人たちは参与観察による質的な資料の収集を積極的に行い、多くの成果を生み出し、その姿勢は、後に社会学におけるエスノグラフィやエスノメソドロジーの発展に貢献しました。

　本章で取り上げている J. P. スプラッドリーのエスノグラフィック・インタビューも、D.M. フェターマンのインタビューの方法も、どちらも象徴的相互作用論をその理論的根拠に用いています [Fetterman 2010：45, Spradley 1979：6-7]。それほどインタビューにおいて、人の社会的相互作用とそこで媒介される象徴としての言語へのまなざしが重要であることがわかります。ただし、フォディがインタビューという事象に関心があるのに対して、スプラッドリーとフェターマンは、他者の文化や認識の枠組みを知ることに関心があります。スプラッドリーは文化を意味のあるシンボルが体系づけられたものであり、それは世界を認識する地図のようなものだと述べています [Spradley 1979：6-7]。同様に、フェターマンはインタビューにおいて具体的な質問をする際に用いる構造的、属性的な視点は、応答者の日常世界がいかに体系づけられているかを知るためのものであり、象徴的相互作用論の認識論から派生したものであると言います [Fetterman 2010：45]。

　このように、象徴的相互作用論は象徴的世界を生きる動物として人間を規定しています。そうして意味や感情など人間の内面に深く接近していくのですが、この傾向はブルーマー以後の論者に顕著です。この理論の基礎となるミードは、意味は人と人の間にあり、社会的なものだと考えていました。さらに、人間の視点は、人間以外の生きものの視点と同じく、まわりの環境との相互作用のなかにある、客観的事実であると考えました [Mead 1932]。これには、イギリスの生物学者、C.R. ダーウィンの影響があるといわれています [Aboulafia 2016]。

第4章

ナラティブ・インタビュー

ナラティブは人生の経験に基づいて生成されるストーリーであり、その語り
をインタビューによって集める手法を、**ナラティブ・インタビュー**と呼びます
[Ziebland 2013：38]。

　イギリスの社会心理学者 M. W. バウアー [Bauer 1996] は、ドイツの社会学者 F.
シュッツェ [Schutze 1977] による未発表でありながらドイツで広く参照されていた
原稿をもとに、ナラティブ・インタビューの技法について詳細に検討していま
す [Bauer 1996]。ナラティブ・インタビューでは、インタビューを受ける人（イン
フォーマント）の人生において意味のある出来事について、その人の視点から話
すことを励まし促すような状況が想定されています [Bauer 1996：2]。シュッツェの
基本的な考えは、インフォーマントの経験として提示される社会的出来事をそ
の人の視点からできるだけありのままに再構成することです [Bauer 1996：2]。

　ナラティブ・インタビューは、第3章で見てきた通常のインタビューの流れ
を形づくる「質問と応答の体系」に対する批判的視点に立つ手法です [Bauer
1996：2]。インタビューは社会調査の一手法として発達しました。W. フォディの
モデルに典型的に示され、多くの伝統的なインタビューで採用されている「質
問と応答の体系」には、社会調査の基本的視点である実証主義の視点が色濃く
反映されています。バウアーはこの体系では探求しようとする課題ではなく、
質問者の世界を認識する構造が明らかになると論じています。つまり、①質問
者がテーマを選び、②質問を順序立て、③質問者自身の言葉で質問を作成する
という3段階の手順で集められた資料は、応答者のこころというよりも質問者
がこころに描いている事象の構造をあらわしているといいます [Bauer 1996：2]。

　「質問と応答の体系」に基づいて集められた資料には客観性があり、資料間
の正確な比較が可能であるとフォディは主張しています [Foddy 1993：17-24]。しか
し、バウアーによれば、そうした方法は研究課題を対象者に背負わせるもので
あり、正確な情報を得るためには、むしろインタビューする側の影響を最小限
にとどめ、インフォーマントの視点に基づく情報を最大限引き出すことが重要
だといいます [Bauer 1996：3]。そのため、インタビューする人は傾聴する役割に徹
し、インフォーマントの語った出来事を自らの関心のもとに再構成することも
避けます [Bauer 1996：3]。

　イギリスの心理学者 W. ホルウェイと社会学者 T. ジェファーソンは、自伝

的な語りの解釈法（biographical-interpretive method、自伝的ナラティブ autographical narrative とも呼ばれる）[Rosenthal 1993, 2004；Schutze 1992] を基礎にして、ゲシュタルト心理学とフロイトの精神分析（自由連想法）を取り入れたナラティブ・インタビューの方法を開発しています [Hollway & Jefferson 2009]。人は戦争や紛争、暴力や抑圧など、身体的にも精神的に耐えがたい苦痛を経験するとその記憶を忘れようとして自己防衛的な態度や行動を身につけるといわれています。困難な状況にある人の日常は個人の経験であると同時に社会の出来事であり、丁寧に研究する必要があります。そこでホロウェイとジェファーソンは精神分析の自由連想法をナラティブ・インタビューに応用しました。ナラティブを自由に構造化するという作業を通して、インフォーマントの潜在意識のなかで連想される状況を明らかにするという手法です [Hollway & Jefferson 2009：315]。さらにゲシュタルト心理学の手法にならって語りの全体としての構造に着目し、語りの文法（語りの要素と要素の連関）に反映される潜在意識の傾向を明らかにすることを提唱しています [Hollway & Jefferson 2009：315]。

　この例が示すように、ナラティブ研究の内部においても、探求しようとするテーマやインフォーマントの特性によってさまざまなナラティブの導き方や考察の仕方が発達しています。インタビュー調査は保健・医療・福祉分野において広く行われるようになりました。従来の社会調査の枠組みにおける伝統的なインタビューが抱えている問題を乗り越えるためにも、概念的に異なる手法が必要とされています。

　ナラティブ・インタビューは創造的な手法であるがゆえに研究者にとって難解で、研究が始まってから終わるまでその見通しを立てることもできないような不確定な性質をもちます。新たな発見につねに自らを開放させておくという忍耐も時間も必要となります。このような難しさはありますが、得られる語りの豊かさや斬新な創造性は通常のインタビューで得られる資料とは比較にならないと考えます。日常生活を営む人びとの視点からの創造性を追求するヘルス・エスノグラフィにおいても重要な手法です。

　本章ではまず、ナラティブの性質を理解して意味ある資料を得るための技法についてバウアー（1996）による説明を手がかりにさらに詳しく説明します。イギリス・オックスフォード大学で DIPEx（健康と病いの語りのデータベース）の

開発にかかわった医療社会学者 S. ジーブランドによるナラティブの解説も参照します。

ナラティブ・インタビューの基本概念

◢ 語りの体系

　ナラティブ・インタビューはナラティブに特有の「**語りの体系**」を重視して行われます [Bauer 1996：3]。一般的なインタビューでは、質問と応答のやりとりを通して発話が続いていきますが、ナラティブ・インタビューでは、人間の日常の伝達手段のある特別な形式を使います。それはストーリーを語ることと聞くことというナラティブを通した相互作用です。自分自身の思考とことばを使って語られるストーリーにこそその人の視点があらわれているという仮定のもとに、インタビューではインフォーマントの自然な語りが引き出されていきます [Bauer 1996：3]。

　語りの体系は、語り手が自発的に語ることによって生まれます [Bauer 1996：3]。語りの対象となる「経験」は無秩序なものではなく、経験する人の経験の仕方によって秩序づけられています。また、その経験の語り方も語る言語にもともと備わっている特徴によって秩序づけられていきます。「語りの文法」[Kintsch & van Dijk 1978, Mandler & Johnson 1977, Rumelhart 1975, Johnson & Mandler 1980] とも呼ばれるこの特徴を踏まえれば、自発的な語りには構造がないと考えるのは誤りであり、ナラティブは自然に生まれる体系に従って語られます [Bauer 1996：3]。

　M. W. バウアーによれば、ナラティブの語りの体系には 3 つの特徴があります [Bauer 1996：4]。① 1 つの出来事からもう 1 つの出来事に話を進める際に詳細な情報を話し、語りの展開に説得力を与えるということです。聞き手を説得させることができなければ、その語りは物語としての価値を失います。もし聞き手の知識が不足していれば、より細かな情報を提供します。このようにして語られる出来事は語り手の世界の見方に沿って選別され関連づけられています。②語りは語り手の世界に関連のあるテーマを中心に語られます。研究者の世界

に関連のあるテーマや研究者のものの見方を押しつけることではありません。③インタビューで語られる出来事はその語りのなかで完結します。実際の出来事には終わりはないのですが、物語には始まりと終わりがあります [Bauer 1996：4]。

　このようにナラティブ・インタビューでは、経験を語るという行為に必然的に備わっている物語の生成のプロセスに着目します。人は自分の身の回りで起こった出来事をただ客観的な事実として話すだけではなく、社会的、文化的意味を添えながら物語を紡ぎだすようにして語ります。ナラティブ・インタビューではその**語り方**に、語り手の生きている世界の秩序を見いだすことができます。

◢　語りの思考

　経験した出来事を物語風に伝達する思考の様式があります。**語りの思考**（narrative thinking）といい、ある経験を語るに値するものと判断し、語るときにそれを物語のように構成する手段として使われます [Robinson & Hawpe 1986]。語りの思考は出来事と状況と意味を結びつける入念な計画を伴う試みです。それは自らの経験をもとにストーリーを作り出す発見的な方法であり、語り手の技術、判断、経験を必要とします [Robinson & Hawpe 1986]。

　語りの体系は、語りの思考過程に関係する要素であると考えることができます [Robinson & Hawpe 1986]。語りの体系は、ただ純粋に経験を語ることから生まれるというわけではありません。それは語り手がすでにもっている知識や経験から導かれるものです。アメリカの教育学者 J.H. キムによれば、語りの体系とは、語り手の経験したことから主要な出来事を取捨選択し、関係づける手続きの計画です [Kim 2016：156]。語り手はこの計画をもとに何をどのように語るのかの見通しを立てます。その際に、情報を選別、比較、推論、配列、修正するなど物語を組み立てるためのさまざまな方略を使います [Kim 2016：157]。

　キムはナラティブの資料を集める際の基本として、この語りの思考について論じています [Kim 2016：156-157]。そして、アメリカの社会学者 S.E. チェイス（2003）が提唱する語りの原則に言及し、語りの思考を支える基盤としてナラ

ティブの研究に関連づけることを提案しています。その原則の１つは、語りは人びとが経験を意味づけて伝達する主要な方法であるということです。もう１つは、いかに個人的な語りであってもナラティブは社会的な性質をもつということです。

　チェイス（2003, 2011）が語りの一般性に着目するように、M. W. バウアーも物語ることは人間一般に共通する能力であり、人間の初歩的な伝達様式であると述べています［Bauer 1996 : 3］。出来事は大まかに語られることもあれば、具体的な場所や時間を指し示すように語られることもあるでしょう。バウアーは、ナラティブ・インタビューの基本概念としての語りの能力に着目し、それが教育や言語能力にあまり影響を受けない、人間に比較的平等に備わっている能力であると論じています［Bauer 1996 : 3］。

　人類学の視点に立つと、語りの思考も語りの体系も、語り手が生まれ育った環境の影響を受けています。それは社会環境や言語環境も含みます。そしてその環境に特有の物語の特徴が発達していると考えることができます。世界の神話、伝説、昔話などはその典型的な例です。日常の物語も当該社会の人びとによって共有されている側面があり、ナラティブを集めるときには、語ることの技術や経験に加えて、その人が生まれ育った環境や文化にも配慮してインタビューを進めることが大切です。

　バウアーの論述が示すようにナラティブ・インタビューは、インタビューを受ける人の視点をより正確にとらえる語りの体系をもつ手法として、通常の質問と応答の体系をもつインタビューと対比されます。この２つの体系は概念的には対立しますが、インタビューの目的や成果までも対立的にとらえることはできません。フォディによる質問と応答の循環モデルの意義をあらためてふり返ると、その目的は質問者の意図を正確に伝えるためであり、決して応答者に質問者の枠組みを押しつけようとしているわけではありません。

　一方、ナラティブ・インタビューが日常のコミュニケーションの様式を利用してより自然な発話を促しているとしても、インタビューである限り日常の会話とは異なり、目的があります。質問者の提示する目的と調査の枠組みに沿ってインタビューが行われるのか、インフォーマントとの共同作業によって研究の目的も意味も生まれていくのかという研究の立場や主義によるアプローチの

違いは明白ですが、インタビュー調査ではどちらの立場や主義をとったとしても、正確な情報をいかに集め、それをいかに扱うのかという方法論の基本的問いを問い続けることも大切です。

ナラティブ・インタビューの構成とルール

　ナラティブ・インタビューは他のインタビューと同様に段階を追って進められます。そして各局面には自然な語りを引き出すのを目的に適用されるルールがあります。それは語りの思考や語りの体系に沿ってインフォーマントの語りを引き出せるようにインタビューを方向づけるものです［Bauer 1996：5-8］。バウアーは準備段階とそれに続く4つの段階に分けて、ナラティブ・インタビューのルールについて整理しています［Bauer 1996：5-8］。キムとその他のナラティブ研究者の論述も参考にしながらナラティブ・インタビューの構成とルールについて次に考えていきましょう。

◆　研究の準備——場に親しむ

　研究者はインタビューを始める前に十分な時間をとって、研究の場に親しむことが必要です［Bauer 1996：5］。それは関心のある出来事が起こっている場であり、自ら出向きます。そこで得られる資料や人びとの話から研究の問いがいくつか生まれるのでそれを記録しておき、ある程度まとまったら一覧表を作成します。予備的調査から得られる問いは研究者の関心を研究者のことばであらわしたものですから、外部の視点からの問いと言えます。それはインタビューが始まるとインフォーマントの経験と語りのなかに位置づけられて意味をもち、インフォーマントのことばに置き換えられていきます。このようにして外部の視点は内部の視点に変換されていきます。この変換の手続きを円滑に行うためにも、予備的調査で明らかになった研究者とインフォーマントの認識のずれはできるだけ解消し、双方に関心のある主題のもとに豊かな語りが引き出せるように入念な準備を整えておくことが大切です［Bauer 1996：5-6］。

ヘルス・エスノグラフィの文脈でナラティブの視点からインタビューを行う利点は、エスノグラフィの要である観察研究のためのフィールドワークがそのまま予備的調査に生かされる点です。また、実際のインタビューが始まってからも並行して観察研究を続けることができます。ナラティブ研究において、フィールドワークは、インタビューと並び、価値のある資料を生み出すための中心的手法です。J. H. キム（2016）はその重要性を次のように論じています。すなわち、貴重な資料を生み出すには、語りが生まれる生活空間に住まい、自然な状態で参加者とかかわり、意味のある関係を築くことです［Kim 2016：171-172］。そのときその場の特殊性と社会性が参加者の経験を形づくっているのですから、「そこにいる」ということがより多くのストーリーを発掘するのに欠かせません［Kim 2016：172］。

◆　インフォーマントの選別

　探求しようとするテーマが決まったら、それにふさわしいインフォーマントを探します。ナラティブ・インタビューはただ個人の経験を集めるという手法ではなく、社会の事象についての人びとの語りを集める手法です［Rosenthal 1993］。社会的出来事が人びとにどのように認識され、語られているのかということに着目します。例えば妊娠・出産・子育ては人口減少社会において大きな関心事です。日本では不妊症や不育症の診断・治療、研究を進める動きもあれば、社会のフォスタリング（里親支援）機能を高めようとする政策的検討もあります［厚生労働省　新しい社会的養育ビジョン　2017］。このなかで「不妊治療」をテーマに、不妊治療を受ける女性が経験する出来事について、インタビューすると仮定しましょう。日常の場面から通院・治療の場面までを広く想定して聞き取ることによって、その人が考える子どもを産むということの意味や周りの家族の期待が明らかになります。不妊治療のあり方や社会が妊娠・出産・子育てをする女性と家族をいかに支援するかの貴重な情報となります。一方、「社会的養育」に関してはさまざまな形態があります。このテーマに関心がある人は、子どもの養育支援のどの領域に焦点を当てるのかを考えて、それに見合った情報をもっている人を選別します。

♦ ナラティブ・インタビューのルール

インフォーマントを選別し、インタビューを行う準備が整ったら、約束した時間と場所でインタビューを始めます。ナラティブ・インタビューの進め方に決まりはありませんが、インフォーマントの語りを最大限引き出すためのいくつかの方法やルールがあります。

M. W. バウアーはインタビューを**主題の提示、語り、質問、雑談**の 4 つの局面に分けて、このルールについて次のように説明しています [Bauer 1996 : 5-8]。

1. 主題の提示

まず、インタビューが何を目的に行われるのかを説明し、話す主題について提示します。それはインフォーマントの経験に基づくものであり、関心をもって語られることが大切です [Bauer 1996 : 6]。初期の主題には質問者の関心が反映されていますが、インフォーマントの関心も盛り込めるように、話題は広く設定します。さらに、個人の関心にとどまらず、社会にとっても意味のあるテーマを選んでおくことが重要です [Bauer 1996 : 6-7]。

主題を提示する際に視覚資料を活用してもよいと思います [Bauer 1996 : 6, Riessman 1993 : 55]。時間の経過を線として図を用いてあらわす、場面の変化を順に絵を用いてあらわすといった方法です。語りが質問者の視点から構造化されないように、語りの始まりと終わりのみ視覚的に示し、途中の場面の分割はインフォーマントに任せるという方法もあります [Bauer 1996 : 6]。エスノグラフィの調査でも、インフォーマントに周りの世界がどのように成り立っているのかの絵を描いてもらい、そのイメージを共有することはよくあります。幼いころの写真を見ながら、昔の暮らしの様子を話してもらうこともあります。

2. 語り

インフォーマントの語りが始まったら、語り終わるまでしっかりと聴く態勢を保ちます。途中で口を挟んだり、質問したりするのは控えます [Bauer 1996 : 6, Kim 2016 : 167]。同意や共感を求められたらそれに応じますが、異議を挟んだり自分の意見を述べたりしません。静かにうなずきながら傾聴し、「そうですね」

「そうでしたか」と同意や共感の気持ちをことばにしてもかまいません。語り手の思考の流れを支えつつ、出来事や経験のすべてを語ってもらいます。このような聞き手の態度は**積極的傾聴**（active listening）と呼ばれています〔Spence 1982, cited in Kim 2016：168〕。

　J.H. キムは精神科医 D.P. スペンスが提唱した精神分析論であり物語論（1982）にならって、聞き手の傾聴する力をナラティブの能力の１つに位置づけています。そして、それは、語り、ふるまい、感情、沈黙など、語りのすべての局面に対する聞き手の鋭い観察を伴うと述べています〔Kim 2016：168〕。

　語りの段階では、語りを促すような状況をつくり上げます。語りは聞き手がいるからこそ生まれる協働作業です。アメリカの医療社会学者でナラティブの研究者である C.K. リースマンによると、そのために投げかける質問は、「はい/いいえ」で答えるような問いではなく、語りの主題を導き、経験を体系化するのを助けるような問いです。例えば「いつ何をしましたか」という問いよりも「何が起こったのか、お話しください」というほうがより長い語りを引き出すことができます〔Riessman 1993：54〕。「語りの衝動」は自然で普遍的であるため、「お話しください」という声掛けによって語りが始まるのは当然の流れであるとリースマンは述べています〔Riessman 1993：54〕。

3. 質問

　語りには終わりがあります。中断されない限り自然に終わります。そのタイミングを見計らって、質問の段階に移ります。バウアーによれば、質問の時間はそれまで真剣に聞いていた成果があらわれる瞬間です。聞き手の外部の視点からの質問はインフォーマントの世界に位置づけられて、内部の視点からの質問に翻訳され、双方の関心が共有されるようにして語りの溝を少しずつ埋めていきます〔Bauer 1996：7〕。

　ここにもいくつかのルールが適用されます。まず、何が起きたのかという出来事に関する質問のみを行い、意見や態度やなぜそうなったのかという原因を追及するような質問は避けます〔Bauer 1996：7-8〕。そして、質問は語られた出来事に関係するものに限定し、インフォーマントの使ったことばを用います。さらに、矛盾を指摘することで詰問のような雰囲気になるのを避けます〔Bauer 1996：

7-8]。質問は語られた経験に関係する要素（出来事）がほかにないかを確かめるためにあるのであり、間違いを正し、矛盾を指摘することではありません。語りにはつねに亀裂、矛盾、飛躍が生じる可能性があります［小田 2006：64］。そのため、質問者はその混沌とした状態を了解し、より全体的な視野に立って、過去の経験が１つの物語として紡ぎ出されるのを助けます。

4. 雑談

　最後にインタビューを終えることを告げて、収録機器（IC レコーダー）を止めます。メモを取るのもやめます。質問と応答の体系をもつインタビューでは、１つの質問に対して１つの応答があり、インタビューは完結します。一方、ナラティブの場合、インタビューが終わった後もより和やかな雰囲気のなかで、会話が続くことがあります。それは、語り終えた出来事の内容を補強する情報であったり、語りの動機や背景についての話であったりします。インタビューが終わった後の雑談の内容は語りの分析において重要な意味をもちますから、可能な限り記憶しておき、後でノートに書き留めます［Bauer 1996：8］。もっとも、研究倫理上、インタビューの同意は正式に語られた内容にのみ適応され、雑談で得られた情報は正式に集めた資料の解釈を助けるためだけに使うことが原則です。

　最後に、ナラティブ・インタビューでは、インタビューに必要な時間をあらかじめ予測することができません。インフォーマントが提示される課題にどれだけ関心があり、どれほどの情報をもっているのかによっても時間は異なりますし、話すことに慣れていない人もいます。インタビューが終わってからのおしゃべりも貴重な時間ととらえ、インタビューのふり返りをその日のうちに行うことも考慮すると、インタビューを連続して行うことは容易ではありません。ジーブランドが指摘するように、複雑な内容を伴う語りは数時間続くこともあり、インタビューは１日１人が理想的であり、通常は複数のインタビューは勧められません［Ziebland 2013：41］。

　コミュニケーションの手段としての言語は意味の中立的な記号の体系としてあるのではなく、語る人の世界観を構成する要素となり、それをあらわす媒体となります。その言語を質問者の思考の枠組みで統制しないという点におい

て、ナラティブ・インタビューでは聞き手と語り手、語り手の間の異なる視点が対照的に示されていくと言えます［Bauer 1996：3］。それはインタビューという限られた時間のなかで、**多声的な言語景観**（linguistic landscape）が生まれる過程です。

自然な語りを集め、活かす

　病いのナラティブは、病気になって初めて経験するいくつもの困難に意味を付け、過去から現在までの自分の人生に物語性を付与する行為であり、その過程で生み出されるテキストです。身体に突然生じる痛みやそれに伴う不安、病院に行って検査を受けて医師から病名を告げられたときのショックや動揺、その後の生活の大きな変化、身体の機能が徐々に失われていく恐怖や社会的孤立などが語られます。そのテキストには、病む人が経験する深遠な意味世界が広がっていることから、研究者や臨床家の関心を強く引くのですが、そうした人たちの前で語る語りは実際の生活の場面で自ら進んで語る語りとは性質が異なっていると、イギリスの医師でプライマリ・ケアの専門家であるT. グリーンハル［Greenhalgh 2011b：37-38, 2013：60］は指摘しています。

　現実の世界で語られるナラティブは、構造的な一貫性をもつ読み物としてのナラティブとは異なり、不完全で整合性のない語りの断片の寄せ集めになったりもします［Riessman 2008, cited in Greenhalgh 2013：60］。語り手の意識の変化によって語られる経験の意味も移り変わります［Riessman 1998：66］。しかし、そのような性質をもっているとしても、生活世界に位置づいた語りは病いを抱えて生きる人びとの日常を豊かに想像させるものであり、具体的な行動や感情を伴うので、教育効果が高いといわれています［McDrury & Alterio 2002 cited in Greenhalgh 2013：60］。医学・医療の世界でも患者のナラティブへの関心は高まる一方ですが、実世界のナラティブを患者教育に活用した事例はまだ限られているといわれています［Greenhalgh 2013：60-61］。

　本節ではナラティブ研究のなかでもより自然な状況を設定して患者の語りを集めるグリーンハルの研究手法を概観し、その強みと弱み、そしてこの手法が

臨床における質評価や地域における保健活動にどのように応用できるのかということについて考察します。

◆ 自然な状況下で語られる語り

　人びとにとって自然な状況というのは、ふだんかかわっている人たちのなかにいることです。その集団のなかにインタビューをする人が入っていき、そこで話されることばに耳を傾け、日常の自然な語りを引き出します。ヘルス・エスノグラフィにおいてもこのような自然なアプローチを使って、集団の語りを集めることが多く、参与観察とインタビューが同時に進んでいく場合があります。医療者が患者の生活現場に入って資料を集める場合、いくつもの困難や倫理的課題が生じます。その場合には、T. グリーンハルが試みたように研究の対象となる患者がふだんかかわっている人たちや顔なじみの人、同じ境遇にある人たちとの交流の場面を研究の場に活用する方法があります。

　グリーンハルとその仲間たちは、セルフヘルプ・グループ（p.122）をはじめとするピア・サポート活動のなかで語られる患者の「自然な語り」に着目し、同じ病気を患っている人同士で語りを共有する体験の効果を検証するために、ランダム化比較パイロット試験を行いました [Greenhalgh et al. 2011a]。具体的にこれはイギリス・ロンドンの最貧困地区に住む 6 つのエスニック・マイノリティの集団を対象に、自然な状況下で語られる集団の語りの効果を確かめようとする研究であり、この地区の糖尿病センターに糖尿病の自己管理教育を受けることを目的に紹介された患者のなかから選別された 157 人を対象にしています。

　グリーンハルらは、あらかじめ定めた選択基準に基づいて選別した参加者 157 人を無作為に 2 つのグループに分け、一方には評価しようとしている語りの共有による自己管理支援のための介入を行い（介入群）、もう一方には従来から行われている看護師による患者教育を行いました（対照群）。そして、その 1 年後に医療のアウトカム指標（UK prospective diabetes study coronary risk score, HbA1c, the patient enablement instrument）を比較し、介入の効果を検証しました [Greenhalgh et al. 2011a]。さらにその後、このパイロット試験の介入群に分けられた

セルフヘルプ・グループ

　慢性疾患や精神障害を抱え、生活が困難な状況にある人を支える社会・福祉的な活動の１つに、共通の悩みや問題をもつ人たちが支え合うセルフヘルプ（自助）・グループという集団の活動があります。この原型は、1930年代にアメリカで結成されたアルコール依存症の患者の共同体（現在のアルコホーリクス・アノニマス）だといわれています。

　セルフヘルプ・グループは「自らを助ける」という文字どおりの意味をもち、何らかの悩みや困難を抱えている人たちが、同じ問題をもつ人たちとの相互支援を目的として自発的に形成する集団です［仲川 2011：96］。その特徴はその問題の専門家が運営主体ではないことです。したがって、病気にかかわる悩みであっても、専門家による介入はありません。しかし、同じような境遇にある人びとが集まり、対等な立場で自らの経験を語り合い、体験を共有する［仲川 2011：96］ことを通して、心理的、社会的にもさまざまな困難からの回復につながるといわれています。

　ナラティブの視点からのセルフヘルプ・グループの意義は、病いに意味づけする作業を同じ病いや障がいのある人たちと一緒に行うということです。慢性の病いに対処しその影響を最小限にするには、なぜ病気になりそれは自分の人生においてどういう意味があるのかを患者自らが確認し納得する作業が必要であるといわれていますが［Strauss 1975, in Greenhalgh 2013：60］、個人によるふり返りよりもより広い文脈のなかで病いの意味が生まれる可能性をグループの語りは秘めています。

人たちが仲間に支えられながら自由に話し、共有しあった語りを分析し、糖尿病患者（参加した人のほとんどは2型糖尿病と診断されていました）の自己管理教育における新しい手法の開発を試みました[Greenhalgh et al. 2011b]。

　患者のナラティブを分析するにあたっての研究の問いは、「患者は糖尿病について何を語り、その病いを抱えて生きる日々の努力について何を語るのか、そして、その語りは多様な民族集団からなるマイノリティの人たちの自己管理プログラムの設計にどう役立てられるのか」ということでした[Greenhalgh et al. 2011b : 38, 2013 : 61]。つまり、ピアサポート集団のなかで語られる語りは医療者、教育者、研究者など糖尿病の自己管理に携わっている人たちに何を伝え、その語りはこれからの患者教育のあり方にどのような影響を与えるのかという問いです。

　グリーンハルらはとりわけ、従来のイギリスにおける患者専門家プログラム（EPP）の限界を克服したいと考えました[Greenhalgh et al. 2011b : 38, 2013 : 61]。それは、糖尿病の自己管理を個人の問題としてとらえ、認知心理学に基づいた介入を行う医師や看護師による教育モデルの限界であり、グリーンハルらは、移民など社会の周辺に置かれた人びとの医療ケアには、患者を取り巻く家族、社会、政治的状況を考慮した包括的な支援対策が必要だと考えました[Greenhalgh 2009]。

　この研究に参加した人たちはアルコホーリクス・アノニマスのように自発的に形成された集団ではなく、ランダム化比較試験に参加するために選別されています。そのため、分析の対象となった語りは、全くの自然な状況のなかで発言されたものではありませんが、同じような立場にある人との交流のなかで語られた患者の語りには、患者の行動変容の引き金になる[Greenhalgh et al. 1998]という点において、これまでの自己管理型教育にはない強みがあると、グリーンハルは主張しています[Greenhalgh 2011b : 2013]。

◢　グループ・セッションの手順

　この介入研究の一部として行われたグループ・セッションが実際にどのように進められたのか、この研究を主導したT.グリーンハル（2013）の解説に沿ってひき続き詳しく追っていきましょう。グループ・セッションはおよそ6か月

間、隔週で行われました。研究に参加するために集まった人たちは毎回、7〜12人のグループに分かれ、自ら選んだテーマについて語りました。具体的には、家族を養うこと、飲み薬について、医師とのかかわりなど、病気を患って生きる日常のさまざまな現実のテーマです。参加者は毎回のセッションの終わりに次回のテーマを決めて、あらかじめ何を話すのかを準備し、当日はそのテーマに沿ってディスカッションを行いました。その場に医師、看護師、栄養士などの専門家も同席することがありましたが、セッションを主導することや指導することは控え、臨床家ではない専門家または通訳として参加しているボランティアがファシリテーターとなり、グループの相互作用が円滑になるよう手助けをしました［Greenhalgh et al. 2013：62］。

　集会ではまず互いを知るための短い顔合わせの時間（10〜15分）が設けられ、次に「語りのグループ」に分かれて20分ほど談話しました。その後再び全員で集まり、各グループの語りのなかからいくつかの語りを選別して全員で共有しました。これは小さな集団のなかで開示され、その安全性が確保された個人の体験が、より大きな集団のなかで引き受けられ、深められていくという、語りが重要な学びの経過をたどる例です［Greenhalgh et al. 2013：62］。この語りの集会を集団学習の場ととらえるならば、1対1の学びにはない、集団ならではの学びの効果と言えます。

　患者の自発的な語りをとらえるために、グリーンハルは共同研究者の人類学者と一緒に65回のセッションに参加し、その実際の社会的相互作用に立ち会い、そのなかで自然に生まれた語りを集めました［Greenhalgh et al. 2011b：38］。具体的に2人はグループの輪の中に入り、グループの力学や感情や観察される行為のすべてをエスノグラフィの**フィールドノーツ**を書く要領で記録しました。

　フィールドノーツは人類学の参与観察で使われる方法です。目の前で起きている出来事のすべてをできるだけ詳細かつ正確にノートに記録していきます。グリーンハルらはこの方法をグループの談話の観察記録に応用し、語りそのものに加えて、語り手の心理を読み取る鍵となる感情や行為にも着目しています。グループ・セッションは形式的に進むわけではありませんから、そこで話される語りの収集において柔軟な態度と的確な判断が必要になります。参加者の語りは重複したり、対立したり、多言語の集団ですから語りのある特定の部

分が別の言語で語られたりもします。英語を母国語としないため、バイリンガルの健康支援者（参加者の話す言語と英語とに精通した人）も必要としました。参加者が自発的に英語で語り直す場面もあったと言います［Greenhalgh et al. 2011b：38］。そのような状況において、どの情報を記録し、また通訳するかということに対する明白な方法や専門的な基準はなく、グリーンハルらは純粋な好奇心を頼りに語りを選別したと述べています［Greenhalgh et al. 2013：63］。

ナラティブ・インタビューのように語り手の自発的な語りを促す手法を用いる場合、研究者は自らの感覚を研ぎ澄ませて相手の語りを傾聴し、記録し、疑問を明らかにしていきます。それは、質問者がインタビューを管理するような手法とは異なる質の担保の方法です。

◆ 自然な語りの研究資料としての特徴

研究者や医師の前では1人の「患者」である人たちもひとたび家庭に戻り、地域に戻れば、日常生活をふつうに送る人たちです。そこには多種多様なコミュニケーションがあります。それらは、質問者が質問の枠組みを設定して行う形式的なインタビューとは質の異なるものでしょう。

T. グリーンハルによれば、研究資料としての集団の語りは日常会話と同じく自然であるほどに非公式的であり、集団の力学に作用されるがゆえに断片的であり、不完全です［Greenhalgh et al. 2013：64］。さらに、一言一句を拾おうとしても複数の話者が同時にさまざまなことを語るなど、集団の会話は混沌としているため、そのすべてを研究者が正確に記録することはできません。そのため、手書きのノートに書き留められた話の多くは短い発話であり、参加者間の相互作用の結末として、2人以上の人の話が折り合わされている場合もあります。

短い語りも長い語りもそれぞれ重要な意味をもちますが、一筋の流れのある構造化された語りは聞き手の関心を引きやすく、周りの人からの質問によってさらに語りを展開させるという特徴をもちます［Greenhalgh et al. 2013：64］。同じような体験をしている人に対しては深い共感を呼び起こすでしょう。

語りは語り手の人生という文脈に位置づいて、さまざまな感情を伴って語られます。それは自己管理の教育資料によく描かれているような文脈のない患者

の行動イメージとは異なり、社会的意味と道徳的価値を帯びているとグリーンハルは主張しています [Greenhalgh et al. 2013：64]。言い換えれば、患者がなぜその話を語り、なぜその話に意義を見いだすのかということを問うことによって、その語りの対象となっている事象（ここでは糖尿病の自己管理）に込められた社会的意味と道徳的価値を明らかにすることができるのです。

♪　自然な語りの強みと弱み

　この手法は、質問者の枠組みで質問と応答の連関を統制し比較可能な資料としてインタビュー資料を集めるフォディの方法とは異なります。そのため、質的にも量的にも多様な資料をどのように体系化して実際の自己管理教育の設計に応用するのかという疑問が生まれます。しかし、グリーンハルによれば、それぞれに固有のものである語りも、より大きな枠組みでとらえ直して抽象度を上げて分析することによって共通のストーリーラインが見いだせるといいます [Greenhalgh et al. 2013：64]。医療人類学の調査ではナラティブの個別性を大切にしますが、医療の現場のようにナラティブをより大きな文脈で活用する場合には、その普遍性にも着目する必要があります。そして、どのような立場でナラティブ・インタビューの方法を使う場合でも、語りの個別性と普遍性は丁寧に取り扱わなければなりません。

　この研究では、文化や宗教、イギリス社会にどれだけなじんでいるかの程度にかかわらず、全グループに共通するストーリーラインが明らかになりました。それは、移民であり、お金がなくて貧しく、健康や医療にかかわる情報を収集し、理解し、十分に活用する力が不足しているという共通性から生まれるストーリーラインです [Greenhalgh et al. 2013：67]。人が国境を越えて移動する現代では、民族的背景よりも移り住んだ国における社会的、経済的状況が人びとの健康に大きな影響を与えているといえます。

　また、糖尿病の自己管理に関する生物医学的な知識と病いのナラティブは互いに対立するものではなく、自己管理という行為とそれへの意味づけのなかに統合されているといいます [Greenhalgh et al. 2013：67-68]。つまり、自己管理を行う患者に期待される行動は、特定の病いのストーリーラインのなかに位置づけられ

て実際に適用されており、そのストーリーラインが自己管理に意味と目的を与えていたのです [Greenhalgh et al. 2013：68]。医療人類学や医療社会学の文献においても、生物医学的な知見と社会学的な知見とを対比する種類の研究がありますが、それを1つの研究アプローチとして定着させることなく、実際の患者の生活の中でその方法を見直していく必要性をこの研究結果は示唆しています。

　自然な語りを集めることの方法論的な限界があるものの、この研究はこれまでのインタビューにはない新しい可能性を質的研究のなかに見いだしました。また、病いの経験や自己管理の実践に意味をつけて組織化していくナラティブのストーリーラインをとらえ、それに着目した教育プログラムの開発やその質評価に応用する可能性を広げました [Greenhalgh et. al. 2005]。

グループ・ナラティブ

　仲間集団の自然な語りを集める手法は、ヘルス・エスノグラフィのさまざまな段階や場面に応用することができます。質的研究では、2人以上の集団を対象にするインタビューの手法が発達しており、それらは**フォーカス・グループ・インタビュー**、**ジョイント・インタビュー**などと呼ばれています [Polak & Green 2015, Sakellariou et. al. 2013]。ヘルス・エスノグラフィにおいて、集団の語りは、その核となる参与観察と組み合わせて集めることで、実世界に根ざした詳細なナラティブになると考えられます。本節では、北海道の診療所において実施した研究事例に基づいて、グループの語りを集める手法を紹介します。グループ・インタビューとナラティブの手法を組み合わせていることから、この手法を「**グループ・ナラティブ**」と名付けています [道信・船木 2019]。

　この研究は、北海道に在住する独居高齢者の孤立に関する実態調査 [注] の一部です。筆者はこの基幹研究に分担研究者として参加し、A市内の診療所で地域活動を行う高齢女性8人の日常生活に関心をもち、研究代表者と2人で参

注　当該調査のインタビュー・データの分析に基づく、質的記述的研究については、以下の文献を参照。［船木祝、宮嶋俊一、山本武志、粟屋剛（2019）. 個人と共同体の混合形態――一人暮らし高齢者の生活. 北海道生命倫理研究, 7, 19-35.］

与観察を始めました。

　この診療所は、道内に複数の病院と診療所を運営する医療協会に属しています。この医療協会は、それぞれの病院や診療所にゆかりのある地域住民が中心となって行うボランティア活動を支援し、住民が安心して住み続けることのできる町づくりを目指し、さまざまな活動を組織していました。

　A市内の診療所で活動していた女性8人は、この診療所内で月2回午前9時30分から11時30分まで開店している簡易喫茶の世話人です。簡易喫茶では、コーヒー・紅茶・緑茶などの飲み物にお菓子を添えて、1杯100円で訪問客に提供していました。店内には季節に応じてちぎり絵・編み物・折り紙などを楽しめるコーナーがあり、コーヒーを飲みながら談話をする人、ちぎり絵や編み物をする人など、さまざまな過ごし方が見られました。来店者のほとんどは診療所近郊に住む高齢者ですが、子どもの予防接種のために診療所を受診し、帰り際に喫茶に立ち寄ったという若夫婦もいました。

　筆者たちはこの8人の女性たちがクリニックを拠点に地域の支え合いや助け合いの活動を熱心に行っている様子に関心をもち、彼女らの生い立ちや現在の生活の様子、なぜこの活動に参加しているのかということをナラティブで聞き取りたいと考えました。そうすることで、この人たちにとっての「老い」や老年の暮らしを理解する手がかりがつかめるのではないかと考えました。「老い」「独居」「孤独」など基幹研究の主要なテーマは踏まえつつ、それをあらかじめ規定した分析概念や理論を使って検討することはせず、現地調査から得られた知見を組み立てていくという方法を取りました。

　具体的には、2016年10月から2017年9月まで、およそ月1回のペースで簡易喫茶に通い、参与観察を実施しました。そして、2017年10月からは参与観察を継続しつつ、喫茶閉店後の反省会の時間を使ってグループの語りを集めました。これは、老年の暮らしという研究者にとっても未知の世界を学ぶように探究するという方法です。

◤　グループ・ナラティブの手順

　グループ・ナラティブは、この基幹研究の研究代表者と筆者の2人で実施し

ました。私たちは、午前中は簡易喫茶の参与観察を行い、その後反省会に参加し、グループ・ナラティブでは1人が書記を担当し、もう1人が大きなテーブルを囲んで座っている女性たちの輪のなかに入り、グループの語りを引き出す役を務めました。

　グループ・ナラティブの実施にあたり、「高齢女性は今をどのように生きているのか」という研究の大きな問いを立てました。地域性をより明確にするために、日本、北海道、道内のＡ市というように、地域を限定した問いを立ててもよいのですが、ここではあえてそうせずに、「みなさんは毎日どのように過ごしていますか」と相手に語りかけるような設問を心がけました［注］。

　本研究の大きな問いを8人の女性たちの日常生活に照らしてより詳細に検討するために、グループ・ナラティブでは毎回、決まったテーマで語ってもらいました。それらは、「朝起きて一番にすること」「ほっとする時間」「大切にしている時間」「このクリニックを選んだ理由」「身体の心配」「通院の経験」「医師に期待すること」「通院していて印象に残っていること」「楽しかった仕事、つらかった仕事」「好きな食べもの、嫌いな食べもの」「この町の魅力」「一番好きな場所」「大晦日とお正月の過ごし方」などです。これらのテーマは、ファシリテーターとして参加している研究者2人が考え、毎回のセッションの始めに事前に協議して選定した1つないし2つのテーマのなかから、参加者全員の同意が得られたものをその日のテーマに採用するという手続きを取りました。

　前節で紹介したグリーンハルの研究では、毎回のセッションの終わりに、参加者が次回のセッションのテーマを決めて、そのテーマについて話す内容を考えてくるという手順でした。グリーンハルによれば、これは「参加者主導のディスカッション」の原則に則ったやり方です［Greenhalgh et al. 2013 : 62］。一方、語りのテーマをファシリテーターが用意するという方法が参加者の主体的な語りを妨げるということはありませんでした。むしろテーマは与えられたほうが話

注　日本、北海道、Ａ市に住んでいる女性を他の国や地域の女性と比較する場合には、地域の特性をまず押さえなければなりませんが、それは外部の視点であり、内部の視点ではありません。つまり、文化比較は第三者の視点に立ったときに初めて可能となる方法です。ナラティブではむしろ、内部の視点に徹した調査が重要になります。

しやすいという参加者の意見があり、その思いを尊重した結果、より協力的に参加してもらうことができました。グループ・ナラティブに取り組むまでに1年間の参与観察の期間があり、テーマはすべてそこで聞き取った語りの断片をもとにしています。参加者の生活背景を十分に理解してテーマを選定することによって、無理のない談話を引き出すことができます。そして、それらをグループで共有することに意義があると考えました。

　グループ・ナラティブの時間はおよそ15〜20分でした。簡易喫茶の反省会は通常午前11時40分に始まり、正午過ぎに終わりましたので、その後の時間を使わせてもらいました。反省会の途中で退席する人や、反省会が終わるとすぐに帰らなければならない人もいたため、8人全員がグループ・ナラティブに毎回参加するわけではありませんでした。それでも、参加した人たちは与えられたテーマにかかわる経験について自ら進んで話をし、仲間の語りにも熱心に耳を傾けていました。1人の語りが終わると、もう1人の語りが自然に始まるという、顔なじみの関係だからこそ生まれる談話の連鎖・展開がみられ、言語学的にも興味深い資料となりました。

　談話が続いている間は、ファシリテーターによる介入は最小限にとどめました。それは、グループの人たちに共有されている語りのテンポや、発話の順序や長さに関する暗黙のルールを理解し、乱さないためです。いつもとは違う発話の様式のなかでは自然な語りは得られません。しかし、15〜20分という短い時間のなかで全員の語りを引き出すために、まだ話していない人に対して「○○さんの場合はどうですか」と質問したこともありました。ただ、このような介入が本当に必要であったかどうかは検討の余地があります。なぜなら、テーマを与えられて何を話そうかと全員が考えて順番を待っているからです。仲間の語りに触発されて話し始める可能性もあります。そのため、時間に多少の余裕があるなら、発言していない人が発言しようと思うタイミングが来るまで待つことも大切です。

　以上の手順で、合計9回のグループ・セッションを実施しました。グループの談話は正確な記録のために、許可を得てICレコーダーで録音しました。そのトランスクリプトと談話メモ、参与観察のノートが、グループ・ナラティブの分析資料となりました［道信・船木 2019］。

♦ グループ・ナラティブの意義と有用性

　グループ・インタビューは日常の生活のなかでいつもどおりに集まって話している人たちから情報を得るのに優れた手法です。研究者は、研究参加者がふだん集まる場に出向いて、その人たちの活動を観察しながら、自然な雰囲気のなかでグループの語りを引き出していきます。例えば、日本の高齢者の日常生活を支えている人間関係を明らかにしようとする研究では、高齢者がふだん集まって雑談したり、囲碁や将棋に興じたりしている場などです。老年期にはそれぞれに自由な個人の時間が訪れているとしても、多くの人（高齢者）にとって、家族や仲間との交流は続くのであり、このような「他者と経験を共有する場」におけるグループの共通認識を導き出します。自然な状況のもとで話される自由な発話は、冗談や雑談などの社交的な会話を交えながら、グループのナラティブを生き生きと構成していきます。

　グループの語りは参加者に共有されている共通認識を示します。エスノグラフィのなかでグループ・インタビューを行う主な理由は、探究しようとするトピックに対して、当該社会の人びとが一般にもっている見方を明らかにするめです。そこには、社会や文化の規範に基礎づけられた、だれもがもっている知識があるという研究者の認識が働いています。1つのテーマにかかわる特定の個人の見方や経験を引き出そうとする「個別ナラティブ」とは研究の視点が異なります。

　同じような病気を経験している人の集まりであるセルフヘルプ・グループを対象とする研究も、そのグループに共有されている知識や認識を理解することを目的としています。グリーンハルらの研究 [Greenhalgh et al. 2011a, 2011b, 2013] では、それは糖尿病の患者であり、移民の人たちでした。この事例が示すように、研究が臨床における応用を目的とし、患者に対する健康支援や医療サービスの改善を目指している場合などにおいて、グループの共通性に着目しなければならない研究もあります。

　グループのナラティブの価値は、その成員が共有する認識や経験が語りに正確に反映されているということにあります。そして、その前提条件としては、各成員がグループの共通認識や経験を研究者に正確に伝え、研究者はそれを正

確に理解することができるという 2 点があります。これらは、フォディ［Foddy 1993］がインタビューの方法論の解説のなかで強調していた点です。ただし、グループの場合にはグループ内の力学が働き、個別インタビューとは異なる見解や経験が話される場合もあり、注意が必要です。質問者以外のグループ内の他者の存在が発話の内容や様式に大きな影響を及ぼします。

　個別に話した内容と、グループで話した内容のどちらが正確であるかは、それぞれの状況を見ながら判断しなければなりません。どのような発話も文脈に依存して成り立っていますから、どちらも正しいと考えることもできます。それらの資料の妥当性や真実性についてはフォーカス・グループの研究者の間で議論されています［Kitzinger 1994b, Morgan 1996］。その結論としては、話された内容が個別とグループとで仮に異なっているとしても、それは研究手法に関する意見でありながら、当該社会の文化に関する主張でもあり、違いが生じる現象そのものが研究対象となりうる性質をもっているといわれています［Morgan 1996 : 139］。インタビューやナラティブは人間の相互行為をもとに成り立っているため、その相互行為をつかさどる文化の文脈と共に理解することが肝要です。

　グループ・ナラティブは、個人を対象とする調査が困難であったり、適切ではなかったりする場合に、個別インタビューに代わる手段として用いることができます。個別インタビューは時間をかけて過去の記憶をたどり、それへの意味づけを行う作業です。何をどこまで話すのかという判断を伴い、身体的にも精神的にもストレスに満ちており、研究のテーマや内容によっては、語り手が戸惑いや恐怖を感じることもあるかもしれません。聞き手も、語り手が不安になっていないかどうかをその表情やしぐさから見極めながら進めなければならないなど、語り手と同じように緊張を強いられています。

　人の語りを集める研究では、正確な情報が得られない状況は数多くあります。子ども、若者、高齢者、特定の病いにある人はその程度によっても、インタビューは困難を極めますし、1 対 1 のインタビューを行うことに倫理的課題が生じる場合もあります。また、個々の対象者の置かれている状況を把握し、どれほど慎重かつ丁寧にインタビューを行っても、複雑な感情や思考が働いて、思うように話してもらえないこともあります。思春期の若者のセクシュアリティと HIV/AIDS 感染予防という研究テーマは個人的な内容を取り扱う典

型的な例です。このような場合に、グループ・インタビューを検討してみましょう。筆者は、HIV/AIDS 感染予防の認識に関する博士論文の研究の一部で、タイの農村の高校に通う男女を対象にグループ・インタビューを行ったことがあります。高校を卒業して働いている集団には個別インタビューを実施しましたが、思春期の若者の場合には、グループのほうが安心して話せると考え、男性と女性、それぞれ5人程度のグループに分けました。グループを対象とする場合、年齢、ジェンダー、社会的立場、職業、婚姻状況などをそろえて、互いに安心できる環境や雰囲気を整えることが大切です。そうすることで、自己開示の難しいテーマに対しても、畏縮せずに、互いに本当の気持ちや考えを語ろうとする意識を高めることができます。

　グループを対象に行うインタビュー調査は人間のコミュニケーションのある特性を踏まえています。つまり、通常、相手が他人であれば話せないような内容が同じような体験をしている仲間には率直に語られるのです。

　しかし、実際に、グループで行うという判断が適切であるかどうかは、その調査を行ってみなければわからないこともあります。グループ・インタビューではある人の応答が他者の応答に影響を与えたり、その人の応答が他者の存在に影響を受けていたりと、集団の力学が参加者の発話に影響を与えます。そのため、より多くの情報を得ようとして個人ではなくグループを対象にしたところ、そのグループのなかで影響力をもつ人の意見にその他の人びとが同意し、意見が集約されてしまったというケースも起きたりします。

　上述の事態はいつも想定しておくべきであり、研究テーマと対象者の特性に沿った理論と方法論の検討に加えて、グループ・インタビューを試験的に行うなどして対応するとよいと考えます。筆者がA市内のファミリー・クリニックで実施したグループ・ナラティブの最初の数回は、10分程度の時間を使って試験的に実施しました。参加者がこの活動になじみ、また、研究者がグループの相互作用を見極めるためです。

◢　**グループの力学**

　ナラティブを1対1の個別インタビューではなく、グループに対して行う理

論的根拠は、参加者間の相互作用を通して、グループの多様な意見や関心が明らかになり、それが貴重な資料となるからです［Kitzinger 2013 : 49］。グループ・ナラティブは、患者の病いの認識、治療に対する態度、病気の家族をケアしている場合にはその人が負っている責任、診断や治療の経過など、患者とその家族が経験する体験の聞き取りに広く応用することができます。フォーカス・グループの研究者でありイギリスの社会学者の J. キッツィンガーによると、グループ・インタビューに全く適さないようなトピックは、定義上、ないと言ってよく、死、終末期、性など、きわめて個人的な経験にかかわるテーマも扱うことができるといいます［Kitzinger 2013 : 50］。

　グループでは、参加者がそれぞれの体験を共有することによって仲間意識を高めることができます。1 対 1 のインタビューでは慎重に発言していた人も、グループのなかではより自発的に発言できるかもしれません。研究に主体的に参加し、新しい視点や考えが生まれてくる可能性もあります。それが課題の共有と解決に結びつく可能性もあります。これらはグループの相互作用が働くことによる特徴であり、グループを対象とするインタビューに共通する利点です［Onwuegbuzie et al. 2009］。

　ナラティブの視点から考えると、グループのナラティブはそれ自体**多声的**（multivocal）であり、発話者の相互作用を通じて**多義的**（polysemic）な意味が生み出されるという特徴があります。アメリカの医師で医療人類学者の A. クラインマン（1988）の研究が示すように、個人のナラティブにも同様の性質は見られます。そのため、それはナラティブに固有の特徴ともいえます。しかし、そうではあるものの、グループを対象とする場合には、ナラティブの多義性がよりダイナミックに、全員の目の前で展開されていきます。

♪　観察資料としての意義

　グループ・ナラティブは語りを集めるだけではなく、貴重な観察資料ともなります。グループの成員が互いにどのように関係し合っているかを見ることで、グループの談話に作用している力を理解する手がかりを得ることができます。例えば、同じ地域のボランティア活動に参加しているグループに、その活

動を始めた動機やこれまでの経緯、現在のかかわり方やその認識などについて話してもらうと仮定します。研究者は、グループの成員によって話される内容の共通点や差異を明らかにし、さらには成員間のやりとりを観察することによって、その関係の背後にある社会規範を見いだすことができます。

　個別インタビューが質問と応答の連鎖から成り立っている［Foddy 1993］ように、グループ・インタビューやグループ・ナラティブには、グループの成員間のやりとりがあります。そして、そのパターンや特徴に着目することで、無意識のうちに成員個人あるいは全体の視点を方向づけているものを明らかにすることができます。それは、個人の背景や年齢、そのグループに共有されている規範や文化などです。これらの働きが一定で、一貫しているとき、その集団に特有のナラティブが立ちあらわれると考えることができます。

　このように、グループのナラティブにはそれに特有のパターンや特徴があります。しかしそれらをグループの同質性によってのみ判断することはできません。成員間の意見の異なりや、対立や矛盾のあらわれ方にも、ある一定のパターンや特徴があるはずです。筆者がある都市部のファミリー・クリニックで行ったグループ・ナラティブでは、ある2人の意見が対立することがしばしばあり、研究者の存在に全員がなれてきたころには、意見の対立はさらに激しくなっていきました。はじめ一見したところでは、8人全員は同じようにボランティア活動にかかわっているようでしたが、それぞれに違う意味や動機をもっていることや、グループ内に深刻な意見の違いがあることも徐々にわかってきました。そしてそこには個人の社会的背景や年齢の差異による影響があるだけではなく、健康状態や身体状態の違い、それに対する互いの認識によっても意見の相違が生まれていました。例えば、軽い疾患を患っているメンバーとは談話が成立しないこともありました。

♦　集団の語りの社会的文脈と真実性

　日常生活における暴力の作用について研究しているアメリカの社会学者 J.A. ホランダーは、グループ研究において、参加者間の談話に影響を与える「社会的文脈」に注意を払う必要性を指摘しています［Hollander 2004］。ホランダーは彼

女自身が行ったフォーカス・グループによる調査をふり返り、参加者の語りが、沈黙や戦略的な応答など、調査した当時は気づかなかった課題を抱えていることとその含意について論じています。日常的に暴力に曝されている人が少なくない現代アメリカ社会において、暴力の被害や危険性にかかわるテーマは慎重に扱われるべきものです。そのため、ホランダーは複数の研究手法を用いて、日常生活や健康に及ぼす暴力の被害をできるだけ広く深く理解するよう努めました。ホランダーはこの論考においてフォーカス・グループによって得られた語りの資料の真実性に関する重要な指摘を行うのですが、それはフォーカス・グループに限らず、個人の思い、感情、意見を集めようとする研究すべてに共通する課題であると述べています [Hollander 2004]。

　フォーカス・グループは複数の人から一度に情報を集めることができるため、1対1のインタビューに比べて手間なく豊富な資料を得られるといわれています。研究参加者の数を増やすことも比較的容易に可能です。フォーカス・グループの研究者である R. クルーガーと M.A. ケーシーは、この迅速さと効率のよさをフォーカス・グループの利点に挙げています [Krueger & Casey 2015]。

　ホランダーも研究当時、この手法に手応えを感じていました。ところが、1年後偶然にも女性参加者の1人と出会い、「あのとき話したいことが話せなかった」という真実を打ち明けられます。それは彼女が受けたレイプの被害であり、その体験でした。ホランダーが企画したフォーカス・グループは職場の会議室で従業員を対象に行われました。しかも、この女性が参加したのはほぼ男性で占められているグループでした。グループの会話は弾みましたが、彼女自身は話すことをためらったと言います [Hollander 2004：605]。この告白に動揺したホランダーは、彼女に再度インタビューを申し出て、当時集めたグループ資料の分析もやり直しました。そして、グループの語りに影響を与える社会的文脈（参加者のジェンダー、関係性、相互作用など）を抽出し、それらが参加者の沈黙や開示のあり方に影響を与える具体的な様態をとらえました [Hollander 2004：605]。

　質的研究において個人の経験や信念に関する情報を集める際に、その調査の社会的文脈について論じられるようになってきてはいるものの、グループ研究のなかではまだ不足しており、実際の研究実践においてはすべての研究手法に社会的文脈に対する配慮が不足しているといいます [Hollander 2004：605]。ホラン

ダーの論考は、ジェンダーの差異、社会階層、セクシュアリティ、年齢規範などの社会・文化的作用を受けて集団の語りが成立している様子を示した典型的な例です。自己開示に関するフォーカス・グループの研究者らの楽観的な認識にも疑問を呈しました。

「語られたことはすべて真実である」ととらえるのではなく、語りには言語的意味、その多義性、そこに作用する個人の感情やグループ内の相互作用、そしてより大きな社会・文化的文脈の影響が及んでいると考えるのが妥当です。どれだけ丁寧にインタビューの場を設定したとしても、「偽り」の語りを取り除くことはおそらくできません。なぜなら、人が何かを隠したり、大げさに話したりするのは、普通のことだからです。それゆえ、語りの真実性を研究の方法論の観点からのみ追求することには限界があります。

研究者が設定した場における会話よりも、自然な会話が信頼できるというのはそれがありのままであり真実性が高いからというのではなく、偽りも含めた人間のコミュニケーションそれそのものの真実性を見ることができるからです。グループの談話は互いの立場を確認したり、優劣をつけ合ったりするために程度の差はあれ隠蔽や誇張が紛れ込みます。例えば、筆者がタイの若者を対象に HIV 感染予防に関するグループ・インタビューをしたとき、冗談や大げさな表現のなかに偽りの話が紛れ込んでいることに気づかされました。タイの文化では、セクシュアリティについてまじめに話すのは「気恥ずかしい」ものであり、冗談を交えるのは当然のことでした。そのため、語りを基礎資料とする研究においては、話者が何をどのように話すのか、なぜそのように話すのか、その場にいるのはどのような人なのかということについても目配りしながら、インタビューを進めます。

◢ グループの単位とグループ形成

グループを対象とする研究では、グループの単位をどう定め、参加者をどう選ぶのかについての理論的な検討が必要です。その研究が、エスノグラフィの一環としてある場合、自然に集まっている人たちを対象にすることが多くなります。それは、家族、親族、同僚、民族集団など、成員の条件が明確に規定さ

れている人たちであることもあれば、そうではないこともあります。社会学や人類学の古典的研究では、その集団の性質に応じて、第一次集団/第二次集団[Cooley 1909]、コミュニティ/アソシエーション[MacIver 1917]、フォーマル・グループ/インフォーマル・グループ[Mayo 1933]などの概念を使って集団をいくつかの類型に分ける見方、また、組織化の程度に応じて、群衆（非組織集団）、集団、組織といったまとまりにわけて集団をとらえる見方があります。

　エスノグラフィのフィールドワークでは、ある特定の場所や時間帯に集まる人びとの集団性を規定しているものは何かということを、その社会のつながりの様式を踏まえて把握します。そして、そこから、グループの分析単位を定めます。家族、親族、その他の公式組織に基づく集団を対象とする場合、それらは当該社会における既存の社会組織ですから、成員の役割や階層性がはっきりとあらわれ、相互作用のルールが発言に影響を与えます。公式組織のように構造化されていない人たちの場合、居住地や趣味やその他の活動において何らかの共通点はあるとしても、集団形成の枠組みは不明瞭です。また、文化によってもその様態が多様であり、その性質を把握する作業に時間を要するでしょう。グループ研究のために集められた人たちの場合、研究者によって人為的に組成されたグループなので、集団としての条件は明確ですが、構造化の程度は低くなります。

　先に述べたグリーンハルの研究参加者は、同じ民族集団であり移民であるという、イギリス社会のなかで明確な境界をもって生活している人たちでありながら、糖尿病の自己管理を目的に紹介された医療機関にかかっているという、特定の目的を実現するために集まっている人たちでした。糖尿病の自己管理教育が終わり、研究が終われば、もうそこには集まることのないグループです。筆者がある都市部で行ったグループ・ナラティブの参加者は、同じ地区に住み、同じクリニックに通い、一緒にボランティア活動を行っている人たちでした。マッキーバーの定義にならえば、その地区の町づくり、健康づくりという関心を共有しているという点から、アソシエーションに分類される集まりです。成員の役割や階層性は流動的で、厳格なルールが行動を規定しているわけでもありません。このように、グループ研究では、集団形成の水準をどこに定め、どのような社会構造や力関係やグループの力学が働いているのかを見極め

ることは、発話の内容や様式を理解するうえで重要です。

ナラティブの応用・限界・課題

　保健・医療・福祉の領域におけるナラティブ・インタビューの集積は、病い、老い、障がいを生きる人びとの経験を理解するための基礎資料となります。それはまた、保健・医療・福祉にかかわる現在の組織や制度に対する見直しへの応用の可能性を秘めています。他の量的・質的研究の手法と比べて緩やかな研究枠組みをもつナラティブは、標準化された医療の流れに注がれている医師や看護師の視点からはこぼれ落ちてしまう患者のこころの動きに、光を当てることができます。研究の場では、ナラティブの分析は量的研究で検証する仮説を提案し、介入効果を測定するための適切な指標を特定し、さらには、応答者になじみのある言語や言葉遣いを明らかにするなどしてより厳格な枠組みを設けたインタビューやアンケート調査の企画に影響を与えることができます [Ziebland 2013：44]。教育や実践の場では、ナラティブ・インタビューで収集した患者の語りを動画で配信するウェブサイト（DIPEx International）が完成し、そのコンテンツを活用した試みがイギリスや日本を含む世界 13 か国で始まっています [http://www.dipexinternational.org/members/our-members/]。

　ナラティブの自然な語りを集め、糖尿病の自己管理教育に応用した T. グリーンハルは、医療の質向上に関する研究にナラティブの資料を使う方法について、プライマリ・ケアに携わる仲間と共に論じ、良質な医療サービスの開発にナラティブが広く活用できることを示しました [Greenhalgh et al. 2005]。現在の医療の質向上にかかわる研究の主流は、ランダム化比較試験に代表される科学的に厳格な手法です。それに対して、グリーンハルらは、インタビュー、エスノグラフィ、事例研究、アクション・リサーチの方法論的背景をもつ 4 種類のナラティブに着目しました。そして、それぞれの理論的根拠、資料の収集と分析の方法、強みと弱みについてまとめています [Greenhalgh et al. 2005]。医療の質向上にかかわる研究への応用という観点から、これらナラティブの手法に共通しているのは、ナラティブの特性を生かした具体的な貢献です。語りは、過去の出

来事や行動を時間と共に展開していく作業です。それはふだんの何気ない暮らしの様子であったり、逆境や危険に直面したときの様子であったりします。「困難に遭遇したときの目的性をもつ行為について人びとは語る」という語りの性質 [Burke1945, cited in Greenhalgh et al. 2005：448] を踏まえれば、ナラティブは質向上の研究に大きく資すると、グリーンハルは述べています [Greenhalgh et al. 2005：443]。

　ナラティブには、話者の観点を示す、経験に意味を与える、文脈に位置づく、倫理的な側面をもつ、想像を喚起する、行動を促し、変革を起こすという固有の作用があります [Greenhalgh et al. 2005：444]。こうした働きを利点として活用することで、組織の課題を規範や制度に照らして理解するのではなく、個人の観点や現場の関係性から見つめ直すことができます。また、実際に起きた出来事や自分の取った行動とは異なる結果を仮定的に想像することで、今後取るべき行動について示唆を得ることができます。制度や規範による抑圧ではなく、個人が自由に考え、語ることを通して新たな活動が生み出されるのです。組織の標準的手続きと新しい思考や行動様式との緊張を受け入れる語りには、本質的に「変革」を担う働きが備わっているといいます [Bruner 1986, cited in Greenhalgh et al. 2005：444]。いくつもあるナラティブの様式のなかで、自然な語りを集める手法には、フィールドワークを活用するという特徴があります。研究者は組織の一員となり、その環境のなかにどっぷりとつかり、組織文化を「内側から」検証するようにして詳細な資料を集めます。医療の質向上は組織の変革を伴いますから、既存の組織の体制や思考の様式にはない新しい価値観の形成に寄与することを目指します。成員のふだんの語りを集め、組織の理解につなげる方法として、グリーンハルは解釈人類学 [Geertz 1973] の理論と方法を組織文化の研究に応用した組織人類学の研究を引用しています [Greenhalgh et al. 2005：445-446]。それは、人間のことばや行動の「意味」の解釈を中心に据えた手法です。そして、組織を構成する個人やグループの視点から日常の出来事や成員の行動がどのように意味づけられ解釈されているのかということを、その微妙な違いに注意して分析することを提唱しています [Greenhalgh et al. 2005：445]。

　ナラティブは個人の経験や意味に関する体系的な研究であり、語り手が主体的に出来事を構築していく過程を明らかにします [Riessman 1993：70]。それは、語りの意味と解釈という解釈学的哲学の基盤をもち、より現実主義的な観点から

言語をとらえ、語りを分類し、パターン化する方法とは大きく異なります。病いのナラティブでは、語り手の信念や認識の体系に沿って身体の不調、受診、告知の経験など、その人が遭遇する出来事がどのように意味づけられているのかを明らかにします。それは発話の意味の微細な差異、応答の構造、語りの社会的文脈を細かく探る綿密な方法です。そのため、対象者の人生を手軽によりよく見ようとする研究者には適さないといいます [Riessman 1993：70]。言語を客観的で透明性のある表現媒体とみなす人にとってもナラティブの分析は細かすぎると思われるかもしれません [Riessman 1993：70]。現実主義的な分析では、語りの文脈を排除し、何にも遮られることなく言語的現実を理解しようとする傾向が強くみられます。

　言語や言語表現の多義性を扱うというナラティブの性質は、ナラティブの手法の利点でもあり、限界を示すものでもあります。ナラティブの分析は、1人ひとりの語りを、その人の信念や地域の規範・慣習に照らして、時間をかけて丁寧にふり返る作業です。それは、量的研究のように大きな人数を対象とする研究には適しません。それゆえ、研究の範囲と知見の一般化可能性に限界が生じます。社会科学が一般理論を導くことを目的とするならば、その限りにおいて、ナラティブには発話を読み解き、語りの様式に着目することと、そこからどのような一般理論を構築していくのかということとの緊張関係が生じます [Riessman 1993：70]。

　ナラティブは人間の言語とコミュニケーションを探究の軸とし、言語体系を通した主観的経験の構築を促します。しかし、人間の言語の性質を正しく理解しないままそれを進めると、既存の言語体系のなかに経験を取り込んでいく作業となります。経験の言語的表象を突き詰めすぎると、既存の言語体系では表現できない人間の経験から目をそらすことにもなります [Michinobu 2014]。日常生活のなかの実際の発話では、微妙な意味合いを含んだ言語表現がたくさんあります。それは、言語は多彩な表現様式をもっているからです。新しい概念も次々と生まれていることから、言語はつねに変化に開かれているといえます。

　人間の意味世界を深く掘り下げようとする行為には研究上の潜在的なリスクがあります。研究者は話者の主観性、語りの矛盾や情動性に配慮しながらその経験世界に接近するのですが、その際に研究者はそれらの現象を自分の思うよ

うに支配しようとするのではなく、それを研究資料ととらえ、適切に解釈しなければなりません [Greenhalgh et al. 2017：444]。それには研究の始めから終わりまでの継続的なふり返りが必要です。グリーンハルは、ナラティブ研究は研究者の判断を情報提供者のそれより優遇するものではなく、研究の妥当性は研究者の内省的思考による気づきによって支えられていると主張しています [Greenhalgh et al. 2017：444]。優れた文学ほど読み手の感性や情感に訴えるように、質の高いナラティブは人間の生きられた経験を細かくあらわし、読み手の感情に強く働きかけるように執筆されています。精密な描写のなかに語りが運ぶ人の喜び、悲しみ、怒りなどの感情が織り交ぜられています。しかし、それは研究者が想像した虚構ではありませんから、フィールドで観て、聞いて、考えたことの十分なふり返りを踏まえた現実の表象であることを示さなければなりません。実際に、ナラティブは他の方法に比べると批判的で社会的な視点に欠け、研究者が対象を美化し、空想的な様式で語りを用いているという警告が一部の批評家によって発せられています [Ziebland 2013：45]。また、病いの経験の語りは聞き手・読み手のこころを揺さぶり、記憶に残るのですが、権力の対象となることもあれば、不適切に使用されることもあり、注意が必要だといわれています [Ziebland 2013：45]。

　医療研究への応用において、ナラティブの資料の**真実性**（authenticity）に対する懸念もあります [Woods 2011, cited in Ziebland 2013：46]。ナラティブの語りは断片的であり、書物に見られるような調和や統一性を見いだすことはできません。また、人間の記憶とコミュニケーションの力に頼るゆえに避けられない語り資料の不完全さを考慮しなければなりません。さらに、ナラティブには言語の性質上、現実描写にとどまらず、語ることによって現実を生み出すという側面をもちます。多くの医療・医学の研究者にとっては一貫性に欠け、状況によって意味が変わるような性質をもつ語りを根拠とするには不安があるために、臨床での応用を躊躇することも多くなります。

　このほかにもナラティブの研究者が向き合わなければならない実践的な課題がいくつかあります。ナラティブは保健・医療・福祉の領域で広く用いられるようになってきているとはいえ、研究参加者のなかにはナラティブ・インタビューになじみがない人も多く、自分のことばで物語を語るように話すという

のは難しいと感じる人もいます [Ziebland 2013：45]。構造化されたインタビューで
は、応答者は明確な質問を期待しそれに沿って話すことができます。しかし、
ナラティブではそういうわけにはいきません。具体的な質問の枠組みが示され
ることなく、これまで遭遇した出来事やそのときに感じたことなどを経時的に
話してほしいという質問者の要望に対して、応答者は困惑することもあるで
しょう [Ziebland 2013：45]

　これまで述べてきたナラティブ研究の限界や課題を克服するための方法とし
て、研究テーマの統一性のなかにナラティブの多様性を見いだすための**比較研
究**、個人のナラティブをより広い脈絡で探究するための**混合研究**などがありま
す。ヘルス・エスノグラフィでは、比較研究も混合研究もどちらも個別事例か
ら一般理論を導くうえで有効な方法と考えます。しかし、安易な比較や手法の
統合にならないように注意が必要です。

　比較研究においては、比較する事例の数について、方法論的な厳密さを高め
られるように、十分に検討します。ドイツの社会学者 G. ローゼンタール
[Rosenthal 1993] は、似通ったケースの最小比較と、異なったケースの最大比較、
すなわち「個別ケースの最小・最大対照の方法」を用いて、事例の範囲を定め
る方法を提示しています。ナラティブだけではなく、参与観察の対象者を選別
するときにも、この基準を使うことができます。臨床研究や地域研究の研究計
画を立て、書類を執筆し、倫理審査にかけるうえでも、事例（症例）の数とそ
の根拠は理論的に説明できるようにしておきます。混合研究においては、組み
合わせようとしている研究手法それぞれが拠って立つ哲学や認識論を理解し、
それぞれの利点をどのように組み合わせれば、研究全体の質を高められるかを
考えます [Creswell 2013, 2014]。研究の大きなパラダイムから、手法だけを切り取っ
て組み合わせることはできないということです。

　ヘルス・エスノグラフィでは、フィールドワークと組み合わせて行うことが
ナラティブの最も基本的な様式です。フィールドワークでは研究の進み具合を
見ながら、深く掘り下げる対象そのものを個人から集団、集団から社会へと広
げることも可能です。この章で述べたグループ・ナラティブは個人の語りでは
とらえきれない高齢者の生活を 8 人の相互作用をもとに明らかにすることを試
みたものです。病気、老い、貧困の経験などは、現代社会の富をめぐる激しい

競争と経済格差を考慮しなければ、その深い真実は理解できません。社会的に弱い立場にある人たちが日常生活のなかで受けている支配、差別、抑圧や暴力の連鎖は、そのような環境に置かれ続けている人たちの視点に加えて、社会の秩序がいまどのような状態にあるのかということの理解を必要とします。個人の経験はより大きな歴史、文化、社会の現象と連動しています。

最後に、ナラティブは研究に基づく成果ですから、他の研究手法と同様に、透明性と説明責任を確保します。インタビュー資料の収集から分析と解釈までの過程を記録し、だれのどのような語りをもとにそのナラティブを執筆するに至ったのかという判断とそれを支える理論を分析ノートに記述しておきます。

本章では、ナラティブ・インタビューの基本をふまえ、自然な語りを集める手法やグループ・ナラティブなど、ナラティブには多様な様式があることを論じました。これらは、人類学のフィールドワーク、保健・医療・福祉の領域における研究のニーズにあわせて開発されたものであり、現場の状況をよく知り、よりよい変化を生み出すように工夫された方法です。ナラティブ・インタビューの独創性はどのように語りの資料を集めるのかにあります。

ヘルス・エスノグラフィでは、**だれが、どこで、どのような目的で研究をするかによって資料の性質や方法が異なってきます。そのため、どのような研究にもそのまま使える手法というのはエスノグラフィには存在しません。フィールドで考える**［原 1993］というエスノグラフィの基本を踏まえ、現場で試行錯誤し、最も適切な方法を見つけることです。研究は小さな工夫の積み重ねですから、その手続きはそこから導かれる結論と同じように大切です。

研究は小さな工夫の積み重ねですから、その手続きはそこから導かれる結論と同じように大切です。

文献

Bauer, M.（1996）. *The narrative interview: Comments on a technique of qualitative data collection. Papers in Social Research Methods*（Qualitative Series, No 1）. London: The London School of Economics and Political Science.

Bruner, J.（1986）. *Actual Minds, Possible Words.* Cambridge, MA: Harvard University Press.

Chase, S. E.（2003）. Learning to listen: Narrative principles in a qualitative research methods course. In R. Josselson, A. Lieblich, & D. P. McAdams（eds.）, *The narrative study of lives. Up close and personal: The teaching and learning of narrative research*（pp.79-99）. Washington, DC: American Psychological Association. https://doi.org/10.1037/10486-005

Chase, S. E.（2011）. Narrative inquiry. In N. K. Denzin, & Y. S. Lincoln,（eds.）, *The sage handbook of qualitative research*（pp.421-434）. Thousand Oaks, CA: SAGE Publications.

Cooley, C. H.（1909）. *Social Organization: A study of the larger mind.* New York, NY: Charles Scribner's Sons.

Creswell, J. W.（2013）. *Qualitative inquiry & research design: Choosing among five approaches*（3rd ed.）. Los Angeles, CA: SAGE Publications.

Creswell, J. W.（2014）. *Research design: Qualitative, quantitative, and mixed methods approaches.* Thousand Oaks, CA: SAGE Publications.

Foddy, W.（1993）. *Constructing Questions for Interviews and Questionnaires.* Cambridge: Cambridge University Press.

船木祝，宮嶋俊一，山本武志，粟屋剛（2019）. 個人と共同体の混合形態——一人暮らし高齢者の生活. 北海道生命倫理研究，7，19-35.

Geertz, C.（1973）. Thick description: Toward an interpretive theory of culture. In C. Greertz（ed.）, *The Interpretation of Cultures: Selected Essays*（pp.3-30）. New York, NY: Basic Books,（1973/1987）. 吉田禎吾, 他（訳）. ギアーツ, C.（1987）. 厚い記述—文化の解釈学的理論をめざして. 吉田禎吾, 中牧弘允, 柳川啓一, 板橋作美（訳）, 文化の解釈学 I. 岩波書店.

Greenhalgh, T.（2009）. Patient and public involvement in chronic illness: Beyond the expert patient. *British Medical Journal*, 338, 629-631. doi: 10.1136/bmj.b49

Greenhalgh, T.（2013）. Story gathering: Collecting and analysing spontaneously-shared stories as research data. In S. Ziebland, A. Coulter, J.D. Calabrese, & L. Locock（eds.）, *Understanding and Using Health Experiences: Improving patient care*（pp.60-71）. Oxford: Oxford University Press.

Greenhalgh, T., Helman C., & Chowdhury, A.M.（1998）. Health beliefs and folk models of diabetes in British Bangladeshis: A qualitative study. *British Medical Journal*, 316, 978-983.

Greenhalgh, T., Russell, J., & Swinglehurst, D.（2005）. Narrative methods in quality improvement research. *British Medical Journal Quality & Safety*, 14（6）: 443-449.

Greenhalgh, T., Campbell-Richards, D., Vijayaraghavan, S., Collard, A., Malik, F., Griffin, M., ... Macfarlane, F.（2011a）. New models of self-management education for minority ethnic groups: Pilot randomized trial of a story-sharing intervention. *Journal of Health Services Research & Policy*, 16（1）, 28-36.

Greenhalgh, T., Collard, A., Campbell-Richards, D., Vijayaraghavan, S., Malik, F., Morris, J., & Claydon, A. (2011b). Storylines of self-management: Narratives of people with diabetes from multiethnic inner city population. *Journal of Health Services Research & Policy*, 16(1), 37-43.

原ひろ子（1993）. 観る・集める・考える─発見のためのフィールドワーク（ニュースクール叢書2）. カタツムリ社.

Hollander, J.A. (2004). The social contexts of focus groups. *Journal of Contemporary Ethnography*, 33, 602-637.

Hollway, W., & Jefferson, T. (2009). Researching defended subjects with the free association narrative interviewing method. In H.J. Cook, S. Bhattacharya, & A. Hardy (eds.), *History of the Social Determinants of Health: Global histories, contemporary debates* (pp.296-315). Hyderabad: Orient BlackSwan.

Johnson, N.S. & Mandler, J.M. (1980). A tale of two structures: Underlying and surface forms in stories. *Poetics*, 9, 51-86.

Kim, J.H. (2016). *Understanding Narrative Inquiry: The Crafting and Analysis of Stories as Research*. Thousand Oaks, CA: SAGE Publications.

Kintsch, W., & van Dijk, T.A. (1978). Toward a model of text comprehension and production. *Psychological Review*, 85(5), 363-394.

Kitzinger, J. (1994a). The methodology of focus groups: The importance of interaction between research participants. *Sociology of Health & Illness*, 16, 103-121.

Kitzinger, J. (1994b). Focus groups: Method or madness? In M. Boulton (ed.), *Challenge and innovation: Methodological advances in social research on HIV /AIDS*, London: Taylor & Francis.

Kitzinger, J. (2013). Using focus groups to understand experiences of health and illness. In S. Ziebland, A. Coulter, J. D. Calabrese, & L. Locock (eds.), *Understanding and Using Health Experience*, Chapter 6 (pp.49-59). Oxford: Oxford University Press.

Krueger, R. A., & Casey, M. A. (2015). *Focus groups: A Practical Guide for Applied Research* (5th ed.). Thousand Oaks, CA: SAGE Publications.

MacIver, R. M. (1917). *Community: A Sociological Study*. London: Macmillan Co.

Mandler, J.M., & Johnson, N.S. (1977). Remembrance of things parsed: Story structure and recall. *Cognitive Psychology*, 9, 111-151.

Mayo, E. (1933). *The Human Problems of an Industrial Civilization*. New York, NY: The Macmillan Company

McDrury, J., & Alterio, M. (2002). *Learning Through Storytelling in Higher Education: Using Reflection and Experience to Improve Learning*. Auckland: Routledge.

道信良子（2012）. 臨床研究を行うために（1）研究を始めよう. 北海道作業療法, 29(3), 118-122.

Michinobu, R. (2014. Sep) *Beyond narrative: An autistic child's bodily representation of his life.* 7th International Conference of Health Behavioral Science, London.

道信良子，船木祝（2019）. 晩年を集って生きる女性たちの語り─こころの風景を繋いで. 地域ケアリング, 21(3), 61-63.

Morgan, D. L. (1996). Focus groups. *Annual Review of Sociology*, 22, 129-152.

仲川裕里（2011）. 個人・家族・コミュニティ. 波平恵美子（編），系統看護学講座 文化人類学，第3版（pp.51-102）. 医学書院.

小田博志（2006）．ナラティヴの断層について．江口重幸，斉藤清二，野村直樹（編），ナラティヴと
　　医療（pp.49-69）．金剛出版．

Onwuegbuzie, A. J., Dickenson, W. B., Leech, N. L. & Zoran, A. G.（2009）. A qualitative framework
　　for collecting and analyzing data in focus group research. *International Institute for Qualita-
　　tive Methodology*, 8(3), 1-21.

Polak, L., & Green, J.（2015）. Using joint interviews to add analytic value. *Qualitative Health Re-
　　search*, 26(12), 1638.

Riessman, C. K.（1993）. *Narrative Analysis*. Newbury Park, CA: SAGE Publications.

Riessman, C. K.（2008）. *Narrative Methods for the Human Sciences*. Thousand Oaks, CA: SAGE Pub-
　　lications.

Robinson, J. A., & Hawpe, L.（1986）. Narrative thinking as a heuristic process. In: T. R. Sarbin（ed.）,
　　Narrative Psychology: The storied nature of human conduct（pp.111-125）. New York, NY:
　　Praeger Publishers.

Rosenthal, G.（1993）. Reconstruction of life stories: Principles of selection in generating stories for
　　narrative biographical interviews. *The Narrative Study of Lives*, 1(1), 59-91.

Rosenthal, G.（2004）: Biographical research. In C. Seale, G. Gobo, J.F. Gubrium, D. Silverman
　　（eds.）, *Qualitative Research Practice*（pp.48-64）. London: SAGE Publications.

Rumelhart, D.E.（1975）. Notes on a schema for stories. In D.G. Bobrow, & A. Collins（eds.）, *Repre-
　　sentation and Understanding: Studies in Cognitive Science*. New York, NY: Academic Press.

Sakellariou, D., Boniface, G., & Brown, P.（2013）. Using joint interviews in a narrative-based study
　　on illness experiences. *Qualitative Health Research*, 23, 1563-1570.

Schutze, F.（1992）. Pressure and guilt: War experiences of a young German soldiers and their bio-
　　graphical implications, parts 1 and 2. *International Sociology*, 7, 187-208, 347-367.

Strauss, A. L.（1975）. *Chronic Illness and the Quality of Life*. Saint Louis, MO: Mosby.

Ziebland, S.（2013）. Narrative interviewing. In S. Ziebland, A. Coulter, J.D. Calabrese, & L, Locock
　　（eds.）, *Understanding and Using Health Experiences: Improving Patient Care*（pp.38-48）.
　　Oxford: Oxford University Press.

第 5 章

参与観察

人類学のフィールドワークは、観る、集める、考えるという、科学的探究の基本的な行為から成り立っています[原 1993]。このうち、「観る」とは、自分の目で現場を見て、新たに得られた情報を、すでに知っている情報に結びつける行為を指します。人間は、日常生活を生きていくうえで、つねに周りから得られた情報を処理し、解釈しています。空を見て、その日の天気を知り、人の行動を見て、その人のこころを想い、人だかりを見て、何か事件が起きたのだろうかと思い、集落に正午のサイレンが鳴りわたり、家に帰る人びとの姿を見て、昼休みに入ったのだろうと思うなど、私たちは周りの状況を見て、その情報の指し示す意味を自分のもっている知識の体系のなかで理解して、生活しています。また、のちに、そのようにして得た情報をいろいろな場面で思い起こしたりしています。すなわち「**観察**」とは、そこで見たことをすでに知っていることに照らして、その真の姿を探究する行為です。

　人は旅行などで初めて訪れる場所では、大いに観察力を働かせますが、ふだんの生活のなかでは直観的に対象を観察しています。だれでも、自分の見たいものを見ようとするし、見なければならないものを見ます。自分にとってあたりまえの生活風景について、1つひとつ考えて行動したりはしません。しかし、研究は、人が普通に生活を送ることとは異なり、明確な目的と手段をもって、体系的に行われます。日常と非日常の区別もありません。フィールドにおいては、周りの環境になじんで研究テーマが定まってくると、徐々に見る対象が絞られ、より意識的、意図的に観察するようになります。さらに、目の前で起きている出来事に対して、なぜそうなのかと疑問に思うようになります。それを、研究の問いに変換し、系統的・組織的に探究することで、初めて観察研究となります。

　観察は学問の専門分野を問わず、広く実施されています。例えば、物理学、化学、生物学、天文学、経済学、教育学、心理学、社会学などの基礎科学から、医学、看護学、福祉学などの基礎と実践にかかわる科学まで、枚挙にいとまがありません。これは、観察が学問の基本となる方法であることによると考えられます。そのなかで、観察の目的・内容・方法は、それぞれの学問の歴史や特徴に応じて、少しずつ異なっています。医学、看護学、福祉学など、ヘルス・サイエンス系の分野を例にとると、臨床研究、疫学研究、実験研究、質的

研究など、それぞれの分野に特有の研究手法のなかで、観察の技術が発展しています。

　同様に、医療人類学の研究の重要な部分を占めている観察にも特徴があり、その技術を体得し、体現するには長期のフィールドワークを必要とします。研究者は現地に入って、人びとのふだんの生活を自然な状態で観察します。そこでは、研究者の先入観にとらわれずに、自分の目で現場を直視することを「観る」と言います。つまり、見て、情報を積み重ねていく作業を現場で一から始めるということです。このことが、エスノグラフィは実験的観察〔experimental（controlled）observation〕と対比され、自然的観察〔naturalistic（uncontrolled）observation〕に類別されるゆえんです [Griffin & Bengry-Howell 2010 : 18-20]。

　100 年ほど前に、イギリスの社会人類学者がフィールドワークの芽生えとなった活動を行っていたころ [Malinowski 1922] と比較すると、現在はより高度な機器が開発され、資料の収集が、容易かつ合理的に行われるようになっています。しかし、それでもなお、人類学者は、フィールドワークに多くの時間を費やします。

　また、人類学者は、地球上のいろいろな場所に出向いて、そこに住んでいる人たちと長期間一緒に暮らします。そして、その人たちの立場に立ってみたときに、どのようにものが見えるのかということを考えます。より正確には、研究者として、その人たちのものの見方をどれだけ把握できるのかという試みをします [原 1993 : 6]。これは、人類学に特徴的な観察の手法であり、これを**参与観察**（participant observation）といいます。

　本章では、医療人類学の観察研究を、フィールドワークの脈絡の中で説明します。観察の基準、観察の目的、観察の種類、観察に適している研究課題などについて論じ、観察研究の抱える困難についても考察します。研究手法が多様で高度に開発されている現在においても、観察する技術は、優れた研究を行ううえで不可欠の要素です。そして、優れた観察の技術は、看護研究や臨床研究にも応用できることを本章で示します。

フィールドワークの観察

　フィールドワークの初期のころは、周りのものすべてが新鮮に見え、直感に逆らわずに対象を見ようとします。文化人類学者の原ひろ子は、フィールドに赴いたら、「自分の心と身体がおもむくまま、対象に迫る」と言っています〔原 1993：7〕。このような態度は、フィールドワークを行ううえで、大変重要です。しかし、身体の感覚的な経験に頼るだけでは、観察の方法が謎めいたものになります。アメリカの人類学者 R. バーナードは、人類学の方法論が空想的で美化されがちであり、体系的な教育がなされてこなかったことを述懐し、「観察は態度や認識論でも、生き方でもなく、技術である」と述べています〔Bernard 2018：223-224〕。研究法は、個人的な技ではありません。それは多くの人に共有されて、よりよいあり方に向かって、改善されるべきものです。

◆　観察の基準

　観察は研究手法として、次に挙げる 3 つの基準を満たしていなければなりません。

1.　理論に関連づいている
　理論と方法には関連性があります。より正確には、科学者に共有されている信念と合意の体系（研究パラダイム）〔Denzin & Lincoln 2000, Kuhn 1962〕が、科学的探究のあり方や方向性を定めています。世の中の事象に関する存在論、認識論、方法論は、より具体的な科学的な探究手段である理論、手法、資料と相互に関連づいています。理論は概念の束ですから、概念も探究手段の一部です。このように、観察を研究の手法や方法論のみでとらえるのではなく、理論に位置づけて、その必要性を示します。

2. 研究の目的と計画に沿う

研究には目的があり、観察によってそれを遂行します。目的がなければ、観察もありません。そして、その目的は具体的であり、何をどのように観察するのかは、観察項目を立てるなどして、事前に計画されます。

3. 記録される

どれほど詳細に観察しても、記憶にとどめておくだけでは研究資料になりません。小さな出来事であっても、研究の理論的背景、目的、観察項目に合致するものであれば、正確に記述しておきます。

それ以外のものは、「**日記**」や「**メモ**」に記述します。それらを読み返し、気づきや着想があれば、観察項目を練り直すなどして対応します。

フィールドに長くいると、計画段階には見えなかった部分が徐々に見えてくるようになります。初期の仮説が大きく変わるほどの発見があれば、研究計画の修正を行います。妥当な修正であれば、「仮説の仕切り直し」[佐藤 1992] は許容されます。

◈ **観察の目的**

方法論上、観察は、次に挙げる目的に供するものです。

1. 行為や出来事の背景をとらえる

人間の行為や出来事など、研究の対象となっている現象が生起する場に精通するために、観察は役立ちます。行為や出来事は、それだけを見ていてもよく理解できません。周りの環境の影響を考慮して初めて、その現象が生まれる仕組みを理解することができます。観察を通して場になじみ、行為や出来事の背景をとらえます。

2. 現場の機能を正確に理解する

社会や集団には、物事が手順どおりにうまく運ぶためのルールがあります。組織を観察の対象とするとき、繰り返し行われる行為を観察することによっ

て、現場がどのように機能しているかを、正しく理解することができます。

3. 人間の相互作用とそこから生まれる現象への深い理解を促す

　人間社会の現象はすべて相互作用から成り立っています。個人と個人の関係、集団の成立、組織の構造など、観察の対象は無限にあります。健康や病気、医療にかかわる現象も、人間の相互作用の観察を通して明らかになります。とくに、医療現場の現象には、インタビューやアンケート調査など、人間の意識や記憶にたよる方法ではとらえられない部分が多くあります。

4. 実際の行動を知る

　人びとの実際の行動を知るためには、現場に行って観察する以外に方法はありません。本人や第三者の報告によって得た情報も、それが本当かどうか、確認する余地があります。第4章で述べたように、インタビューの語りは実際に起こった事柄を忠実に再現しているわけではありません。それは、その事態に遭遇した人がその経験を他者と共有するという行為であり、そこには経験者の認識や意図が作用しています。日常の診察における患者・医師関係を例にとってみても、それぞれの立場によって、行為の意味や経験している内容には違いがあります。そのため、行為の意味や経験の領域に理解を深める前に、人間の実際の行動を観察します。

◆　観察の種類と研究者の役割

　フィールドワークの観察は、研究者の役割に基づいて、3つの様式に分けられます。それらは、**完全な参加者**（complete participant）、**完全な観察者**（complete observer）、**参与観察者**（participant observer）という役割に対応した3種類です [Bernard 2018：276-277]。

　完全な参加者の場合、研究者は自分の身分を詐称して、研究の対象集団や組織の一員になります。そして、秘密裏に資料を収集します。オランダの医療社会学の領域に、患者を装って病院に入院し、病棟の日常を克明に記録した研究があります [van der Geest & Sarkodie 1998]。また、従業員を装い、人間関係に埋め込ま

れた隠れた構造を明らかにして、組織の変革の方向性を示した企業の組織研究もあります。いずれの場合にも、管理者には身分を明かし、研究の許可を得て観察します。しかし、現場の人びとにはそれを気づかれないようにふるまいます。この手法は、**隠れた観察**（covert observation）の１つです。

この観察様式には、次の利点と問題があります。

完全な参加者となることで、研究者はより自然な態度で観察を行い、対象者からの反応や反発を抑えることができます。しかし、この方法には倫理的問題があります。それは観察の対象となっている人からのインフォームド・コンセントが得られないという重大な問題です。そのため、現在の医学・医療系研究においては認められない可能性があります。もし認められたとしても、偽りの立場では、相手との真のラポールを形成できないため、観察資料の妥当性や真実性を確認する手段が限られ、その結果として、研究資料としての価値が低くなります。

この対極にある完全な観察者は、人間の社会行動を即時に観察します。これは、**直接観察**（direct observation）の一種です〔Bernard 2018：323-8〕。厳密にいえば、その場で実際に何を行っているのかを理解するには、直接観察以外、方法はありません。直接観察は、自然な条件下で、動物の行動資料を収集する動物行動学の主流の方法でもあります。研究者は、野生の動物の生息地に赴き、動物の行動を観察し、**エソグラム**（ethogram）という記録にまとめます。行動生物学や人類学の研究などにこの手法は応用されています。例えば、子どもの野外遊び、女性の家事労働、男性の子育て、病棟の医師や看護師の働きなどを、ある一定の期間、継続的に観察します。このほかにも、病院の待合室で、外来の午後と午前の時間にそれぞれ１〜２時間ずつ人びとの行動を観察するだけでも多くの資料を得ることができます。待合室の人の数、患者に付き添う人の性別やおおよその年齢、外来の看護師とのやりとり、診察の呼ばれ方、診察室に入っていくときの様子などです。完全な観察者の特徴として、特定の個人や他の成員との直接的なやりとりは控え、自然な環境下で、その人たちの行動を観察・記録します。

参与観察は、エスノグラフィで用いられる最も一般的な観察の様式です。参与観察者は、研究の対象となっている出来事や空間や行動に自ら参加し、周り

にも見える観察（overt participation）の仕方によって調査します。元来対象社会の外部の人（outsider）でありながら内部の人（insider）の役割も得ることができるという、潜在的に二重の立場を担っています。それぞれ、参加して観察する（participating observer）、観察して参加する（observing participant）という役割をもちます。前者は、その社会の外部の人が対象集団の日常生活に参与し、日常の出来事を観察する手法で、後者は、看護師が看護の仕事を観察する、看護師が介護の仕事を観察するなど、内部の参加者の行動に観察を位置づける手法です［Bernard 2018：276-278］。研究を始めた当初は参加して観察する外部の人の立場にあり、次第に観察して参加する内部の人になっていくという変化も、フィールドワークではよく起こります。この2つの立場を状況によって使い分ける場合もあります。

　そして、参与観察は科学的探究の手法であると同時に、研究者の経験的知識の積み重ねを通して、人間存在の意味を明らかにする方法です［Bernard 2018：272-273］。疫学研究や臨床研究において、研究者は、研究対象と直接かかわることなく、客観的立場から観察するのが当然と考えられています。その立場は対象者の日常世界を構成する「意味」や世界観の領域にまで踏み込むことを想定していません。一方、質的研究やエスノグラフィにおいては、研究者は観察の対象となっている人びとと何らかのかかわりをもち、その人びとから自己の存在を了解されていることが多くあります。このような立場を取るのには理由があります。人びとのふるまいの意味を規定している文化の領域まで理解を推し進めるには、対象社会に参与して、内部の視点を得ることが必要と考えられているからです。文化は質的研究における経験世界、人類学における世界観を通してあらわれるものであり、対象者と直接かかわらない方法で文化を理解するのは不可能です。

参与観察の妥当性

　ヘルス・エスノグラフィの研究は、現場で見て、感じることから始めます。そこには、このような方法を選択するいくつかの理由があります。そのうち、

主な３点を参与観察の特性に照らして、以下にまとめます。

◢ 人間の行動と環境

　参与観察は、特定の環境における人間の行動を詳細かつ体系的に理解するのに優れた手法です。「環境」の意味するところは地球規模の広範な環境から、個人、役割、集団、組織、制度などの特定の環境まで、さまざまです。そのため、ヘルス・エスノグラフィの研究の範囲は無限です。第７章において詳細に論じますが、ヒトの腸内細菌叢の領域にも保健医療研究の学際領域からの関心は広がっています。

　研究者は、研究の目的に応じて、調査する環境の範囲を設定します。そして、人間もその１つである環境の構成要素に着目し、それらが絶えず相互に作用している様子をとらえます。例えば、病院やリハビリテーションセンターなど、ヘルス・エスノグラフィの対象となる保健・医療・福祉の現場を見てみましょう。そこには、さまざまな職種の人たちがいます。みんな、それぞれの社会的立場、役割、規範、良識などに従って行動しています。さらに、そこには医療サービスを受ける患者や、心理・社会的援助を必要とする人たちがいます。

　いま、ある一般病棟で観察研究を行い、院内の危機管理に関する情報の流れや制約を把握すると仮定します。研究者（エスノグラファー/観察者）は、観察によって、医療者の動き、他の専門職や患者との相互関係のパターン、作業の流れ、仕事の内容などを記述します。医療者間のコミュニケーションのギャップ、他の専門職とのコミュニケーションの断絶などもとらえることによって、情報の流れが滞る原因も明らかにできます。正確な観察によって、その改善案も観察資料のなかから見いだすことができるはずです。この他にも、研究者にはいろいろな場面におけるさまざまな資料を集める機会があります。通常は外部の人には見せない状態や、内部の人には気づかない状況にも着目します。危機管理の重大な問題などは、インタビューやアンケート調査などでは、くみとれない可能性があります。倫理的な問題も生まれやすいとはいえ、参与観察であるからこそ、得られる資料があります。このようにして、１つの環境の全体

をとらえる視点は、**システム理論** [注] の特徴です。

　参与観察は、システム理論との整合性が高い研究手法です。この場合の観察の最終目標は、医療者の行動と病棟の環境とを同時に見ることによって、危機管理情報の流れや制約を、物理的・社会的に把握することです。この目標に向けて、初めは、より自由な観察を行い、自分で書いたフィールドノートから観察項目を作り上げます。予備調査を行って、医療者の行動、仕事、使っている機器や資料などをあらかじめ特定し、観察内容を構造化してから本調査に臨んでもよいでしょう（構造的観察/非構造的観察 参照）。観察資料が蓄積されるにしたがって、観察だけでは把握できない部分が見えてきます。その場合には、医療者や他の専門職に対する専門家インタビューやグループ・インタビューなどを行い、不足している部分を埋めていきます。患者を対象にインフォーマルなインタビューが可能であれば、患者の視点も取り入れることができます。人類学の観察研究はフィールドワークを伴いますが、フィールドワークのすべてが観察によって成り立っているわけではありません [Bernard 2018 : 273]。このことを心得て、現場では柔軟に研究手法を組み合わせます。

◆　参与観察独自の資料

　参与観察が最も確実に情報を得られる手段となる状況があります。筆者は2012 年から 2013 年まで、作業科学の専門家と一緒に、認知症対応型共同生活介護（グループホーム）を拠点に、参与観察を行いました。入所者は認知症を患い、症状が進んだ人は、食事や居間でくつろいでいるときも、1 日中目を閉じたまま過ごしていました。ただ、介護士の声掛けに答えていたので、眠っているわけではありませんでした。これらの人を対象に、グループホームの 1 日を構成するさまざまな作業にかかわることの意味（作業的意味）を探究しました [Sakaue & Michinobu 2014, 道信・坂上 2014, 坂上 2015]。入所者は難しい質問に答え、思いを文字にあらわすのは困難であるため、インタビューやアンケート調査など、文字を使った方法では正確な情報を得ることはできません。家族はそばにいないた

め、家族が代わりに語ることもできません。そこで、作業科学の専門家と2人で、定期的に施設に通い、「起床から朝食まで」、「レクリエーションから入浴・排泄まで」、「談話から昼食まで」というように、1日の流れをいくつかの時間に区切って、参与観察を行いました。家族が訪問し、入所者と一緒に歌を歌っている様子なども観察しました。この他に、ボール投げ、テレビの視聴、入所者間の談話にも参加しました。このようにして、参与観察者の立場から、観察資料を少しずつ集めていきました。

　日本の北の島を調査地に、2009年から2017年まで小学生児童の健康と医療環境に関する研究を行ったときも、参与観察は主要な方法となりました［道信2017］が、そこでは自分の身体感覚を最大限生かして資料を収集・分析し、子どもの日常世界に接近する必要がありました。これが、参与観察の方法論的妥当性を示す3つ目の理由です。小学生はまだ言語の習得段階にあるだけに、言葉に頼らないさまざまな身体的コミュニケーションの手段を使います。通常、人類学者は調査地に入ると最初に現地のことばを学びますが［Bernard 2018：286-290］、同様に、子ども理解においては、子どもの身体から発せられるさまざまなメッセージを読み解けるようになる訓練が必要となります。それには、子どもの日常世界に入り込むことから始めなければなりません。そのため、毎回の調査では、一緒に遊んだり、勉強したり、話したりすることを繰り返しました。

　具体的には、島の小学校を拠点に、教室に机を並べて、授業を参観し、給食を食べ、掃除や学外活動にも参加しました。学校では主に**外部の人間**（participant observer）としてふるまいましたが、中休みや昼休みには児童のグループに入って、体育館でドッジボールやかけっこをしました。それは、遊び仲間という**内部の人間**（observing participant）の役割を子どもから与えられたからでした。教室で授業を受けているときは、教員・児童間の関係や児童の発話を観察ノートに書き留めました。教員や児童のなかには書き留めた内容に関心を示し、筆者の机を取り囲んで、質問をする人もいました。しかし、月日が経過し、研究者の存在にみんなが慣れていくと、だれも観察ノートに関心を払わなくなりました。それよりも、中休みのドッジボール、昼休みの鬼ごっこ、そして放課後の磯遊びや秘密基地の計画づくりなどに筆者を誘い、自分たちの関心や行動のルールに沿って研究者とかかわるようになりました。

調査地の人たちとぶらぶらと時を過ごす（hanging out）のは研究者に必要な能力の１つです。そこに集まって身を任せることによって信頼が生まれ、ラポールが形成され、そのもとで初めて、互いに演技ではない、ふだんの会話や行動ができるようになります［Bernard 2018：293-4］。

　フィールドは新しい視点を生み出す場です。厳密に言えば、子どもの世界に限らず、「他者の世界を客観的に表象できる」と考える研究者（その世界の外部の人びと）の視点には限界があります。なぜなら研究者は、内部の視点をもち合わせていないからです。しかし科学者の立場を捨て、科学の規範の外部に出て、その限界を超えようとすれば、子ども理解の試みは「科学」とは認められない危険を冒します。一方で、科学的世界の内部に留まれば、他者の生きている現実の世界とのずれを抱えたままになります。つまり、そこには研究者の視点が科学に枠づけられているがゆえに生じる矛盾があり、ひとたび研究者が科学的視点の限界を認識すれば、その矛盾を抱えこむことになります。この矛盾を解消する手段は、日常世界の場に自らを位置づけて、その場から理論を立ち上げること、つまり参与観察以外に方法はないと考えます。本研究においては、観察記録を取る手を止めて、放課後の磯遊びに興じ、ブランコに乗ってサンダル投げに挑戦したことで、子どもの身体が周りの土地環境との深いつながりのなかにあることを身体で感じ取り、子ども世界の内部に近づいた位置からの描写ができたと考えています［道信 2015, 2017］。

◢　他領域の研究を補完する資料

　参与観察は他の方法で得られた知見を補完する優れた役割を果たします。ヘルス・サイエンスにおいて取り扱われる方法はその学際性を反映しています。そのなかで参与観察は、ナラティブやインタビューと組み合わせて用いられることがあります。エスノグラフィのように現場に出向いて行う研究手法は、時間も労力もかかります。他方で、健康や環境問題の把握には、数週間で結果を出さなければならない状況もあります。そのため、長期の調査が困難な場合には、研究テーマを絞り込み、より短期で仕上げる研究手法に参与観察を組み込みます。

例えば、医療人類学と応用人類学の接点の領域に、**迅速評価**（rapid assessment）や**混合研究法**（mixed methods）に分類される手法を用いた研究があります [Manderson et al. 1992, 1998]。いずれも、長い調査は行わずに、短期間で資料を集める手法ですが、そこに、参与観察が含まれる場合があります [Bernard 2018：280-1]。人類学者の参加が有効であった具体的な例としては、2013年から2016年にかけてのエボラ出血熱の蔓延や、2015年以降感染事例が報告されているジカウイルスの流行を抑えるための活動があります [Stellmach et al. 2018：5]。専門家による介入計画と目標達成のための研究、事象の解釈、考察、応答、そして症例の分析や事後評価まで、人類学の知見は大いに役立つと言われています [Stellmach et al. 2018]。とりわけ、参与観察の資料は、統計的手法やインタビューだけではとらえることのできない「事象の背景の情報」を提供することができます。数字が示す事実も、語りの意味も、その背景を知っておくことによって、より正確に理解することができます。感染症の制圧には医学や疫学の知識の他に、現地の人びとから得られる信頼も不可欠な要素です。人類学者が現地で短期間でも参与観察を行い、地域文化の特性を知り、人びとの生活様式の多様性を認めたうえで、感染症の抑圧に向けた対策を立て、それを推進することは、現地の人びととの相互理解を推進します。

　参与観察は臨床研究にも応用できます。例えば、急性期病棟で働く看護師のケア場面について、参与観察とインタビューを行い、看護師の行動とその背後にある意図を読みとることができます。参与観察で看護師の行動を特定し、その意図をインタビューで確認するという流れです。聞き手は参与観察の資料をもとに、実際の場面を一緒にふり返りながら質問することができます。語り手にとっても、抽象的な質問よりも、観察事実を踏まえた具体的な質問は答えやすく、そのときの自分の行動や思いを確認しながら話すことができます。研究の症例は5〜10名程度でかまいません。参与観察とインタビューを組み合わせることで、日常の看護実践にかかわる深い気づきが得られます。

観察の記録

　観察の記録は、人類学のフィールドワークの要となる作業です。長期の調査も、記録がなければ、分析の対象になりません。人類学の観察記録には、構造化の程度の高い様式と、低い様式があります。前者は、研究テーマや主要な概念に沿って、観察記録が体系的に記述されているもの、後者は、より自由に目の前の現象を記録しているものであり、それぞれ、構造化された観察と、構造化されていない観察の記録に対応しています。さらに、観察記録には、メモ、日記、ログ、正式なフィールドノーツなど、複数の種類があります ［Bernard 2018：309-316］。これらの記録を総称して**フィールドノーツ**（field notes または**フィールドノート**）といいます。

　研究者は、調査地に入ると、その日、見たこと、聞いたことを、その日のうちに記録します。構造化の程度が低い場合でも、観察の目的、期間、記録する活動や出来事の種類など、研究目的に沿って資料を適切に管理します。ここで役立つのが、観察記録の管理を目的とする**ログ**（log）と呼ばれるノートです。ログには、観察の日付、場所、時間、天候、出来事、出会った人の情報などを簡潔に記入します。ログは情報を特定するための記録であり、識別符号の役割をもちます。そのため、一貫した方針で、必要な情報を書き入れます。日付の表現や個人の識別符号も統一します。

　メモと日記はログとは異なり、構造化されていません。フィールドワークの観察中にすべてを丁寧に書き留めることは不可能です。メモは、観察の合間や、1日の終わりに、その詳細を思い出す目印になるものです。走り書きの文字でもよいし、ただ1つの語句であっても、それをたよりに、観察した事象を記録することができます。一方、日記はきわめて個人的な情報の記録です。その日の出来事やフィールドの人間関係などの研究者の外部にあることがらに関する情報から、日々の感情の変化や信念のゆらぎなどの研究者の内面をあらわす情報まで、思いつくままに書いていきます。ただ1人でフィールドワークをしているときなどは、日記は精神の砦となることがあります。自分のすべてを

日記に受け止めてもらいましょう。アメリカの人類学者 R. バーナードは、「日記は、本当に大変なとき、研究者が逃げたり隠れたりできる場所である」と述べています [Bernard 2018 : 311]。『マリノフスキー日記』はその象徴的な書き物です [マリノフスキー 1987]

◢ 正式なフィールドノーツ

正式なフィールドノーツは、フィールドノート本体の主要な部分に相当します。それは、観察の記述・分析・内省を目的とするノート群です。

1. 記述ノート

観察の記述は、正式なフィールドノーツの中心を占めます。ここには、実際に見たこと、聞いたことを、可能な限り詳細に書き留めます。研究目的や研究仮説に照らして、研究の進捗状況がわかるよう、「観察できなかったこと」もありのままに記述します。フィールドでは、毎日、さまざまな出来事に遭遇し、さまざまな情報を耳にします。そこで、情報の価値判断を行ったり、主観的な解釈を当てはめたりしません。得た情報のすべてを厳密に、正確に、客観的に、誰が見てもわかるように記述します。

記述ノートに記述すべき内容は、人物、行動、環境の詳細と具体的な出来事です。すべて客観的に観察して記述できますが、観察しているだけでは、その意味はつかめません。そのため、その場にいる人にリアルタイムに質問を投げかけ、観察している出来事の意味を説明してもらいます [Bernard 2018 : 316]。

記述ノートは文字であらわすのが原則ですが、状況を詳細に記述するために、数字やスケッチを効果的に使います。例えば、「広場にはたくさんの人が集まっていた」という記述よりも、「広場には 20 人から 30 人の人が集まっていた」という記述のほうが正確であり、人数がわかるなら、「広場には 26 人が集まっていた」というほうがより正確です。フィールドワークにおいては、この数字が重要な意味をもっていることに後で気づくことがあります。そして、26人が具体的にどのように集まっているのかをスケッチであらわしておきます。

人の動作を記述する際にも、「A さんと B さんが助け合ってちぎり絵を完成

させた」は、「Aさんがのり付けを手伝ってBさんのちぎり絵を完成させた」というほうが、正確な記述になります。前者の文章では制作の主体があいまいです。さらに、「助け合う」という表現は相互の働きを意味するので、この場面では正確な記述ではありません。その場にいた人、完成したときの本人の表情や周りの人の反応、ことばなども丁寧に記述します。ここでも、スケッチによる描写が生きてきます。

　人物の描写には、客観性、中立性、公平性の確保が求められます。性別、ジェンダー、年齢や年代さえも推測してはいけません。見た目の判断には、主観によるあいまいさが残ります。そのため、正しく確認するまでは、「要確認」または「不明」としておきます。

　ノートの様式は自由です。筆者は、B5サイズ（見開きでB4サイズ）またはA4サイズ（見開きでA3サイズ）のノートを使って、片面を白紙にして書いています。フィールドのその場でメモを取る際には、より小さなポケットサイズのノートを活用します。罫の幅は7〜8mm、枚数は40枚以内とし、1冊のノートにたくさんの情報を詰め込みすぎないよう、余裕をもって書きます。1日3,000〜5,000字、それ以上書く日もあります。そのため、滑らかな紙質と、落ち着いた色のノートを選びます。

　筆記具には、鉛筆、シャープペンシル、ボールペン（油性、水性）、ラインマーカー、万年筆など、いろいろな種類があります。ノートには、通常、鉛筆、シャープペンシル、ボールペンのいずれかが適しています。長時間文章を書くときには、万年筆を使用すると、手に負担が少なく、感覚の違いを感じられます。にじみや裏移りの少ないインクを選びます。筆記具に何を使ったとしても、決して、消しゴムや修正液で修正しません。修正する際には、二重線を引くなどして、もとの情報を失わないようにします。

　近年、研究者がノートパソコンで観察資料を入力・作成する姿を見かけるようになりました。iPhone、iPad、ICレコーダーなどのデジタルツールを使ってメモを取る人も増えています。これらのツールを使うことで、手書きの記録をパソコンに打ち直す手間が省け、効率的に仕事を行うことができます。観察資料に見出しやインデックス（索引）を付けて、瞬時に検索することも可能です。さまざまな機能を使って、膨大な観察資料を手際よく整理することができ

ます。

　手書きの記録と比較しての欠点としては、文字の変換、改行、スペースの挿入、その他の操作にかかわるさまざま工夫が必要になり、それがストレスになることです。手書きのノートはスケッチや表を自由に書き入れることができ、また自分の手で書くことによって思考しながら記述することもできます。読み返したときにわかるように記述する習慣ができるので、筆記の腕も上達します。より重要な課題として、パソコンの記録は、資料の整理・整頓に向いていますが、発想にはあまり向かないのではないかと考えています。この点については、次項で掘り下げて検討します。

2. 分析ノート

　観察の分析とは、研究者の視点からの資料の再構成を意味します。つまり、観察資料を主要な部分に**分解**（analysis）し、それらを研究主題のもとに**統合**（synthesis）する作業です。観察資料の詳細な考察には、観察された事実を構成する要素を吟味し、その本質や要素間の関係、重要な特徴などを明らかにする必要があります。調査が継続している限り、観察されうる事実は無限にあるので、この分解作業は調査が終了するまで継続します。

　観察の記述ノートを読み進めると、ある特徴的な出来事が繰り返しあらわれることがあります。何度も繰り返しあらわれる現象は、研究の対象となっている個人や集団に固有の文化的テーマ（芸術作品のモチーフのようなもの）であったり、その個人や集団に共通した行動規範や生き方（芸術作品の根底にあるもの）であったりします。それらは、観察者にとっては何度も日々繰り返し体験したことなので、その特徴をコンテクスト（生活の文脈）と共につかみ、典型的な出来事として主題化します。

　観察の記録から分析に進むためには、最初に、記述ノートのコピーをとり、それを使って、テキストの内容を複数の要素（意味のある単位）に分類します。観察の状況（コンテクスト）に留意しながら、1つの出来事を構成する要素や要素間の関係を見いだし、それにコード（意味を示すラベル）を付けます。同質の要素は同じコードのもとにまとめていきます。それが示す内容や状況においても互いに関連し合うコードは、より抽象度の高い概念にまとめて、カテゴリー

をつくります。すなわち、カテゴリーには同質の現象を説明する複数のコードの意味が体系化されて、示されています [Erlingsson & Brysiewicz 2017]。

　手作業の場合には、記述ノートのコピーに、鉛筆でコードを付け、同じコードが付与された部分を、はさみで切ってシートに糊で貼り付けます。そうすることで、コード別に複数のシートができます。それを観察単位別にファイリングしていきます。例えば、1月から3月の観察資料のファイル・ボックスに複数のコード別シートがおさまることになります。観察資料をデジタル資料に変換し、パソコンで作業する場合には、テキスト検索とコピー・アンド・ペーストの機能を使って、パソコン上にコード別シートと観察単位別ファイルを作成して整理します。

　このようにして、研究者はテキストの内容をコードに分割し、それらをカテゴリーにまとめ、最終的には研究の主題となるテーマを導きます。この一連の作業を包括して、**内容分析**（content analysis）と呼びます [Agar 1996 : 152]。内容分析にはいくつものバリエーションがありますが、テキスト資料を対象として、コード化・カテゴリー化を行い、意味の抽象度を高めていく作業は共通しています。

　内容分析を進める中で、記述ノートを幾度も読み返すうちに、繰り返しあらわれる主題が見えてきて、その主題に関する考えがわき出るようになります。そこで、資料整理を目的とするシートやファイルとは別に、**分析ノート**を用意し、まとまった意味の単位（主題、サブ・テーマなど）を抜き出します。

　分析ノートには、テキストから意味の単位を抜き出す際の判断基準や、解釈の過程を書き留めます。複数の意味単位が、実は1つの現象の異なる側面を説明するものであったり、1つの現象の位相をあらわすものであったりすることがあります。例えば、緩和ケアを受ける患者の「痛み」という主題に対して、「こころの痛み」「からだの痛み」「スピリチュアルな痛み」など、複数のサブ・テーマがあらわれます。このそれぞれが1つの意味の単位となり、何をもってこころ、からだ、スピリチュアルな痛みとするかの判断基準や解釈の過程をノートに記します。これらの痛みのすべてを包括する「存在することの痛み」（自己存在そのものが苦痛であり、生きる意味や目的の消失を伴う）というテーマがあらわれたとき、実は、こころも、からだも、スピリチュアルな現象も「存在

することの痛み」の異なる側面であったといえることもあります。これらのことに留意しながら、意味の構造（主題と主題、主題とサブ・テーマ、1つの主題に対する複数のサブ・テーマの関係とその体系）を練り上げていきます。分析ノートには、分析の判断基準・意味の解釈の思考過程と共に、判断の迷いや不確定な要素についても書き留めておきます。これは分析の視点や過程が正しいかどうかを後で見直すための資料になります。

　フィールドノーツは記録するだけのものではなく、思考を展開することができる重要なコミュニケーションの手段です。その中心に位置づく資料の分析は、観察記録を手掛かりに自分の記憶と向き合い、過去の時間を主題化してよみがえらせる手続きです。この観察資料を再構成していく時間は、実際の観察と同様にきわめて大切な時間となります。

　分析ノートには、その日考えたこと、調べたことを書き足して、資料に厚みをもたせていきます。紙のページを何枚めくると、あの日の大切な気づきが書かれているということがわかるほどに、ノートを身体になじませていきます。分析ノートには、マス目のノートや原稿用紙を活用しています。考察した内容がわかりやすくなり、スケッチを添えたり、補足資料を糊付けしたりするときにも、枠があるため、見た目がきれいになります。コードやカテゴリーを整理するときにも、マス目を利用して、項目の頭をそろえることができます。細かな作業のなかにも、おおらかな思考ができるように、B4縦書きの原稿用紙（20×20）を使います。筆者は、その日の思考の過程を、自分のことばで整理し、大切な部分にはハイライトや赤のボールペンでマークをつけています。このようにさまざまな道具を活用して、分析の要点をまとめていく作業が、のちに、より俯瞰的な観点から、観察資料の全体を理論化し、体系立てていく作業につながります。

　フィールドノートの分析には、長い時間がかかります。1年、2年を費やす場合も多くあります。膨大な資料を丁寧にまとめていくために、ある一定期間の観察に対して、そのときに何が言えるかを小さな結論にして、まとめておくことです。それを暫定的な結論としておき、観察記録が充実していくなかで、見直しを加えていきます。やがて、最後に、研究の対象となっている現象を本当に理解することができるようになります。このように、分析ノートは、学会

の発表や投稿論文のもととなる大切な研究の成果を生み出します。

　現在、質的研究の資料の保管・整理・分析に適したアプリケーションソフトウェアが広く普及しています。筆者自身も、博士論文のもととなった研究資料の分析や、その後の AIDS 研究において、The Ethnograph、MAXQDA などを用いました。参与観察とインタビュー資料が膨大になり、それを手書きのままファイリングして管理することが困難になったからです。当時はこれらのソフトウェアの対応言語に限りがあり、資料を英語で入力しなければなりませんでしたが、ソフトウェアを利用することによって、観察記録やインタビュー資料を効率よく管理、分析できるようになりました。しかし、その反面で、ソフトウェアの分析には、手書きの分析の質に到達できない次に示すような限界があると筆者は考えています。1 つは、ソフトウェアの分析には、自分の頭で思考する過程の一部をソフトウェアに任せているという弱点があります。2 つ目は、ソフトウェア上には、自分の思考を広げる余裕があまりないことです。

3.　内省ノート

　フィールドワークには、研究の目標に向かって前向きに進められる活動と、研究の行為をふり返る活動があります。前者は、観察資料を集め、整理し、分析する作業です。後者は、観察の目的、経過、結果をふり返り、研究方法を吟味する作業です。質の高い資料を集めるためには、この 2 つの作業を並行して行うことが必要です。

　フィールドにおいて、研究者は自分の立ち位置や、周囲への影響も考慮して、観察を進めなければなりません。さらに、研究の方法論上の問いをふり返る必要があります。つまり、研究の目的を遂行するうえで、選択したフィールドは適切だったのか、隣接する市区町村に観察の範囲を広げるべきか、既存の調査資料はあるのか、既知の情報との比較を行い、追加して実施する観察の項目はあるか、というような方法論に関する問いを、本質的かつ実質的に探究します。そして、その過程を、「**内省ノート**」に書き留めておきます。

　内省ノートは主に、研究の方法に関するふり返りを書き留めるため、**方法論ノート**（methodological notes）とも呼ばれます [Bernard 2018 : 314-5]。それ以外の日常のふり返りは、日記や日誌に書いておきます。R. バーナードは、研究者の身

体が1つの資料収集の道具であると仮定すると、方法論ノートはその「身体が成長する過程を示すものである」といっています［Bernard 2018 : 315］。例えば、フィールドワーク初期のぎこちない動きは、周囲の環境に慣れてくると、より自然な動きに変化し、資料の収集はより楽に感じられるようになります。場所の概念や時間の概念にも精通すると、それに合わせた動きを取ることができるようになります。現地のことばが使えるようになると、さらに自然なふるまいができるようになります。この適応の時期は研究者にとって非常に重要であるため、方法論ノートを取ることによって、フィールドワークそのものについて学んだことを合理的に分析することが大切であるとバーナードは言っています［Bernard 2018 : 315］。

　筆者は日本の北の島の調査で子どもたちが放課後に遊ぶ様子を観察するようになってはじめて「外遊び」や「自転車遊び」の意味がわかるようになりました。島の子どもたちにとって自転車遊びとは、ただ自転車に乗ることを意味しているのではなく、山の麓から海岸に向かって、海風を浴びながら走り下りていくときの、わくわく、どきどき、はらはらする感覚を伴う遊びです。筆者は事前調査で行った遊びのアンケートの調査用紙に「自転車遊び」という選択肢をつくりました。子どもたちは選択肢のなかから自転車遊びを選ぶことができましたが、それにまるを付けるだけでは、上述のような感覚を伴う子どもたちの自転車遊びの本質は伝えられなかったと思います。筆者にとって、子どもたちと一緒に遊んだ時間は、研究者である大人の視点、すなわち「自転車」という乗り物だけを見てそれに乗っている子どもが実際に体感している感覚を欠いた視点が、アンケート用紙に入り込んでいたことをふり返る契機となりました［道信 2017］。

観察研究における記憶の問題

　観察研究は、フィールドノーツの視点からとらえ直すと、すべて記憶とのやりとりです。研究者は見たこと、話したこと、感じたことを数時間から数日のうちに、自分のことばあるいは現地の人びとのことばで書き留めます。この作

業には、出来事を覚えている/思い出すことが必要になります [Bernard 2018：291]。

　しかし、フィールドに入ると、見たことすべてを記憶して記録することも、それを完璧に記憶することもできないことに気づきます。M. エイガーは、記録の限界という観点から、フィールドノーツに過度に頼ることに注意を喚起しています [Ager 1996：161-163]。例えば、フィールドに入って間もないころは、何が重要なのかがわからず、すべてを書き留めようとして反対に多くの重要な情報を逃すことがあります [Ager 1996：161]。フィールドノーツは情報提供者の目の前で取ることもあるし、場所を移動して 1 人になって書くこともあります。日常の場面のすべてを記録したいと思っても、場所を移動している間は見ることも聞くこともできません [Agar 1996：161]。

　さらに、人間の記憶の限界もあります。人間の長期記憶には誤りを伴う傾向があり、印象が強く、重要なものはよく覚えていますが、とくに重要でなければ忘れてしまいます。また、1 回限りの出来事よりも、繰り返し起こる現象は覚えます。さらに通常、人は過去の出来事を細かく具体的に覚えるのではなく、一般的な通念によって大まかにとらえます。

　これらの人間の長期記憶の性質を考慮して、可能な限り正確に対象を記録するために、エイガーは研究テーマを絞り、観察範囲を限定することを勧めています [Agar 1996：162]。同様に、研究期間を複数の観察対象・範囲に区切り、段階的に観察を進める方法もあります。1 つ目の対象・範囲に焦点を当てて資料を集め、そこから新しい情報を得られなくなったとき、次の対象・範囲に移ります。このようにしてできるだけ正確な資料を積み上げていきます。フィールドワークが人間の営みである以上、記憶と記録の課題に向き合っていかなければなりません。記憶と記録の不完全さを乗り越える方法を考えていかなければなりません。

文献

Agar, M. H.（1996）. *The Professional Stranger: An informal introduction to ethnography*（2nd ed.）. San Diego, CA: Academic Press.

Bernard, H. R.（2018）. *Research Methods in Anthropology: Qualitative and Quantitative Approaches*（6th ed.）. Lanham, MD: Rowman & Littlefield.

Denzin, N. K., & Lincoln, Y. S.（2000）. *Handbook of Qualitative Research*（2nd ed.）. Thousand Oaks, CA: SAGE Publications.

Erlingsson, C., & Brysiewicz, P.（2017）. A hands-on guide to doing content analysis. *African Journal of Emergency Medicine*, 7, 93-99.

Griffin, C., & Bengry-Howell, A.（2010）. Ethnography. In C. Willig, & W. S. Rogers（eds.）, *The Sage handbook of qualitative research in psychology*（pp.15-31）. London: SAGE Publishing.

原ひろ子（1993）. 観る・集める・考える―発見のためのフィールドワーク（ニュースクール叢書2）. カタツムリ社.

Kuhn, T. S.（1962）. *The Structure of Scientific Revolutions*. Chicago, IL: University of Chicago Press.

Malinowski, B.（1922）. *Argonauts of the Western Pacific: An Account of Native Enterprise and Adventure in the Archipelagoes of Melanesian New Guinea*. London: Routledge & Kegan Paul. マリノフスキー, レヴィ＝ストロース（1922/1967）. 寺田和夫, 増田義郎（編訳）, 西太平洋の遠洋航海者. 世界の名著第59. 中央公論社.

Manderson, L.（1998）. Applying medical anthropology in the control of infectious disease. *Tropical Medicine & International Health*, 3(12), 1020-1027.

Manderson, L., & Aaby, P.（1992）. An epidemic in the field? Rapid assessment procedures and health research. *Social Science & Medicine*, 35(7), 839-850.

マリノフスキー, B.（1967/1987）. 谷口佳子（訳）, マリノフスキー日記. 平凡社.

道信良子（2015）. 島のいのち. 道信良子（編）, いのちはどう生まれ, 育つのか―医療, 福祉, 文化と子ども（pp.121-134）. 岩波書店（岩波ジュニア新書）.

道信良子（2017）. 島の子どものウェルビーイング. 発達心理学研究, 28(4), 202-209.

道信良子, 坂上真理（2014, 6月）. 認知症高齢者の自立と尊厳―自立と尊厳の基盤を他者との関係性に求めて. 日本保健医療行動科学会, 東京.

坂上真理（2015, 6月）. グループホームに入居する認知症高齢者の馴染みの関係の再考. 第49回日本作業療法学会, 神戸.

Sakaue, M., & Michinobu, R.（2014, June）. Changes to relationships, environments, and occupations for elderly persons with dementia following decrease physical mobility. 16th International Congress of the World Federation of Occupational Therapists in collaboration with the 48th Japanese Occupational Therapy Congress, Yokohama.

佐藤郁哉（1992）. フィールドワーク―書を持って街へ出よう. 新曜社.

Stellmach, D., Beshar, I., Bedford, J., du Cros, P., & Stringer, B.（2018）. Anthropology in public health emergencies: What is anthropology good for? *British Medical Journal Global Health*, 3(2), e000534.

van der Geest, S., & Sarkodie, S.（1998）. The fake patient: A research experiment in Ghana hospital. *Social Science & Medicine*, 47(9), 1373-1381.

第**6**章

質的分析

ヘルス・エスノグラフィのフィールドワークを行って集める資料には、インタビューやナラティブ、観察資料などがあります。この章では、これらの資料を「質的資料」という名称のもとに統合し、ヘルス・エスノグラフィにおける質的分析の目的、分析の始まり、初期分析（コーディング）の方法、データからテーマを導く手順、分析の質を確保するための方法と留意点について説明します［注］。

分析の目的

　人の日常生活は、身の回りの事象に対する意味づけの行為から成り立っています。休日の朝、窓から差し込む日差しで目を覚ますと、夏であればよく晴れて暑くなるだろうと思い、冬であれば、しばらく続いた寒気が弱まり、暖かくなるだろうと、その光に意味づけします。窓の外を見て、スマートフォンの着信を確認し、テレビのスイッチを入れ、家族と会話するなどして、天気の良い1日をどのように過ごそうかと思いを巡らせるかもしれません。休日のルーチンをいつもの手順で行い、強い風が吹いた週の休日には窓ガラスの掃除をいつもの作業に加えたり、平日に終わらなかった仕事や宿題があれば、休日は決まってそれを仕上げる時間に費やしたりします。子どもたちが近くの公園に集まって朝から遊ぶことも休日ならではの光景かもしれません。家族の介護をしている人にとっては、休日も平日と同じようなルーチンがあり、病院に勤務している人は、平日よりも少ない人数でいろいろな業務を分担するという、休日ならではの意味を日々の作業に与えると思います。大きな病気を患う前と後では、日常の意味も、窓から差し込む光の感じ方も全く違うものになるかもしれ

　注　ヘルス・エスノグラフィのインタビューや観察資料には、定量的に分析可能な資料も含まれます。典型的な例では、ある現象が起こる回数・頻度とその発生に影響を与えている諸要因をインタビューや観察で把握し、それらの関係性について統計学を使って解析することです。インタビューや観察は、記述疫学の調査においても頻繁に用いられる手法です。あるコミュニティの人びとにHIV感染リスクの知識や認識、リスク行動についてインタビューし、それを性別・学歴・所得などの属性別に解析することなどがあります。エスノグラフィは量的資料も質的資料も集めることができる方法ですが、本書では、質的資料とその分析に焦点を当てています。

ません。そして、皆が「時計」という時間のシンボルに目配りしながら 1 日を過ごします。

このような日常の文脈のなかで、人が何を見、何を聞き、何を感じ、そこから得られた情報にどのような「意味」をつけるのかということが、人が目の前の状況を把握する行為の背景にあります。そして、そこには明確な意図はほとんどありません。人はさまざまな情報を集めて目の前の状況を理解する行為を、それが日常の変わらない行為である限り、ほぼ無意識に行っています。見て、聞いて、触れたものが全く違和感なく感じられるほどに、それは当たり前の日常のありようであるからです。

質的分析は、第三者の立場から、他者の世界で起きていること、その日常の営み、認識や経験などを意識的に解釈する行為です。端的に言えば、他者の世界の日常現象にある深い意味を解釈するものです。人が無意識に行っている日常行為は、その行為者にとってことばにすることが難しい行為ですが、それを言語化していきます。そのためには、見ようとする現象そのものに着目しつつ、その現象が生じている背景をできるだけ細かく把握する必要があります。

例えば、日本の離島に住む子どもたちの受療行動に、子ども間でばらつきがありますが、そのばらつきが起きる意味を探ることとします。そのためには、子どもたちの健康状態、受療意識、受療行動を把握し、このほかに、受療行動のばらつきという現象をもたらしていると考えられる親の受療意識や行動様式、島の経済構造と収入格差、本土の専門医を受診するための交通手段や医療アクセス、日本の医療構造の全体のなかでの島の医療の位置づけなど、子どもの受療行動の背後にあるさまざまな要因や条件に細かく目配りします。手もとにある資料は、学童期の子どもの健康状態や疾患について公表されている公的資料、養護教員や児童の保護者に対するインタビュー資料、小学校の毎日や、地域の祭り、野球少年団など課外活動の様子を観察した資料、地域医療の専門職（医師・看護師・助産師など）に対するインタビュー資料などです。島によって伝統医療や民間医療に精通した職能者や住民がいれば、現代医療が普及する前の時代から現在までの島民の受療行動とその変化を知る手がかりになります。離島の医療や小児医療に関する基礎資料となる文献も広く集めておきます。

これらの資料から、子どもの受療行動のばらつきを構造化する分析軸、そのばらつきの意味を明らかにする概念を見つけます。その概念は、子どもの受療行動、親の受療意識、島の医療体制や経済構造などを一語で正確に関連づけられる「結びつけの概念」であることが重要です。そのような概念を用いて、受療行動のばらつきとその背後にある諸要因とをつなぎ合わせ、その全体の意味を解釈します。この事象間を結びつけている概念は、既存の研究で使用されている概念でもよいし、新しくつくり出した概念でもよいです。ヘルス・エスノグラフィで明らかにしようとする現象には、場に応じた特殊性があるために、新しい概念を生みだすケースが多くあります。ただし、既存の概念によって、その現象を十分に読み取れる場合には、あらためて別の概念をつくり出す必要はありません。調査の前に文献調査を十分に行うことが大事だということは、分析概念を吟味する際にわかってきます。

　概念は、現象を説明する理論を構成する要素です。研究の最終目標は、理論を構築することであり、概念は慎重に選ばなければなりません。また、ある現象の説明はただ1つの概念によって説明されるというわけではありません。多くの場合、複数の概念を比較対照し、概念間の関係性を明らかにすることによって、その現象を説明する理論的テーマが導かれます。概念は現象に意味づけする言葉なので、概念間の関係性を明らかにすることは、現象を明確な概念のもとに構造化して表現するということになります。保健・医療・福祉の領域では、質的分析によって導かれた概念や理論は、現場の人たちにとっての当たり前の日常に対する新しい見方を示し、ヘルスケアとは何かということに関係する深い洞察に貢献します。このことは、ヘルス・エスノグラフィの研究成果の社会的・実践的意義といえると考えます。

分析の始まり

　質的研究におけるデータの収集と分析は同じタイミングで始まります。エスノグラフィでは長い時間をかけてさまざまな種類の資料を集めるので、資料収集の初期から、データを整理し分析していく作業が必要となります。また、調

査の対象となっている現場や土地をよく知るようになる過程で、それまで気づかなかった現象の側面に意識が向かうようになることがあります。エスノグラフィではフィールドに出向いてみなければわからないことのほうが多く、研究の問いも仮説も何度も書きかえられて、適切なものに改められると考えておくほうがよいでしょう。そのため、早期に分析を開始することは、研究の問いや仮説の見直しを早い段階で行うための助けとなります。

2009年から2017年まで、筆者が日本の離島で行った調査では、初年次に島の小学校4校を訪問し、調査の説明と依頼を行いました。調査にあたり、子どもと親世代や祖父母世代にも参加してもらい、身体・健康・医療に対する考え方や行動パターンの世代間の共通点や相違点を明らかにする計画を立てました。祖父母世代に対する質問項目を考えるにあたっては、予備調査として島のグループホームを訪問し、大正生まれの女性に協力を仰ぎ、子どもの遊び、年間行事、病気の対処法、病院や医師・看護師に関する情報などを得ました。

本調査でははじめに養護教員との面談を実施しました。あらかじめ質問項目を設定した半構造化インタビューを使い、現在の小学校における勤務年数、児童の健康状態とその継時的変化、児童の保健室の利用状況、保健室の役割などについて質問しました。質問に一通り答えてもらった後は、時間の許す限り、自由に意見を述べてもらいました。次に島の小学校において、午前8時過ぎから午後3時頃まで学校生活の参与観察を行いました。参与観察は島の4校すべてを対象にしましたが、重点的な調査は1校に絞りました。この小学校は全校児童が30人程度の小規模校であったため、児童と児童、児童と教員とのかかわりや、家族や世代間関係・土地柄などがよく見えました。

♪　データを準備する

データの記録の基本は紙とペンです。A4サイズの大きめのノートに十分な余白を取り、聞き取りや観察した内容を記録していきます。ノートを使うことの利点は多くあります。ノートには、図式や絵を描くように、その場で語りの内容を分類・分析しながら記録することができます。また、話し手がノートを読み、「それはこういう意味です」と、説明を補足することや、新しい情報を

手書きの記録

　現代のフィールドワークでは、ICレコーダーやビデオ録画などの機器を用いた調査も広く行われています。フィールドワークには労力がかかることから、録音機器の使用は合理的な判断です。一方では、調査技術が日々革新するなかにおいても、エスノグラファーは語りの意味を身体で感じとっていきますから、録音機器は補完的に使用する人が多いのではないかと思います。エスノグラファーが得ようとする情報は、音声や記号ではなく、その人の生きている表現のすべてです。そのため、語りを録音しているとしても、全身の感覚を研ぎ澄ませて、傾聴します。このような態度が、資料の分析においても意味をもつことになります。

　筆者は島の子どもの研究では、録音機器を使用しないで、インタビューを行っています。その理由は、上記の理由に加えて、子どもたちが不安になると思ったからです。大人からの質問に対してはだれでも緊張するでしょう。テープに録音されるとなると、さらに緊張度は高まると思います。共同研究者であり、この島で長年、高齢者の聞き取りを行っている歴史学者も、機器を使用せず、リラックスした雰囲気で、対象者の語りをノートに書き留めていました。この島でそれは当たり前の光景でしたから、筆者はそのやり方を見習いました。また、筆者自身も、すでに長年の訓練によって相手が話したことを網羅的に記録できるようになっていました。ただ、一字一句すべてを書き留められるわけではありませんので、キーワードを用いるなどして、語りの内容からと大きく外れない工夫をします。そして、その日のうちに、聞き取った内容を書き起こします。

　手書きで記録する利点はいくつかあります。例えば、聞き手がノートに書き留める時間は、質問を休む時間でもあり、話し手は自分の語りをふり返ることや、質問を受け続けることによる緊張感を緩めることもできます。話し手はノートを取っている聞き手を「見る側」になりますから、話し手と聞き手の間により平等な関係が生まれます。

付け加えることもあります。聞き手は、その情報をもとに追加の質問をすることができます。このように、ノートは単に話し手の語りを記録する媒体であるだけではなく、話し手の参加を促すツールとなります。そのため、ノートは、話し手と聞き手が共に作り上げる記録であるともいえます。パソコンを使った記録は、手書きの記録の応用と考え、その利点を生かしつつ、手書きの場合と同じような相手との関係性が作れるように記録していくことを心がけるとよいでしょう。

　インタビューの語りの録音は記録の正確さを増します。IC レコーダーなどの機器を使うときには、参加者の同意を取り、発話の内容を録音します。録音した音声は個人ごとに日付をつけてファイル（音声ファイル）し、それとは別に逐語録も作成します。

　インタビューの主役は話し手です。聞き手は、相手の目を見て、語りに耳を傾け、相づちを打ちながら誠実に聞くことが大切です。パソコンを開き、話し手の顔を見ないで、パソコンの画面を見たまま、発話の内容を入力（タイプ）する人もいますが、相手との距離感が生まれやすく、信頼関係に影響を与えます。参与観察においても**現場の人たちが主役**です。研究者は透明人間にはなれませんが、現場の人に違和感のないように、「ふと気がついたら、そこにいた」と思われるように振る舞います。そして、その場の自然な雰囲気を壊すことのないように十分配慮します。

♪　ノートの清書

　データを分析しやすい形式に整えるために、手書きのノートを清書します。清書用のノートに手書きしてもよいし、パソコンに入力・保存してもよいです。インタビューの資料は発話の内容に沿って、参与観察の資料は時系列に清書していきます。清書は時間のかかる作業であり、根気と集中力が必要になります。また、資料の意味を深めていくための想像力も必要です。ノートを清書しながら、できるだけ多くの「気づき」のメモを書き、ハイライトで表示しておきます。パソコンを使う場合には、気づきの部分をカット・アンド・ペーストして、清書した文書の最後にまとめておきます。ノートの清書は一気に仕上

げるのではなく、途中で手をとめて、ノートの記述に向き合う余裕を作ります。それは何時間でもよいと思います。この時間はデータと対話する時間となり、創造的な作業となります。

　清書した資料は、データの種類と日付別にファイルし、それを１つのファイル・ボックスに保存します。インタビューの場合には、日付別のファイルを個人ごとにまとめます。１回の調査で集めた資料が多い場合には、その量に合わせて、複数のファイル・ボックスに番号をつけて保存します。質的研究ではデータは膨大に増えていくので、初期の頃からデータを扱いやすい形に整理し保存しておくことが分析作業をする際に重要になります。

⬥　データになじむ

　整理した資料は何度も読み返します。ある程度資料が集まり、整理が進んだ段階で、資料の収集と整理に区切りを付け、その最初から最後までを読みます。インタビュー資料であれば、データの内容を、語りとそれが語られた状況（場面・文脈）と合わせて読み込んでいきます。ここでは、語りを分節化するのではなく、状況のなかでその意味を膨らませていきます。そのため、この分析の予備的ステップにおいて、資料をコード化し構造化する必要はありません。インタビューの場面を思い起こし、「その人はなぜそう語ったのか」という語りの背景となる情報をさらに書き加えていきます。調査が長期に及び、記憶があいまいにならないうちに、記憶していることのすべてを書き出し、資料の質を高めます。

　複数のインタビュー資料が集まれば、分析テーマにつながる「気づき」も集まるので、その「内容」別のファイルにデータを保存します。「気づき」よりもより理論的な分析する側の「ひらめき」をファイルする方法もあります。例えば、その日に書いた手書きのメモやハイライトをつけた部分からひらめいたことをまとめて「アイデア・ノート」などと名称をつけて保存します。データを分析し構造化する作業において、理論的なひらめきは、データに即して気づいたこととは異なる分析の方向性を示すことがあります。予備的分析の思考の過程を記録しておくうえでも、ひらめきの記録には意義があります。

調査を始めたころは見えなかった側面が時間の経過と共に見えるようになると、研究者の気づきや省察のあり方にも変化が生まれます。インタビューや観察資料は、何度でも読み返せるように、その原本を保存し、メモ・気づき・ひらめきは、原本に書き込むのではなく、コピーした方に書いていきます。1回のインタビュー、1日の観察における気づきなど、1つの資料を複数回読んで導いた結論は、短い文章にまとめて保存しておくとよいと思います。このようにして、時間をかけてすべての資料に深くなじんでいきます。

メイン・テーマ

　インタビューや観察資料がある程度集まり、資料ごとの要約も完成したら、研究開始当初の研究の目的と問いに再び立ち戻り、資料を読み込んで得られた洞察をもとに、研究の目的と問いを見直します。フィールドワークでは、現地で生活する体験の積み重ねによる他者理解の深まりによって、いくつもの新しい問いが生み出されます。それらが研究を始めたころの研究者の関心を反映するものであるのか、それとは違う方向に研究を誘うものであるのかを見定め、問いの優先順位を再評価します。また、手元にある資料がその主要な問いにうまく答えるものであるのかを考察します［Murchison 2010：175-176］。新たに生まれた問いを探究するための資料が不足していれば、追加の調査項目が必要になります。

　また、研究者は、研究を進めるなかで、すべての資料を統一した視点で分析するための**ツール**（枠組み）となる**テーマ**（概念、主題、要点など）を展開します［Murchison 2010：176］。この分析ツール（枠組み）は、研究の目的から直接導いた主題や問いをもとに構成してもよいし、フィールドワークを実施して得た考えをもとに構成してもかまいません。資料になじむ過程でさまざまな新しい発見があるので、研究の目的と問いに立ち戻ったときには、何かしらの「思考の変化」が起きているはずです。そのため、最初は研究の目的に沿って「演繹的に」分析のための概念、主題、要点を導きつつ、研究の経験も深まり、いろいろなことが見えてくるようになれば、フィールドワークから「帰納的に」それらを導

く余裕ももっておきます。とくに、インタビューや参与観察から繰り返しあらわれてくるテーマには注意を払います。

　最終的には上記の過程で導かれたテーマを整理し、資料を読み込むための、テーマの一覧を作成します。そして、1つのテーマを1つのインデックス（見出し）にして、資料の重要な部分にしるしを付けていきます。1つのテーマを複数のサブ・テーマに分けてもよいです。その場合には、サブ・テーマごとのインデックスが必要です。この手順によって、膨大な資料も管理・分析しやすいまとまりに分けていくことができます。しかもそれは研究の目的と問いに連関するテーマのインデックスで整理されています。

　テーマのインデックスを緻密に組み立てるには、研究の目的に合う現象や、資料から繰り返しあらわれる現象だけではなく、違う見方からの説明を可能にする現象にも目配りします。手元の資料から分析者の視点で重要な部分を抜き出してインデックスを付けるとき、他の部分はおのずと捨象されます。しかし、別の角度、逆の立場から見ると、その排除された部分から新しいテーマがあらわれることがあります。その際に日常生活で頻繁に語られない現象にも留意します。それは語られること以上に、語られなかったことに大きなヒントがあることもあるからです。これはフィールドワークに基づく理論的なインデックスの作成の手続きであり、分析者の視点に幅をもたせるために必要なものです。また、インタビューの応答には、同じテーマについて話していても、その人に応じた違いがあります。時間の経過と共に、同じ人であっても、視点の変化が見られることもあります。これらの違いにも十分留意して、比較対照して検討することのできる包括的なテーマのインデックスをつくります。

　以上述べてきたことは、フィールドワークの結果をさまざまな角度から精査してテーマのインデックスを作り上げる手続きです。この作業は、前章のメモ・気づき・ひらめきを資料に付する作業と連動しており、それらを概念化することと言ってもよいものです。理論的に公平な視点から資料を読み込み、そこに潜在するテーマを特定することによって、資料は単なる記録ではなくなります。手持ちの資料に忠実に意味を膨らませる作業を続けるうちに、資料の意味はざっくりとした大きなテーマに収束していきます［注］。

　筆者の博士論文のもととなったタイ北部における HIV/AIDS 感染リスクの社会・文化的要因を探る研究では、研究目的からインデックスとなるテーマを演繹的に導きました。第一に、感染リスクの状況をインタビューで把握するために、エイズの知識、予防に対する態度、実際の予防行動を主要なテーマにしました。第二に、社会・文化的要因をタイにおける性規範との関連で調べることが研究目的であり、性規範、ジェンダー役割などが主要なテーマとなりました。研究を開始して、性のダブルスタンダードというテーマがあらわれ、男性と女性とで異なる規範を特定するためのインデックスとなりました。これはフィールドワークの資料から帰納的に導かれたテーマです。最終的には、これらの演繹的・帰納的に導かれたテーマを統合してインデックスを作成しました。

　日本の離島で筆者が行った子どもの健康と医療に関する調査（2009〜2017 年）では、調査の前半に小学校で実施した参与観察の資料から、データを分析するためのインデックスとなる 3 つのテーマが見つかりました。それは、「身体規範」「体温調整」「学習規律」です。研究では、これに先駆けて、「身体観・健康観・医療観」というテーマを研究の目的から演繹的に導きました。つまり、研究は、「身体観・健康観・医療観」という大きなテーマを軸に進められていきました。そのため、「身体規範」「体温調整」「学習規律」も、この大きなテーマに位置づけられています。すなわち、演繹的・帰納的なテーマの導出は関連をもち、資料は研究の目的から大きく外れない視点で分析されています。

事例2 島の子どもの健康と医療の調査から

　島の小学校における参与観察の資料は時系列に書き留めたその日の出来事、児童の行動、教員との会話のやりとりなどです。ある冬の日の 1 年生の学級

注　この理由は、人間社会の現象には、どのような角度で見ても、一定の規則性があるからだと考えます。そして、その規則性は十分な資料が得られて初めて見えてくるものです。

と、翌日の3・4年生の複式学級における活動記録は表6-1の資料（フィールドノーツ：清書版）のとおりです。この2日間とも、手書きのノートを書き、それをパソコンソフト（Microsoft Word）で清書し、電子ファイルに保存しました。3日目に教頭と面談した記録も保存しました。

　それぞれの日のノートには見出しをつけ、その一部は記号であらわされています。1日目の「20XX-A-1-m：20XX年〇月△日　1年生　X先生　学級児童数□名」は、ノートの識別名「20XX-A-1-m」、日付、学年、担任、学級児童数を示します。「20XX-A-1-m」は、調査の年、「A」は小学校の記号、「1」は参与観察を行った初日を1として、翌日を2とあらわすもので、「m」は午前をあらわします。ノートを整理するために、その背景となる最小限の情報と共に見出しをつけておきます。教員や児童の名前は暗号化するか、仮名を用います。

　資料の分析では、ファイルのコピーの各ページの余白（上下左右すべて）に、資料から繰り返しあらわれる主題や疑問や気づきを手書きで「メモ」していきました。表6-1では、そのメモを網かけのハイライトで示し、文書の中に打ち込んでいます。

　この日の参与観察では、教員による児童の姿勢や発言の仕方に対する指導・しつけ、学習における規律に関する疑問が多くわき、1日目のメモ①・③・④、2日目のメモ①・⑤・⑥にそれを書き留めています。例えば2日目の3年生のクラスのメモ①に、「この学級でも、姿勢について注意している。何年生まで注意するのだろう」と書きました。これは、1年生での指導を見た翌日に、3年生でも姿勢の注意が続いていることを発見したことへの問いです。

　勉強の規律のほかに、道徳に関するメモがあります。1日目の⑤～⑦です。道徳も身体観や健康観に関連する重要なテーマです。

　この「メモ」に、観察の場で起きている現象をあらわす主題が出てきます。それは「規律」です。記録を読み返すと、「机から頭を30センチ離す」「教科書を机の中にしまう」「名前を書いたら鉛筆を置く」、「（発表の仕方は）『いいです』『おなじです』『すこし、ちがいます』」など、「規律」という主題にまとめることのできる現象が見つかりました。

表6-1　フィールドノーツ

20XX-A-1-m：20XX 年〇月△日　1 年生　X 先生　学級児童数□名
（教諭・児童の名前はすべて仮名としています）

時間	活動内容
8：20	朝礼　生徒の体調を確認する。鼻水の出ている人はいるか、朝食の後にトイレに行ったかどうかなど。ハンカチ・ティッシュ・筆箱の確認。
8：30	朝の体操　「パワー、パワー、パワー」と歌いながら、体操する。
	生徒からの一言 さやか　「家庭学習をしました。今日から新しい学習になるのでうれしい。」 けんと　（黙っている） えり　「きのう、パパとドラえもんの新しい CD をパソコンでみた。飛行機に乗っているところがおもしろかった。」 みほ　「おねえちゃんとカルタをしました。」 たける　「きのう、しんごと遊びました。」
	先生が、生徒に私（研究者）を紹介する。自分の好きなこと、好きな食べもの、好きなスポーツなどについて話す。
8：41	全員で、現在の時間を確認する。「8：40」と一人の生徒が言うと、「8：41」ともう一人の生徒が分単位まで細かく言う。
国語	国語の学習。漢字 80 字の入った表を配る。本日から数えて 1 日あたり何文字を学ぶか、先生が数える。「赤」や「山」という漢字があり、生徒は「赤」からする、「山」からするなど、各自の好きな文字から練習する。
	けんとの様子　先ほどから黙っていたけんとは、後ろをふり返り、みんなの練習の様子を見ている。
	先生は、「家庭学習のときは...」と、家庭学習の仕方を説明する。みんなは、机の上に、漢字ドリルとノートを用意している。 板書　2/1　かん字　「できた人は、机の前を整理するとか、姿勢を正すとか、考えてみましょう。」 えり　「「月」という漢字が太すぎた。」 先生　「教科書を机の中にしまいましょう。」 みほ　姿勢を正している。
	先生　「竹」と板書する。（生徒に間違いを指摘させるため、意図的に崩して書く） みほ　「三画目ははねません、右側ははねます。左側はとめます。」「1、4 画目が出すぎです。」「ここは出してはいけません。」 りょう　「最初は左側に...」 先生　「最初に書かなければならないものは何ですか。」 さやか　... 先生　「みんなでしたところです。」

（次頁へ続く）

（表 6-1 の続き）

時間	活動内容
国語	えり 「竹うまにのる、竹やぶ」と書く。 先生 「竹うまにのる」と板書し、「こうしてください」と言う。 先生 「ももかさん、姿勢がいいですね。」「えりさんも足がいいですね。」ふたりは、足をきれいに揃えて、漢字の練習をしている。
	けんと いろいろなものを落とす。鉛筆やノートまでも。 先生 「けんとくん、リーチです。2つも落としました。」
	けんと 「間違えたので消しゴムを貸してください。」 先生 「貸してもらうときは（先生のところまで）来るんですよ。」
	えり 「うち、得意なのは...だなあ。」そう言って、「竹うまにのる、竹やぶ」と書く。 さやか 「竹やぶの次は何？」 みほ 「花」
	先生 「音」と板書する。「39頁です。先生のダメダメをチェックして教えてください。」 りょう 「おかしくないよ。」
	みほ 「立と日がつながっています。」 先生 「立の下の棒と、日が近づいていますね。」 ももか 「立の横棒が短いです。」 先生 「ももかさん、答え方が上手になったね。」
	先生 「最初、どう書けばよいですか。」 りょう 「大きな音」です。 先生 たけるくんに、「あなたの字はすばらしいですね。よみがなも、ふってください。」「漢字ですよ。」 先生 「次も行きましょう。」「音がく」と板書する。 えり 「がくは習った気がします。」 先生 「みほさん、左手がすばらしいです。」 けんと 「ふえの音です。」 えり 「これは、『ね』と読むのですね。」「うちね、音は習っていないと思っていた。」 先生 「きれいな音色の音です。」「音はちゃんと読み仮名をふって覚えます。」 先生 りょうくんが書き終えた頃、「りょうくん、手がおひざでいいですね。」と声をかける。
	えり 「寒い。」 さやか 「寒い。3枚着ているけど...。」
	先生 「漢字ドリルを後ろにおいて、先生にマスタードリルをください。」子どもたちは、漢字ドリルを教室の後ろにある棚に片付けている。そして、先生にドリルを渡しにいく。先生に犬と猫のシールを貼ってもらい、「ニャー、ワン」と、合格を友達に伝える。

（次頁へ続く）

時間	活動内容
国語	えり　「今日はあすなろタイム。中休みには、読書タイムありますか。」 さやか　「半分、漢字、イエーッ」と喜んでいる。「寒い」と震えている。 先生　「その上にもう 1 枚着てきてください。」 えり　「3 枚です。」
	先生　「豆まきの季節です。」 りょう　「1 時間目を終わります。」
	休み時間　子どもたちは私の周りに集まってくる。朝の体操をしてみせる。 ヨガをする子もいる。私の初日だったので、トイレの場所を教えてくれる。 ベルが鳴ったらすぐに席に戻る。トイレをがまんする子もいる。 えり　「水、冷たかった？」と、教室に戻った私に尋ねる。
9：25	先生　「チャレンジ計算」「2 年生になるので、サインペンで上手にお名前を書いてください。」 みほ　「冬休みにしました。」 先生　「サインペンですから、間違いはできません。」 りょう　「どこになりますか。」 先生　「名前を書く欄は、どこにありますか。」「字の大きさを大きくしてください。」 さやか　「漢字でいいですか。」 ももかをえりが手助けする。 先生　「太い方で書きます。」 さやか　「ここ、始めていいですか。」「すごい」と、チャレンジ計算をやり終えているみほの方を見る。 けんと　「X 先生...」と先生を呼ぶ。 先生　「いつまでも、みほだけではないですよ。」「一度先生が集めます。ご近所で集めて先生に見せてください。」
算数テスト	先生　「テスト体系お願いします。」みんなは、お互いの解答が見えないように、机を教室の端に移動する。 先生「お名前を書いてお待ちください。」テスト用紙を配布する。 子どもたち　「ありがとうございます。」 先生　「どういたしまして。」「お名前を書いたら、鉛筆を置いてください。」 子どもたち　テストのインストラクションを読む。 先生　「～」と書いてありますね。 子どもたち　「はい。」 先生　「教科書を出してください。」「『首をたてに』のところですね。指を指せてますか。」「そこから、86 頁の 3 行目まで読んでみます。」
9：35	先生　「そこまでです。そこに書いてあることまでが、テストに出ます。」「もう一度自分で小さい声で読んで、テストを始めてください。」「どうぞ...。」 子どもたち　各自で読み始めている。そして解き始める。

（次頁へ続く）

（表 6-1 の続き）

時間	活動内容
9：42	先生　巡回を始める。 さやか　「できた」と言う。 みほとえり　取り組んでいる。えりは手をあげている。先生は巡回している。 先生　「終わったら、緑のテーブルにおいてください。」 えり　いち早く、「チャレンジドリル」を始める。 ももか、さやか、たいが　終わったので、解答用紙を提出してドリルを始める。ほかの子どもたちはまだ取り組んでいる。時々、独り言を言う生徒もいる。 さやか　「チャレンジ」で漢字を練習する。たいがに声をかける。 たける、けんと　解答用紙を提出する。たけるは書き直しになるが、すぐに訂正して再提出する。 さやか　踊りながら壇上を駆け抜ける。 ✎メモ①　小学校における学習規律や細かな身体動作のしつけを通して、子どもたちは、発表の仕方や会話の仕方を学ぶ。その多くは、大人になると忘れてしまっているように思う。 たける　ようやく終わり、チャレンジドリルをもらう。 先生の周りに、他のみんなも集まり、チャレンジドリルをもらう。先生の机の高さと子どもの背丈がちょうどよい感じだ。 たいが　12＋4＝16 だが、116 と解答用紙に書いてしまう。 けんと、たいが　2 人で戯れて遊ぶ。 さやか　壇上で、カニ歩きをしながら、「やった」と足をドタバタする。 みほ　椅子からずり落ちそうになる。 全員がもとの席に戻る。 子どもたち　「ステップ、今どこをしているの」と尋ねあう。 たける　先生に言われて、自分の席に戻る。
10：00	さやか　「まるつけ、お願いします。」「やったー、ステップ 9 までできたもん。」次のステップに進み、うれしそうにしている。「一番乗り、終わった」と、飛び跳ねて喜ぶ。 先生　「はい、わかりました。」 けんと　独り言を言いながら、取り組む。 先生　まるつけをしている。 みほ　「あー、あー」と言いながら、自分の席に戻る。
10：05	算数おわり。読書タイム。 先生「トイレ、水のみもお願いします。」 椅子の座布団の話題になる。座布団は「ふかふか」と呼ばれている。
10：10	生徒「これから、読書タイムをはじめます。」 『おやすみワニのキラキラくん』を先生が読む。子どもたちは先生の周りに集まり、ワニを指している。真剣な表情で聞く。

（次頁へ続く）

時間	活動内容
10：25	生徒「終わります。」 読書タイムが終わり、中休みに入る。子どもたちは、体育館で、ボール遊びをする。部屋で折り紙をしている子もいる。体育館での遊びは、次々に内容が変わる。なわとび、ボール、一輪車。
10：45	みんなで遊び、体が温まる。太陽も照り、部屋が暖まっている。
	先生　発表の仕方、聞き方をおさらいしている。「友達の発表をよく聞きましょう。」 板書「いいです」「おなじです」「すこし、ちがいます」 ✐メモ②　「すこし」という語を添えるのは、否定の表現を和らげるためだろうか。討論してやりあうことではなく、他者への配慮を教えているのだろうか。
国語	先生　「この子はだれに伝えにいきましたか。」 みんな手を上げている。 りょう　「※（発言聞きとれず）」 子どもたち　「いいです。」「おなじです。」りょうの発言に賛同する。 さやか　「明日、幼稚園の子に学校案内をします。」 先生　「3 時間目に来てもいいですか。」「何を書きましたか。」 みほ　「メモを書きました。」 先生　「メモは何頁ですか。」 えり　「91 頁です。」 先生　「場所と時間や、気をつけることはわかりますか。」 ももか　「保健室です。」 けんと　「3 時間目です。」 さやか　「具合が悪い子が寝ているかもしれません。」 みほ　「小さな声で話す、です。」 たける　「幼稚園の子たちに伝える。」 先生　「伝える、92 頁をご覧ください。」 「保健室の先生からのお知らせです。小さな声でお話してください。」 「質問はありませんか。」 「そこを読んでみましょう。」 先生　「だれからのお知らせですか。小さな声でお話しすることと、伝えることの大切なことは何ですか。」「目をだれに向けていますか。」 さやか、みほ、ももか　「お話しする相手です。」
	先生　「図工の時間では、何を伝えますか。」 子どもたちは、教科書を読んでいる。 みほ　「お知らせではなくて、自分たちで思ったこと。」 さやか　「やさしく、幼稚園の子に言ってあげている。」 りょう　「気をつけてくださいねって言ってあげている。」 先生　「言っている女の子を見てください。身振りがついています。」

（次頁へ続く）

（表6-1の続き）

時間	活動内容
国語	けんと　「図工の...。」 りょう　「ねんどみたいな、作品。」 先生　「作品ですね、『作品にはさわらないでくださいね』と、指差す。」 子どもたちは、もう一度、教科書を読み、復習する。 みほ　前に出て読みあげる。「作品にはさわらないでくださいね。」 先生　作品の絵を黒板に書く。 りょう　身振りで行う。「作品にはさわらないでくださいね。」 ももか　身振りで行い、楽しそうに笑っている。 けんと　恥ずかしがる。 さやか　「もう1回したい。」 えり　「1年生に教室の紹介をしたい。」 けんと　理科を紹介するが、途中少し途切れる。 えり　理科を紹介する。「おもしろい」と楽しんでいる。 さやか　音楽を紹介する。 ももか、けんと、えり　ザリガニの説明をする。 みほ　体重、身長を測るときには着替えをすること、（保健室にあるものに）さわらないで、遊ばないでください。 先生　「廊下では走らないでくださいね。」 けんと　「体育館の舞台とか、気をつける。」 りょう　「竹のやつ、乗りたかったら...。」 けんと　「竹のやつ、乗りたかったら...。」「よいと思います。」
漢字ドリル	先生　「漢字ドリルの時間です。」 けんと、りょう　じゃれあっている。 先生　「保育園に帰りたいのですか。」 ✐メモ③　小学校と保育園の違いに言及し、子どもたちをしつけている。<hr>先生　「姿勢を正して、足、左手をきちんとして。」 「できた人は、まるをつけに前に来てください。」 8こ「はちこではなくて、はっこです。」 「どうしてもわからない人は漢字ドリル（の説明）を見てください。」
11：19	子どもたちは漢字ドリルを始める。 えり、さやか　「できたー。」 さやか　「終わりました。」 先生　「保育所ではありませんよ。いちいち騒いではいけません。」 子どもたちは先生の机の前に整列し、先生にまるをつけてもらうと、自分の机に戻る。先生にドリルをわたすときの言葉遣いもきちんとしている。 ✐メモ④　正しく言葉を身につける訓練を小学生では十分に行う。保育園から小学校へ。子どもに対する規律の変化を、学校生活でどう伝えていくのか。
11：30	チャイムが鳴る。まるは、普通のまると、花まるもある。

（次頁へ続く）

（表 6-1 の続き）

時間	活動内容
11：30	さやか　「おなかすいた。」 先生　「いろいろ騒がない。」 子どもたちはまだ騒いでいる。 先生　「いいかげんにしてね。」
11：35	道徳　「1 年生の道徳」 えり　「今日は何頁かな。」（えりは迷っている） 先生　「今日は 82 頁です。」 「バーンとしませんよ。」（教科書の開き方を注意している） 「足の置き場所もきちんと。」（足をそろえて座るように注意している） 先生　「金色のクレヨンで絵を描いています。」「新しいクレヨンをもっています。」「金色も銀色もありました。」 先生　「何をもっていましたか。」 こどもたち　「大きなクレヨンです。」 さやか　「少し、違います。銀色のクレヨンです。」
	先生　82 頁を開く。「もう 1 回いきましょう。」音読を繰り返す。 ももか　「ほしいなあ。」 子どもたち　「いいです。」 先生　「おじさんからいただいたの。使いたい色があったら使ってください。」 先生　「だれからいただきましたか。」 たける　「おじさんです。」 りょう　「とみこちゃん。」 みほ　「ありがとう。」 りょう　「感謝する。」 えり　「本当に貸してくれるの。」 ももか「うれしいな。」 先生　「ささっと開ける人、えらいね。」（教科書の開き方をほめている）
	先生　「のぼるさん、まっていてね。のぼるはリスを描いていて、金色を塗りたいと思いました。力を入れると、クツッと小さな音がしました。真ん中で折れています。」 たける　「えっ」 先生　「あなたがのぼるだったらどうしますか。」 さやか　「おっちゃってごめんねという。」 みほ　「クレヨン、おっちゃった。ごめんねという。」 （生徒の 1 人が、「ちげー」と言う） 先生　「ちげーではなくて、ちがうです。お勉強中ですから。」 えり　「クレヨンにあやまる。とみこちゃんにあやまる。」 りょう　「ゲームと交換する。」 たける　笑う。「それではだめ。」

（次頁へ続く）

時間	活動内容
11：35	えり　「人のゲームをとるなんて、どろぼうみたいだ。」 たける　「勉強する。」 りょう　「最初は隠すかも、隠しておこうかなと思う。」 えり　「土に埋める。」 こうた　「ポケットに入れる。」 さやか　「机の中。」 えり　「引き出しの中。」 けんと　「まじ、隠すの？」 りょう　「おっちゃった、とみこちゃん、ごめんね。」 みほ　「ちゃんと正直に言う。」 さやか　「はっきりといってあやまる。」 りょう　「ボンドを探してくっつける。」 先生　「あやまる」「正直にいう」「かくす」と板書する。 えり　「こわす。」 さやか「箱に元どおりにしておく」 たいが　「金色ないよといったら、ぼく知らないよという。」 みほ　「あやまる」「正直に言う」がもっともいい。あとからもっと怒られちゃうから。 先生　「できるかな。」 みほ　「できる。おかあさんに『お箸どこ？ありました。ごめんなさい』といったことがある。」 先生　「とみこちゃんはどう思うと思う？」 えり　「『今回は、遊びの約束、ごめん』と言って、箱に戻す。」 えり　「ちょっとだめ。」 みほ　「折れて、隠したいんだけど、でも、だめだから、箱に戻す。」 　「それはだめ。」「折れていないのらいい。」とほかの生徒が言う。 先生　「もしあやまったら。」 みほ　「『いいよ』で、すぐ終わる。」「解決する。」 えり　「それでは終わらない。折ったクレヨンを買わないとダメ。」 みほ　「正直に言うほうがまし。」
	先生　「83 頁。」「のぼるはクレヨンをそっと箱に戻しました。」とみこちゃんは、「どうしたの、元気がないね」とのぼるに言いました。のぼるは、「金色のクレヨンを借りて折ってしまった。ごめんね」と言いました。とみこちゃんは、「いいわ。わざと折ったのではないですもの」と言いました。のぼるは、「ごめんね」ともう一度あやまりました。
	先生　「とみこの気持ちはどうですか。」 りょう　「わざとではないから、しょうがないと思う。」 みほ　「あんまり使わない色だから。」 りょう　「金がなくても、銀と....。」

（次頁へ続く）

（表 6-1 の続き）

時間	活動内容
11：35	みほ 「お友達だから、別にいいから。」 りょう 「すぐ正直に言ったから。」
12：00	サイレンが鳴る。 ✐メモ④ 道徳で学ぶことは、実世界の複雑さから生まれる。道徳はそれに対処する教えであるのかもしれない。現実には手本どおりにはならないが、手本や規範は何かを教える。
	えり 「いいよって言う。」 みほ 「のぼるだったら、正直に言う。」 さやか 「のぼるだったら、正直に言う。あやまって許してもらう。」 えり 「正直に言って、すぐに解決するものではない。」「ちょっとある。ずっと感じて、よいとは思わない。」 けんと 「おねえちゃんのおもちゃを壊して隠した。」「隠したので、後からとても怒られた。」 えり 「ひとみの引き出しを勝手にあけて、ネックレスをとって、うちの机にいれて、ひとみがネックレスはないと言って、うちは、『ううん』と言ってしまった。でも、ママは知っていた。『うそを言ったらダメ』と怒って、えりのものをとられて、大事なネックレスもとられた。それで、ママのネックレス、こっそり、はさみで切ってすてた。結婚式のときにママはネックレスを探して、見つからないからそのまま式に出た。」 ✐メモ⑤ 姉のものを勝手にとって、うそをついて母に怒られた。怒られただけではなくて大切なネックレスもとりあげられ、母に仕返しした。道徳で習うことを実経験にあてはめてみて、子どもはふり返る。現実の世界では道徳にそって生きることは難しい。だれにでもある人間の過ちをふり返っている。
	たける 「ばれなくて、隠しておけばいい。」 先生 「それはいいですか。」 たける 「だめ。」
	えり 「スキーの紙、忘れました」とちゃんと言いました。 先生 「こういうことは、たくさんあると思います。どうしたらよいか、考えてください。」 ✐メモ⑥ 本当に日常にはこういうことがたくさんある。子どもにそのつど考えさせて道徳観を養う。子どもは最初、道徳的な回答をしていたが、だんだんと実際に経験したことを話し始める。そこには、間違っているとわかっていても、素直にあやまることができずに、真実を隠してしまう人間の姿が見える。
12：05	生徒 「勉強を終わります。」
給食	1、2年生は一緒に食べる。2年生の担任の W 先生も加わる。養護教諭も加わる。栄養士の免許をもつ給食室の人も加わる。

（次頁へ続く）

（表 6-1 の続き）

時間	活動内容
給食	X 先生は食の作法について注意している。 「食べている最中のおしゃべりはだめ。」「ソースがこぼれたら、手をまず洗ってから、机の上をふいて食べてください。」 生徒の「うざい」や「きもい」という発言を注意する。「きもいではありません。『気持ちが悪い』です。」
	W 先生はふつうに話しながら食べている。「給食、残っているけど...。」と言って、生徒におかわりを勧める。
午後	スキー学習
	スキー場で、「遠くがみえる」と叫んだ 2 年生の女子。自分の背の高さからでは見えないものが、高いとよく見える。雪山に登るのもそういう好奇心から来ている。親御さんからは通学途中の雪山に登らないように注意してくださいといわれるが、子どもは登ってみたいものだ。ゲレンデはすばらしくよい天気で、遠くまでよく見渡せた。山、樹木に囲まれている。
	今日のふり返り O 先生とのお話　「学校生活で体験するさまざまなやり取りのなかで、共同性も正義も身につけていく。人との関係において、ただそれらをふりかざしているばかりではダメ。」 ✐メモ⑦　学校の先生にも個性や得意とするところがあり、児童の性格もいろいろであるため、先生と児童とのかかわり方や、学級のあり方は多様である。1 つの正しいあり方というものはない。

20XX-A-2-m：20XX 年○月△日　3、4 年生（複式学級）　Y 先生　学級児童数□名

8：20	体育館でなわとび。全員です。なわとびカード（黄色）をもっている。
8：30	昨晩の報告　「家に帰って、サッカーをした。」「風呂に入った。」「寝る前に...をしました。」「宿題をしました。」
	持ち物チェック　ハンカチとティッシュ
	今日の一言　「インフルエンザ、きちんとごはんを食べて、ウイルスに対する抵抗力をつけましょう。」 生徒　体調について話す。「理科の実験をがんばる。」 生徒　「理科と社会をがんばる。」 あやの　「10 時からの保健でよく話をきく。」 生徒　「睡眠は朝の 6 時 55 分まで。」 生徒　「睡眠は夜の 9 時から朝の 6 時 30 分まで。」「つめがむけた。皮がむけた。」「理科をがんばる。」 なおこ　「睡眠は夜の 9 時 30 分から朝の 5 時 30 分まで。」「～をがんばります。」 生徒　「睡眠は夜の 10 時から朝の 7 時まで。」「保健と理科をがんばる。」

（次頁へ続く）

（表 6-1 の続き）

時間	活動内容
8：30	生徒 「睡眠は夜の 9 時 30 分から朝の 6 時 45 分まで。」体の調子を述べチャイムがなる。 生徒「英語と理科をがんばります。」 生徒 「睡眠は…。」「理科をがんばります。」
	持ち物チェック　箸箱、筆箱
	爪切りで深爪したという女子が多い。
	お知らせ　私について、英語の J 先生について、2 年生が見に来ることについて。
	勉強が始まる。2 つに分かれる。
8：45	2 年生が入ってくる。4 人と W 先生。4 年生は辞書を開いて、漢字の練習をしている。「入学、など」
	3 年生の前に先生が立ち、板書をしている。82 頁。 先生 「あゆむくん、姿勢が悪いです。」 ✎メモ①　この学級でも、姿勢について注意している。何年生まで注意するのだろう。
	先生 「姿勢、いいね。左手の置き場いいね。」「静かにしてもらってもいいですか。」「準備はいいですか。」「音読しましたね。」「3 回も 4 回も読みましたね。」
	2/2　板書　3 年生「めあて」 強くこころに残っていること。 「課題」 学習の見通しをもとう。
	子どもたちは音読を始める。1 人ひとり 1 文ずつ順番に読む。妹と弟が生まれることについて、1 人っ子だったのでうれしい気持ち、飛び上がったことについて書かれている。
	4 年生は互いに相談をしながら漢字の練習をしている。
	板書　白石さんの作文の上手なところ。 先生 「4 年生、動かすのは手だけー。」
	先生 「みんなはこんな作文書けるかな。」 はやと 「だめ。」 先生 「白石さん、上手だから。」 はやと 「違う、書けない。」 なおこ　手をあげる。 先生 「何ですか。」 なおこ 「質問です。線を引いてもいいですか。」
8：55	先生 「4 年生、どこまでいきましたか。」「積極的、消極的まではいったの。」 子どもたち 「やりました。」 2/2　板書　4 年生「課題」2 字の漢字でできる熟語の関係を考えよう。

（次頁へ続く）

（表 6-1 の続き）

時間	活動内容
8：55	先生　「めあてと課題まで、できましたか。」 子どもたち　辞書を片付けている。 先生　「スキーは B にいくよ」となつこに話す。「なのでがんばれ。」 子どもたち　出席と欠席、成功と失敗など、反対語を書いている。
9：02	2 年生、帰る。 先生　「動かすのは手だけ、口や足は動かさなくていいです。」 先生　次は 3 年生をみる。 なおこ　「2 こくらい、書きました。」 先生　「2 こですか、そうではないのですか。」 先生　4 年生に足の置き場を注意する。 先生　スキーでなつこが B にあがるという話になる。「もうこの話は終わりね。」 先生は 3 年生と 4 年生をぐるぐるまわっている。 姿勢を注意する。背中といすの間にグーを 1 個分入れると座りやすい。
9：05	先生　「3 年生、では、みんな前を向いてください。」「みんながみつけた上手なところを聞きたいと思います。」 先生　「ひろきくん、教科書とノートの置き方が違っています。」 先生　「なおこちゃん、しゃべっています。」 なおことひろき　しゃべっている。「赤ちゃんが生まれるんだよ。」ゆりもしゃべ。ゆりを見る。 4 年生　「先生、もう終わりました。」 先生「終わってすることは言ってあります。」「動かすのは手だけ。」 子どもたち　辞書を持ち出して調べものを始める。 3 年生 なおこ　「病院につくまでの時間が長く感じました。」 ゆり　「『、』のつけ方がうまい。」 板書　「ふり返り」 先生　作文を書きます。1 年生…。 先生　4 年生のところにいく。 りか　「安心」「心配」「上流」「下流」「最短」「最長」 子どもたち　「人工」「自然」「集中」「分散」 先生　「ふり返りを美しく書いて終わってください。」
9：30	先生　「体が斜めになっていますよ。いすが、斜めになっていますよ…。」 ✐メモ②　Y 先生の注意の仕方は、温かさ、楽しさがある。子どももくすくす笑っている。
算数	4 年生　板書　2/2　「課題」　小数のかけ算、わり算マスターをめざそう。 子どもたち　自分たちで、解いて、まるをつけている。

（次頁へ続く）

（表6-1の続き）

時間	活動内容
算数	3年生　板書　2/2　「課題」　小数マスターをめざそう。 なおこの質問に、周りの子が答え、手伝おうとする。先生もきて、説明をする。なおこはよくわかっていない様子。 ひろき　消しゴムを忘れ、先生から借りる。
	4年生 ひとみ　「先生、終わりました。」
	3年生　「先生」3年生も4年生も次々と先生に話しかける。
	4年生　74頁。 先生　「まとめです。それが終わりましたら、『使う』に戻って考えてください。」
	3年生　子どもたちは次々に「先生、先生」と言う。ゆりのところに男の子2人が集まり、ゆりのノートを見ている。 ひろき　「どこまでいった？」「わかった？」 先生　「足し算ばっかりだと、それでもいいんだけど…。引き算だと…むずかしいのね。」
	えいと　Specialと書かれた計算を6問用意され、取り組む。①3－0.7、②18＋3.2…⑥。
	えいと　「いつきと朝一緒に遊んだ。」 先生　「それで朝から元気がいいんだね。O先生もそう言っていたよ。」
	先生　「横書きの式も書いてください。計算だけではなくて。」 えいと　「Special終わった。」 先生のまわりに3人の生徒が集まり、まるつけをする。計算が終わった子どもは、ふざけて、立ち上がっている。
	先生　「ズボン下、はいてきた？」 えいと　「うん。」「うそよん。」 ひろき　席を立ち、歩き回る。 ゆり　机から床に教科書が落ちるが気にしていない様子。しばらくして、拾う。 まさき　姿勢が傾き、いすからお尻がずれおちている。
9：55	先生　「まさきくん、座り方が変です。」
	3年生　まる付けをして互いに答え合わせをする。「〜です。」「あっています。」
	✐メモ③　少人数の複式という学級の特徴で、1人ひとりに時間がとれる。寺子屋のような親しみやすさがある。朝の様子や、スキーが上達したことなど、日常の出来事を授業の会話にはさむ「生活に位置づいた授業」。クラスの秩序は乱れている。

（次頁へ続く）

時間	活動内容
9：55	O 先生によると、Y 先生は 1 人ひとりの質問に個別に対応するので、生徒が騒いで、収拾がつかなくなることがあるという。生徒間の力学も考えながら、クラス単位で対応すると乱れも少なくなるという。
10：00	3 年生　互いに指摘しあう。答えがあっていたら、喜び、体全体で表現している。 先生　4 年生のまゆみの足を、「足」と注意する。 まさき　「先生〜、わからない。」 生徒　算数の時間に、背表紙のことを聞く。 ひとみ　「これは何と読みますか？」 先生　「背表紙。」 生徒　「うん。」 先生　「うんじゃない、はい。」 ✐メモ④　X 先生と違って丁寧語で話さない。生徒にとってはどちらがよいのだろう。どちらがよいともいえないが、X 先生の場合、生徒に対して少し距離を置いているような感じがする。
10：05	終わりのチャイム えいと　Special として与えられた質問に、「イェーッ」といいながらまるをつける。 つよし　ひとり遅れて登校する。のどがいたくて、病院に行った。「こんにちは」とあいさつをする。 4 年生は中休みのことで頭がいっぱい。カルタ大会の表彰式が校長室で行われるからだ。
英語	生徒　「黒板はなんていうの？」 J 先生　「Blackboard」 歌を歌う。「幸せなら手をたたこう、幸せなら足を踏もう、幸せなら OK と言おう。」 単語の練習　「Book、clock、desk」
中休み	表彰式。カルタ大会で、3 つのチームが表彰された。
10：45	4 年生は実験室。6 人。 3 年生は学級室。
理科	冷蔵庫から、金属球をとってくる。2 日間冷やした。それを取り出して、用具に通してみる。「金属球ぼうちょう試験」と呼ばれる。実験の結果、ぴったりはまった。 結果のまとめ　（ノートに清書する） ①　60 から 65 度くらいのお湯で温めると、大きくなったように思えるが、穴は通った。 ②　アルコールランプの火で熱すると、穴は通らなかった。

（次頁へ続く）

時間	活動内容
理科	③　金属球を冷やすと、小さくなり、輪にぴったりはまった。 （空気、水、金属の温度に対する体積の変化をまとめる。）

	温めたとき	冷やしたとき	体積の変化
空気	大きくなる、ふえる	へる、小さくなる	変化が大きい
水	ふえる、大きくなる	へる、小さくなる	変化がみられる
金属	大きくなる	小さくなる	変化は小さい

先生　児童に考察させている。「変化があったが小さかった」など。

みさき　「先生〜。」
先生　「うん。」
みさき　「〜でいいかな。」
先生は部屋の片づけを始める。みさきからの呼びかけで、生徒がまとめを書いている場所に戻る。時間が空いたら部屋の片づけをしている。
みさき　（ヒントがほしい様子）
先生　「ほかにもしている子がいるから、ちょっと待ってね。」
「4年生、姿勢が悪くて、目が悪くなりそう。30センチ離してね。腹筋、背筋もつくよ。」
✐メモ④　Z先生も姿勢を注意する。理由づけもする。
みさき　「全部のまとめ？」
先生　「全部書いてごらん。」「自信を持って。」「それでもいいよ。」
ともや　「メモ、くちゃくちゃにしない。」
先生　「メモさえできれば、科学者としてばっちり。」

先生　「髪の毛で目が悪くなるから、背を伸ばしなさい。」
✐メモ⑤　ここでも姿勢を注意する。
先生　「絶対に気づくから、落ち着いて考えなさい。」
「そこであきらめないでください。」
「まさきくん、2つ気がついたことがありますね。」
「枠にこだわらない。」
「消さなくてよい。」学びの軌跡を残すよう声掛けする。

ペットボトルとストローを次回持ってくるとのアナウンス。

ひとみ　まとめを書いている。
みさき　まとめの3つ目に進んでいる。
ともや　書いている。先生が「そろそろかな、がんばれ」と声をかける。
先生　「実験の結果を自分のことばで書く。」

理科の「科学的思考・表現」という単元なので、生徒のノートには、それぞれのよいところを考えたフィードバックが書かれている。先生は、必ず、ほめて、よいところを見つける。足りないところを足すように。子どもが書き始めると、先生はずっと待っている。

（次頁へ続く）

（表 6-1 の続き）

時間	活動内容
理科	体積の変化についての考察 温めると必ず大きくなる。冷やすと必ず小さくなる。これがすべての物質の共通点。 先生　「違いを見つけてみましょう。」 生徒　「一番変化があったのは空気。」「あいまいなのは金属。」 先生は線路のレールのつなぎめに金属が使われている理由を説明をする。暖かくなると伸びる、寒くなると縮むように、レールは工夫されている。 ✎メモ⑤　日常生活で発見したことを応用させて考えさせる。
10：30	終わりのチャイム ✎メモ⑥　理科はあっという間に時間がすぎた。自分で考えさせる授業を行っている。
11：39	3 年生と 4 年生は 2 つに分かれている。
社会	4 年生は、牛、馬、鳥…。「鳥は天然記念物、牛と馬は農業…。」などといっている。「はっか、かぼちゃは農業」ともいう。 ひとみ　「はっか」とおばあさんの声を真似て笑う。まさきも笑う。 先生　「いらないおしゃべりをする人は、O 先生としゃべってくるといいです。」 まさき　「行かない。」 クラス全員が落ち着かなくなってくる。
	3 年生 なおこ　「遊びのものでもいい。」 先生　「いいよ。」 ひとみ　「絵に表してもいい。」 先生　「いいよ。」 えいと　「できた。」「お手玉もできた。」
	4 年生 生徒　「てんさいって何？」 先生　「砂糖をつくるもの。」 生徒　「てんぐさってところてん？」 全員がひっきりなしに先生を呼ぶ。
	ゆり　泣いている。あゆみに「間違っている」と指摘され、笑われた。 先生　「間違えたら、どうしたらいいと思う？」 あゆむ　「知らない。いえばいい。ごめんね、やだよ…。」 ゆり　泣き続ける。 先生　「どうしたの。」

（次頁へ続く）

時間	活動内容
社会	ゆりはいつまでも泣いている。あゆむはそれくらいで泣くものではないという態度でいる。先生は、はじめは、あゆむに謝るように指導していたが、いつまでも泣くゆりのほうを指導しはじめた。
	先生は生徒にとても親しみやすく話す。「乳牛は、白黒のほうで、メスです。」
	なおこ　先生に何かを説明し始める。どじょうすくいで頭にかぶるものを何と呼ぶか。「風呂敷でしょ。」
	ゆり　泣き続けている。
	先生　「お湯のみ。」 ひとみ　「先生、湯のみでは。」「お湯のみとはいわないのでは」と尋ねる。 なおこ　「先生、大体書いたらいいんでしょう。」 ひとみ　「海業ってある。」 先生　「そんなことばはありません。」 なおこ　「先生、来てください。」 あゆむ　「リアル、じいさん。」 ゆり　泣き止む。
	板書　2/2 課題　4 年生　農業や水産業のさかんな地域を調べよう。 課題　3 年生　昔のものを探そう。絵を見て、昔のものの絵を描き、使い方を考える。
	なおこ　先生がほかの生徒の面倒を見ている間、私に質問する。聞きたいことがたくさんあるようだ。「これはなんといいますか。」私は、「てぬぐい、竹とんぼ、きゅうす、なべの洗うもの」と答えた。
12：10	はやと　「先生、腹減った。」 ひとみ　「腹減るわけないでしょ。」 なおこ　「せんせー。」言葉遣いが乱れる。あゆむと手をつないで話す。みんな席を立ったり大声を出したりしている。給食前で興奮している。
	4 年生 まとめ　土地の様子との関係　農業は平野・盆地・台地、漁業は海に面したところ。 ふり返り
	ゆりとあゆむ　けんかがたえない。
	3 年生　わかったことをノートに書く。子どもたちはそのノートを提出する。先生　自分の話も交えて、ノートの落書きを注意する。「ノートに、となりの女の子が落書きして…。モテモテなのかな。」
	Y 先生の授業は最後に近づくと収拾がつかなくなった。しつけ、規律に対立するように、子どもの自由奔放な姿が目立つ。

（次頁へ続く）

（表 6-1 の続き）
20XX-A-3-m：20XX 年〇月△日　Z 先生（教頭）との面談　16：30-18：00

時間	活動内容
16：30	①　規律と自由について 先生「規律は縦糸、自由は横糸という教育理論がある。この縦糸と横糸が同じ強さで張られるとき、児童の学力が一番伸びる。縦糸が強いと、自由な学びは抑制されるが学力は伸びる。横糸が強いと、学力も落ち、学級崩壊につながる。」「縦糸と横糸をバランスよく張るのは難しい。小学校では、学力をある程度維持し、学級崩壊を起こさないために、縦糸を張ることに力を入れることが多い。学習規律が生徒に身体化されると、授業もスムーズにいく。」
	②　子どもにどこまで注意して、どのように接するかについて 先生「子どもたちに、どれだけ介入してよいのか。どれだけ声かけをしてよいのか、教える側は、いつも迷う。」
	③　学力について 先生「学力をつけさせるためにすべきことは何か。その最適な方法を探している。」勉強には、「作法を取り払った、技術としての学力」をつける方法と、「作法も含めた学び」がある。前者は狭義の学力で塾でもできる。後者は広義の学力であり、生きる力そのもの。それを小学校では教えている。
	④　創造性と規律・しつけについて 先生「しつけからは、標準化された人間が育つ。創造性からは型破りの人間が育つ。1 人ひとりの個性を生かす。このバランスが大切で、そのバランスのあり方は、それぞれの学校の理念や、現場で共有する学力とは何かによって規定される。」
	メモ：18：00 から会議があり、先生の話が途中で終わる。

　3 日目の教頭との面談で、これらは小学校の学習に不可欠な「学習規律」に関する指導だと教えられました。「規律は縦糸、自由は横糸という教育理論」があるということでした。そのため、「学習規律」という現場の用語をそのまま使い、これをテーマのインデックスとしました。教育学や心理学の研究者で、小学校の教育現場に詳しい人であれば、この記録にある「学習規律」というテーマをすぐに発見できるでしょう。

サブ・テーマ

　メイン・テーマを見いだしたら、次に、それに関連づけられるサブ・テーマを見つけます。そして、主要なテーマでインデックスを付された部分がさらに細かなサブ・テーマに分かれているかどうかを確認し、次にテーマから理論的に見いだせるかを検討します。例えば、「学習規律」は姿勢や応答の仕方だけではなく、朝の挨拶、学習の準備、話の聞き方、話し合いの仕方、道具の使い方や字の美しさなど、いくつもの項目に分けることができます。また、1年生と6年生では、期待される項目も増えていくかもしれません。学校全体で果たす役割も違ってきます。このように、テーマを構成する現象そのものの個別性や多面性によって、サブ・テーマを導出し、テーマの一覧に組み込んでいきます。

　前述の島の調査では、島の小学校で行った参与観察の記録（p.185、表6-1）から、「姿勢」「応答の仕方」「食の作法」というサブ・テーマが見つかりました。「姿勢」というテーマは次に挙げる教員と児童のやりとりがヒントになりました。「できた人は、机の前を整理するとか、姿勢を正すとか、考えてみましょう」「姿勢を正している」「姿勢がいいですね」「姿勢を正して、足、左手をきちんとして」「姿勢が傾き、いすからお尻がずれおちている」「4年生、姿勢が悪くて、目が悪くなりそう。30センチ離してね。腹筋、背筋もつくよ」などです。このような、子どもたちの姿勢を指導する教員のことば、子どもたちの姿勢の崩れをノートに書き留めた箇所、教員に注意されて姿勢を正す児童の行動の詳細によって、「姿勢」というテーマが導かれました。

　「応答の仕方」というテーマは次に示す記録がヒントになっています。

> 先生　発表の仕方、聞き方をおさらいしている。「友達の発表をよく聞きましょう。」
> 　　　板書　「いいです」「おなじです」「すこし、ちがいます」
> 先生　「この子はだれに伝えにいきましたか。」

みんな手を上げている。

りょう　「※（発言聞きとれず）」

子どもたち　「いいです。おなじです。」りょうの発言に賛同する。

　これと類似する状況を書き留めた記録は、ほかの日の国語の授業の観察記録のなかにも多数見られたので、それらを合わせて、「応答の仕方」というテーマをつけました。

　「食の作法」というテーマは、給食時の参与観察の次の記録から見いだしたものです。

　X先生は食の作法について注意している。

　「食べている最中のおしゃべりはだめ。」「ソースがこぼれたら、手をまず洗ってから、机の上をふいて食べてください。」

　生徒の「うざい」や「きもい」という発言を注意する。「きもいではありません。『気持ちが悪い』です。」

　他にも、食の作法をテーマとする次の記述がありました。「給食時には、牛乳を運ぶ係、食器を運ぶ係、料理を運ぶ係がある。台拭き係もあり、机の上を、消毒液をしみこませた布巾で拭く」「児童は給食用のトレイをもち、順番に並び、教員に料理を盛り付けてもらう」「各自席に着き、『いただきます』と全員であいさつをして食べる」「食事の合間に細かな食の作法が伝えられる。教員は児童に、配膳、はしの使い方・置き方、姿勢、食事のペース、食事中の会話について細かく注意する。食事のペースが極端に遅い子どもは指導の対象となる」「教室による違いもあり、会話をしてはならない教室と、教員と児童が会話を楽しみながら食事をする教室がある」などです。

　この３つのテーマ（「姿勢」「応答の仕方」「食の作法」）はすべて子どもに期待されている身体規範にかかわります。子どもの健康と医療に関する調査を始める前は、子どもの「身体観」というとき、子どもに特徴的な身体に対する認識・観念や実際の身体動作を明らかにしたいという気持ちがありました。しかし、調査を始めてすぐに、子どもの身体の認識や動作には、日本社会の身体規範を

示す「学習規律」が影響していることがわかりました。つまり、それは、子どもの特徴を示すものではなく、社会の期待を示すものでした。

　最後に、テーマとサブ・テーマを合わせて一覧にし、資料の全体を分析するために適切な枠組みになっているかどうかを確かめます。その基準となるのは、テーマの一貫性、資料の重要な部分を取り残さないための包括性です。この２つを、**継続的比較**（constant comparison）という方法で確認します。継続的比較とは、分析カテゴリーとしてのテーマを確立するために、１つの資料（１人のインタビュー資料や１日の観察資料）から、そのテーマに適合する部分を特定し、別の資料からも、同じようにそのテーマに合う部分を特定したのち、それらを比較し、同じテーマでまとめてよいかどうかを確認する作業です [Pope, Ziebland, & Mays 2000：114]。すべての資料に対してこの継続的比較を行い、テーマとサブ・テーマの分析カテゴリーとしての妥当性を確認します。

コーディング

　フィールドワークの資料から、テーマとサブ・テーマの一覧（包括的なインデックス）を作成し、その妥当性を確認し、次に、このリストを「コード」に変換します。コードとは、資料を読み込んで発見したテーマやサブ・テーマを象徴する記号であり、資料の該当する箇所にその記号を貼り付けて使います。この段階ではもはやテーマの意味することを掘り下げる必要はなく、そのテーマに合致するすべての部分をコードで拾い上げるだけです [Murchison 2010：178-179]。同じコードをインタビュー資料、観察資料のすべてに使用できます。テーマとサブ・テーマを見いだす作業は資料の意味を膨らませるものでしたが、コーディングは、データをコードの体系（code system, coding scheme コードとコードの関係性を体系化したもの）に沿って整理するものです [Bernard 2018：381]。テーマとサブ・テーマの一覧（包括的なインデックス）の完成度が高いほど、コードの体系は安定し、信頼性が向上します [次頁注]。

◢ コーディングの実際

　コーディングは、自分の目で見て、テーマに該当する箇所を「切り取り、貼り付ける（カット・アンド・ペースト）」という繰り返しの作業です [Agar 1996 : 153-154]。ある特定の日のインタビュー調査や参与観察の資料をひとまとまりの資料（データセット）とし、その資料全体にコードの体系を使ってコードをつけます。そのデータセットのなかでは、たった1つのコードもあれば、何度もあらわれるコードもあります。コードを当てた部分を切り取り、そのコードを見出しとして、その下にコードを当てた部分を貼り付けます。印刷した資料をはさみで切って積み重ねておき、大きな紙に貼り付けてもよいでしょう。小さなデータセットであれば、この方法はとても効率のよい方法です。大きなデータセットであれば、パソコンソフト（Microsoft Word など）のカット・アンド・ペーストの機能を使って、まとめるほうが効率的です。また、やり直しが簡単にできるという利点もあります。ただし、「切り取り、貼り付ける」作業は機械的な作業ではなく、テーマとサブ・テーマを示す内容を具体化して特定していく、創造的な作業なので、データに触れて、コードごとにまとめて、大きな紙に貼り付けるという手間のかかる作業の時間のなかに、むしろ創造性が生まれます。

　コーディングで使用するコードは暗号、数字、単語、略語のほか、色や形であらわすことも可能です。例えば、主要なテーマを赤、それに関連するサブ・テーマをオレンジにして、その色の付箋を貼り付ける、その色のマーカーで印を付けるなどです。日常生活でよく使われることばをコードにすることもあります。インタビューの参加者が使用することばをそのまま使う**イン・ビボ・コード**（*in vivo* codes）は、この典型的な例です [Strauss & Corbin 1998 : 105]。

注　質的分析における重要な作業は、資料を読み込み、現象を説明するテーマを見いだし、それに基づいてコードの体系を構築する手続きです。そしてこの手続きが「理論の発見」という研究の最終目標につながっています。複数の資料のなかから繰り返しあらわれる主題、鍵となる主題があります。それらを比較検討すること、または既存の理論を用いてそれらを統合し、現象を論理的に説明したものが質的研究の成果となります。

分析の質の確保

◆ 推論の確からしさ

エスノグラフィでは、帰納的推論を使って資料からテーマ（仮説）を導き、次に演繹的推論を使ってそのテーマ（仮説）をもとに個々の事象を結論づけるという手続きを踏みます。資料からテーマ（仮説）を導く際に、帰納的推論のほかに、**解釈学的推論**（interpretive reasoning）も多く用いられます。

解釈学的推論は、帰納法のように、個々の具体的事実をある程度のまとまりをもった集合体になるまで積み重ねて、その事実を説明する命題ないし仮説を立てるものではありません。1つの事象がなぜ起きているのかをその事象が起きている状況や条件などの背景を細かく探ることによって研究者が「解釈」するものです。解釈学的推論は帰納的推論と混同されやすいのですが、実際には異なります。帰納的推論は、個々の具体的事実をある程度のまとまりをもった集合体になるまで積み重ねて、その事実を説明する命題ないし仮説を立てるものです。解釈学的推論は、ある1つの事象がなぜ起きているのかを、その事象が起きている状況や条件などの背景を細かく探ることによって研究者が「解釈」するものです。そのため、同じような事象を積み重ねる必要がなく、ただ1つの事例でもその背景に精通していればその解釈が可能なこともあります。

帰納的・演繹的推論は科学的研究に広く用いられています。解釈学的推論はより特定の芸術や哲学の領域、エスノグラフィやナラティブにも使われる推論です。そのため、科学的研究の中で解釈学的推論を用いる場合、それを用いた資料の「解釈」が信じるに値するものであることを、だれにでもわかるように、その推論の過程を説明できるようにしておくことが大切です。

◆ 推論を行うときに必要な誠実さ

質的資料を解釈する目的は、人びとの語りや行為の意味を明らかにすること

です。人びとが何を語り、なぜそのように話し、行動するのかということに、質的研究者は関心があります。研究結果を読む人にも納得のいく結論を導くために、正確に解釈するための基本を押さえておきましょう。

その1つ目は、人びとの語りや行為を人びとの生きる場の中から理解することです。そして幅広い理論をもっておきます。解釈する人の得意とする理論という属人的な条件に影響された結論は正確ではありません。いつも現象が起きている場の「事実」に忠実に、最善の理論を使って解釈します。

2つ目は、人びとの語りや行為をその人たちが置かれているより具体的な状況のなかでその変化も含めて解釈することです。語りや行為は、その人が属する社会の文脈（人と人との関係性など）の中で生まれるものです。しかし、語りや行為は、その文化の規範や世界観をそのままあらわしているのではありません。状況によってそのあらわれ方は少しずつ変わってきます。つまり、その時々の状況のなかで、人はなぜそのように語り、行動するのかを正確に理解し、その意味を解釈することが重要です。

3つ目は、人の生きている場の中で解釈する生命の現象は再帰性をもち、解釈する人の主義や主張を強めることもあることを心得ておくことです。質的分析を行って得た結論が自分の主義や主張に過度に影響を受けていないかをいつもふり返り、謙虚な姿勢で、結論の確からしさを高めることが大切です。

分析の質の保証

質的研究では、研究資料の解釈や分析の妥当性を巡って次のような批判を受けることがあります。

「導かれた結果は研究者の『主観的な解釈』ではないのか」「主観的な解釈ではないことを（読者は）どのように知るのか」「研究者の主義や主張に合致したものを資料の中から意図的に選別しているのではないか」「意図的ではないとしても、研究者になじみのある理論や考え方が無意識に資料の見方や分析の方向性を決めているのではないか」「そのような主観的な分析に『客観性』はあるのか」「エスノグラフィで集めた資料に代表性はなく、その多くは『逸話

（anecdote）』である」「代表性がないものを解釈して、分析しても、それは普遍性のある科学的な知識とは言えない。」

このようなさまざまな疑問や批判に対して、研究の結論の確からしさを示し、その質を保証するには、研究者は次の3点に留意することです。

①分析は包括的であり、すべてのデータセット［注］を隅々まで見ている
②分析は体系的に行われており、データセットのなかの共通点だけではなく、相違点を示している
③実際にどのように分析したのか、その手順と分析の結果を細かくノートに書きとめて、必要に応じてそれを提示できるようにしておく

◢ 分析の包括性

エスノグラフィの質は、資料と分析の包括性という基準で確保されます。分析では得られたすべての資料をコーディングします。何らかの理由で選別してコーディングするときには、その明確な基準を示します。時間をかけて作成したコードの体系にはすべての資料が整理整頓されておさまるものとなります。

具体的に例証しながら結論の正しさを示すとき、その事例が資料全体のなかで典型的なものなのか、特殊なものなのかを明らかにしておきます。そして、例を述べるときに「多くの人は…」という書き出しではなく、何人中何人はというように、細かな数字でその例の普遍性・特殊性をあらわします。得られた資料の特殊な事例に基づく結論は結論とは言えません。研究者の主張や理論を支えるような例を探して結論づけたものも結論とは言えません。資料の全体を読んで構築したコードの体系によって、資料全体を説明する理論を導いたものが結論です。時間が限られたなかで行った研究はとくに、包括性の原則がなおざりにされ、拙速に結論が導かれることがあります。エスノグラフィの研究結果が公表されるまでには、現地調査の終了後、1年から2年、あるいはそれ以上かかることもあることを心得ておきます。

注　研究の目的のもとに集められた資料の全体・記録のファイル群

分析の完全性

　最後の結論を導くまで分析は完全に行います。データセットに取り込んだ現象の変化や相違に十分に注意し、一貫性のある結論を導くまで、データの細部まで確認します。データ分析の初期のころに導かれた「一貫性」を示す軸が、データの量が増え、そのなかの多様性が明らかになると、揺らぐことがあります。初期に導いた軸が揺らぐということは、変化や違いに着目することの必要性をデータが示していることととらえ、現象の複雑さに謙虚に向き合うことが大切です。

　データを完全に見るための方策として、比較と批判があります。比較とは、テーマとサブ・テーマの整理においても用いましたが、データセットとデータセット、事例と事例、事例で示される現象間の絶え間ない比較（constant comparison）の方法です。データセットにより異なる結果があらわれているのはなぜか、事例と事例の間にどのような違いがあるのか、それはなぜか、そして 1 つの事例に矛盾する 2 つ以上の現象が含まれているのはなぜかなど、「一貫性」を見つけるまでにすべきことは比較です。

　データの分析が進むにつれて、仮説が立ちあらわれてきます。データ分析の後半は、その仮説を検証するつもりで「批判的に」分析を行います。つねに仮説を立証しない事象に目を配ることです。分析の信頼性は、一貫したテーマを示すだけでなく、それから外れたケースを示すことによって逆に高められます。

分析の透明性

　自然科学、社会科学にかかわらず、科学的調査で得た資料や結論は個人のものではなく社会で共有すべき財産です。個人の研究者には資料を集め、新しい知識を生み出したことに対する功績が与えられますが、生み出された知識は公共のものです。よって、その資料や結論の確からしさはだれもが検証できるものでなければなりません。自然科学の実験では、実験ノートを作成し、研究の目的、方法、結果、考察の過程をできる限り詳細に記載し、それを読めば追試

が可能となるようにしています。これと同様に、エスノグラフィの分析の透明性を高めるためには、資料の収集と分析をどのように行ったのかの丁寧な記録が必要です。

　エスノグラフィにはデータの再現性や、それを確保するための追試という考え方がありません。研究者の深いかかわりのもとに資料を収集するため、「再現性」や「追試」という概念ないし方法で研究の確からしさを示すことはできないと考えられています。しかし、実際にどのように分析したのかということや、コーディングの例を詳細に示し、結論をどのようにして導いたのかということをノートに書き留めておくことは、透明性を確保するために必要なことです。近年では社会科学の領域においても、医学や自然科学の研究と同様に、複数のメンバーによる共同研究が主流になりつつあります。そしてコーディングでは、複数人でコーディングの正確さを確認することが信頼性を確保する方法にもなりつつあるため、研究ノートを作成し、分析の過程を細かく記録しておくことを勧めます。

分析の模索

　身体観、健康観、医療観というテーマは、医療人類学における理論的なテーマの1つであり、人びとの身体や健康にかかわる現象を文化の観念としてとらえる理論です。この理論を分析の中心軸に据えて、子どもと親・祖父母世代から得られた資料を今まで述べてきた方法に従って分析をした結果、身体・健康・医療の観念を具現化する現象が少しずつ見えてきました。しかし、離島に何年も通うに従って、既存の分析では、子どもや島の人たちの生命を表現しきれていないことに徐々に気づいていきました。

　具体的には、身体・健康・医療の観念を明らかにしようとする視点から資料を読み、その後、資料から帰納法を使って「身体規範」「体温調整」「学習規律」の3つのテーマを導きました。しかし、この3つのテーマで分析した子どもたちの学校生活の様子からは、子どもの生き生きとした生命の表現が見えてきませんでした。なぜなら、筆者が用いた方法は、人類学者の視点から、過去

から現在までの島の人たちの生命を、「観念」という文化の概念に還元するものであったからです。

人類学の理論上、世代間の身体・健康・医療の観念の伝承は興味深いテーマです。しかし、海風を浴びながら、背丈の高い植生の間を自転車で駆け抜け、島の自然との一体感のなかで生きている子どもの日常を、「観念」ということばでくくり、体系化することはできないことにだんだん気づいていきました。

そこで筆者は、調査の途中から、小学校の学校生活や課外活動を小学生の子どもたちと一緒に体験しなおし、地元の小学生が参加する地域の祭りにも参加して、できるだけ一緒に生活するなかで得られたことから、分析テーマを立ち上げていきました。その1つが「いのちの景観」というテーマです [道信 2015]。

同じころ、人びとの語りや観察記録をコードやカテゴリーに分節して、結論を導くという机上の作業を中断し、語りや観察記録のなかからひときわ輝いている部分を頭に刻み、そのまま、島の土地を歩き、風に吹かれ、海を眺め、その意味を全身で考えるということを繰り返しました。そこでは、子どもたちの発話や行動は、その日の他の出来事や、子どもたちを長年見てきた経験のなかで深められ、その意味は、子どもを取り囲んでいる大地のなかで、掘り下げられていきました。

調査で集める語りや観察記録は、それそのものが、人の生きる時間から切り取られた「断片」であり、それをさらに分節化して、コード化した場合、資料内部の論理的整合性は高まりますが、対象理解からは遠のいていくような気がしたのです。そこで、もう一度、子どもの日常社会に戻り、新しい気持ちで子どもたちとのかかわりを続けました。

本章を締めくくるにあたり、最後に、筆者の研究に対する取り組み方の変化について述べてきました。それは、序章で述べたメタモルフォーゼ［注］に相当するものですが、この変化を質的研究の方法論に具体的に反映させることは、試みの段階であり、不完全であるため、本書ではまだ述べることができません。しかし、保健・医療・福祉の現場で、人びとの生きる時間の1日1日が

注 現地・現場の人との交流や、その人たちが生きている社会や自然の環境に身を置くことによって、研究者のものの見方に変化が起こること。

何よりも尊いとき、研究者は、その場のなかで、あるいはその場を離れて、「大地に立ち、風に吹かれる」ような時間をもつことも必要ではないでしょうか。古来より人間は、人間の生命を包む大きな世界に目を転じ、そこで思考することにより、豊かな精神文化を発展させてきました。そのように考えたとき、ひとたび大地に立って人間を想うことは、研究活動もその1つである精神活動を深めるものでもあると思います。

文献

Agar, M. H.（1996）. *The Professional Stranger: An Informal Introduction to Ethnography*（2nd ed.）. San Diego, CA: Academic Press.

Bernard, H. R.（2018）. *Research Methods in Anthropology: Qualitative and Quantitative Approaches*（6th ed.）. Lanham, MD: Rowman & Littlefield.

道信良子（2015）. 島のいのち. 道信良子（編）, いのちはどう生まれ, 育つのか—医療, 福祉, 文化と子ども（pp.121-134）. 岩波書店（岩波ジュニア新書）.

Murchison, J. M.（2010）. *Ethnography Essentials: Designing, Conducting, and Presenting Your Research*. San Francisco, CA: Jossey-Bass.

Pope, C., Ziebland, S., & Mays, N.（2000）. Qualitative research in health care: Analysing qualitative data. *British Medical Journal*, 320, 114-116. doi: 10.1136/bmj.320.7227.114

Strauss, A. L., & Corbin, J. M.（1998）. *Basics of Qualitative Research: Techniques and Procedures for Developing Grounded Theory*. Thousand Oaks, CA: SAGE Publications.

第7章

システム

科学は知識であり、人類にとって未知の事象を知ることです。研究は探究であり、研究者は世界の事象を追求し、科学の知識に貢献することを目指します。事象のとらえ方は、科学の分野や研究領域によって異なり、研究者が依拠する理論およびその前提となる知識がその違いをあらわします。理論の前提となる知識には真実のとらえ方が含まれ、探究の方法の選択に影響を与えます。つまり、探究しようとする事象に対して、方法は中立的なものではありません。何をどのように説明するのかという理論的知識の影響を受けています。そのため、理論の学習は方法の決定において重要であり、よりクリティカルな視点から言うと、理論は現象を見ている自分の見方をふり返るためのものです。まとめると、理論は事象の説明の様式であり、方法論は探究の様式です。どちらも、科学を支え、科学の活動のために必要な知識です。

　ヘルス・エスノグラフィによる探究を支える理論は、大きく、システムとナラティブという2つの理論的アプローチに集約されると筆者は考えています。この2つは社会科学と人間科学の主要な理論でありながら、ヘルスケアの場面で必要とされる、具体的で実践的な推論様式を含むものです。この2つは、現在の保健・医療・福祉の領域の研究が依拠するヘルス・サイエンスにおける主要なパラダイムでもあります。

　システムは、システム（system, 系）という概念を用いて、人間の生きる世界やそれを取り巻く空間から、実際に探究しようとする1つのシステムを取り出し、その特徴やそれを取り巻く環境（外界）とのかかわりについて探究するものです。生命科学では、生命に関する諸現象の構造と機能の解明、およびその変化を含意する理論です。ヘルス・サイエンス系の学問は、基礎科学であり、応用科学でもあるため、現象の構造や機能の理解に加えて、その変化とそれに対する介入や行動（アクション）を視野に入れ、人間生命のよりよいあり方を求める思考が備わっています。同様に、ヘルス・エスノグラフィにおいても、人間の生命にかかわる現象を、それを取り巻く社会・文化的環境のなかで包括的かつ詳細にとらえるものですが、そこでは事象の変化やよりよい方向に変化させることを視野に入れています。これは、古典的なエスノグラフィとの大きな違いの1つであり、ヘルス・エスノグラフィを保健・医療・福祉分野の手法として発展させることの意義です。

現実の探究

　まず、システム理論の土台にある**現実主義**の哲学と認識論について整理しましょう。現実主義の科学者は、目の前にあらわれていることが現実であり、それは予測可能、検証可能なパターンを伴うという現実認識を共有しています。研究では「現実世界では実際に何が起きているのか」「検証可能な事象に対してある一定の確からしさをもって、もっともらしい説明をするにはどうすればよいか」「人間が認知できる真実とは何か」「現実世界に対応する知見を導くために私たちは世界の事象をどのように研究すればよいか」という、現実世界の現実に即した問いを立てます [Patton 2002 : 91]。実際に現実はとらえどころがなく、真実を見極めることは難しいともいわれます。しかし、科学の目標は、空想ではなく現実を記述し、真偽を確定することであるといわれています [Patton 2002 : 91]。

　人間の文明が近代から**ポストモダン**へと移行し、真実はそれを探究する人のものの見方によって異なるという立場が台頭しました。ポストモダンの社会では、ただ１つの真実を探求しようとする現実主義の立場に批判が寄せられることもあります。その一方で、ポストモダン人間のあらゆる経験やものの見方に等しく価値を置き、絶対的な立場をとらないことに多くの研究者が躊躇していることも事実です [Patton 2002 : 91]。なかでも、人間の生命に直結する保健・医療・福祉の研究では、結論に対する科学的信頼性は重要であり、それを保証する研究方法による研究でなければなりません。そこでは、真実はさまざまにあるという見方が通用しないことがあります。

　論理実証主義、ポスト実証主義、論理経験主義、客観主義など、現実世界の探究に立脚した立場は、フランスの哲学者 A. コントの思想に由来します。コントは、超自然的存在に依拠して現象を説明する神学や、超自然的存在にかえて抽象的実体で現象を説明する形而上学は、人間の推論や信念に依拠していることから誤りが起こりやすいと考えました。そして、経験によって観測される検証可能な知識、すなわち**実証的知識**（positive knowledge）のみが科学的に正

しいと考えました。そして実証的知識を神学や形而上学と区別し、「社会は神学に始まり、形而上学を経て、実証的段階へと発展する」という三段階の法則を唱えました［杉山 1994：325］。

　コントの**実証主義**の思想を継承したフランスの社会学者 E. デュルケームは、『社会学的方法の規準』（1895/1978）のなかで、「社会的事実をもののように考察せよ」というテーゼを掲げて、人間の意識や観念など、あらゆる予断の原因を排除して、科学の対象を観察可能な事実のみに限定しました［今田 2000：39］。20 世紀初頭には、オーストリアの首都ウィーンで活動していた学者集団（ウィーン学団）が実証主義に記号論理学（symbolic logic）の手法を取り入れ、経験的事実の確からしさを論理的に検証する方法を生み出しました。これを**論理実証主義**（logical positivism）といいます。

現実主義とヘルス・エスノグラフィ

　医学をはじめとする自然科学系の分野の研究において、実証主義は、研究の哲学、認識論、方法論における主流の立場です。研究者は科学的に確立された理論に基づいて仮説を立て、観察や実験による研究を企画します。資料の収集、分析、結論においては、**妥当性、信頼性、客観性**などの科学的基準を満たすことが求められます。研究者が完全に価値判断から自由であることは不可能であるとしても、可能な限り、バイアスを取り除き、正確さを追求します。このような実証主義の態度や方法は、保健・医療・福祉の量的研究に限らず、質的内容分析など、現実主義的な視点に立って質的研究を行う場合においても重要です［Patton 2002：93］。

　人類学では、実証主義の哲学を踏まえた自然主義的な立場は、イギリス人類学の成立において中心的な役割を果たした**機能主義**（functionalism）の理論に見いだすことができます。社会学では、A. コント、E. デュルケーム、T. パーソンズと続く実証主義の系譜から発展した、**社会システム理論**（social systems theory）に見られます。機能主義も社会システム理論も社会科学のなかでは古典的な研究の理論であり、方法論です。ヘルス・サイエンスの領域では、環境

ベルタランフィの思想

　ウィーンに生まれた生物学者 L. フォン・ベルタランフィ（1901-1972）は当時の生物学研究において対立しあっていた 2 つの理論的立場である、生体の機械論（mechanism）と生気論（vitalism）のいずれをも退け、生体をその全体ないしシステムとして考察する「生体論」（organicism）を主唱しました [山川 1970：20-21]。生物学研究における機械論は、19 世紀古典物理学を生物の現象理解に応用したもので、生体を器官、細胞、分子、原子へとより小さな単位に分割し、個々の因果連鎖を明らかにするものです。物理学は物質を基本的な要素に還元して理解することを目的としています。還元主義的な機械論は、生物学に限らず、近代科学全般において主流の理論でした。しかし、生物には生物の特性があり、無生物を対象とするものとは異なる説明の様式が必要であると考え、ベルタランフィは、生体の全体を包括的かつ組織的にとらえることを可能にする生体論を唱えます。そして、この考えを具体化するために、生体は開いた系（open system）であるという基本的性質に着目しました [山川 1970：20-21、32]。

　20 世紀は、近代科学技術が著しい発展を遂げ、社会に富と繁栄をもたらしました。21 世紀は、それが地球的規模に及ぼした影響について深く考える時代になっています。日本の哲学者山川偉也は、ベルタランフィの思想について紹介した論文（1970）のなかで、科学技術の発展は人びとの生活を向上させ、医学の発達にも寄与したが、自然システムの破壊や生態系の攪乱など、人類史上未曾有の危機を導いていると指摘しています。そして、「科学技術が現実世界にかかわる論理構造」を明らかにすることが必要であると述べています [山川 1970：19-20]。ベルタランフィが提唱した一般システム理論と、その深層にある彼の思想の探究は、そのための 1 つの手続きです。エコシステムやそれを応用した環境人類学、エコロジカル・ソーシャルワークの考え方も、私たち人間は何よりもまず生態系の一員であるという前提から始まり、自然の征服ではなく自然との共存を唱える思想に支えられ、自然の摂理に逆らわない生き方や健康のあり方を探究しています。

と健康とのかかわりを探求する環境保健（environmental health）、そのなかの福祉の領域には、人間と人間を取り囲む環境との関係性に着目する生態学の観点を取り入れたエコロジカル・ソーシャルワーク（ecological social work）の理論があり、システム理論が応用されています。

　これらの理論は、人間や社会の諸現象を相互にかかわり合うものとみなす見方、すなわち、**システム**（system）に着目しています。1 つのシステムは、その内面に存在する諸要素とその関係性から成り立ち、さらに、それを包摂するより大きな系の環境のなかにあります。1 つのシステムの内部にある諸要素は互いに関連し合い、通常、ある要素に外部からの力が加わるなどして、なんらかの変化が生じると、他の 1 つまたは複数の要素の性質も変化すると考えられています [Bailey 2005：309]。

　システムは抽象概念であり、存在しているわけではありません。大まかに言えば、人類学や社会学ではシステムを当てはめる対象は社会となり、生態学では環境となります。人間の生命や健康を考えるうえで、社会にも環境にも着目することは重要です。以下では、現実主義の立場から、ヘルス・エスノグラフィを行うための視点と方法について、このシステムという概念を軸に、機能主義（社会の系を見る視点）とエコロジカル・システム（環境の系を見る視点）の理論に分けて、整理します。

⁍　機能主義

　機能主義は、**作用、働き、関係**という観点から社会をとらえ、社会の制度というものは社会や個人のニーズを満たし、その生命を維持するために機能していると考える理論です [Goldschmidt 1996：510, 永田 2006：37]。日常用語での「機能」の意味は作用・働きですが、人類学で用いるとき、それは 2 つの現象の「関係」という意味で使われることもあります [永田 2006：37]。現象の機能への着目は生物学や社会学にも長く見られますが、人類学の学派としては 20 世紀初頭に生まれ、イギリスの人類学者、B. マリノフスキーと A.R. ラドクリフ=ブラウンによって展開されました [Goldschmidt 1996：510]。2 人の功績である機能主義の発展によって、文化人類学、社会人類学は、社会科学の一員として認められるようになり

ました。現在でも、機能主義から生まれた概念や調査方法は、人類学の研究に不可欠のものとなっています [永田 2006：37]。

　ラドクリフ゠ブラウンはマリノフスキーよりも厳格な立場から、機能主義を提唱しました。A. コントや E. デュルケームの教義にならい、社会的なものは生物学的なものとは異なる現実の水準を構成すると考え、社会の現象はその水準のなかで説明されるべきだと主張しました。また、社会は単なる個人の集合ではなく、1つのシステムを構成し、人間の性質はその条件を与えるが、その説明となるものではないと考えました [Goldschmidt 1996：510]。

　ラドクリフ゠ブラウンの機能主義理論では、個人の性質はあまり重要ではなく、個人は代替可能で、社会から与えられた役割を一時的に果たす存在でした。また、社会は歴史との関連のなかにあるという考えを否定し、通時的で個性記述的な分析ではなく、共時的で法則定立的な分析を求めました。その手段は複数の社会を比較することです。つまり、比較社会学という方法によって、物理学における物理現象の法則に匹敵する、社会学における社会現象の法則を成立することを目指しました [Goldschmidt 1996：510]。

　機能主義では、社会の制度には社会の連帯を維持する機能があり、この機能がうまく働いているかぎり、社会は全体として均衡状態を保つことができると考えられます。そして、社会を有機体ととらえ、社会の制度は社会の統合に貢献する機能をもち、その機能を果たしている結果として、社会構造ができるととらえます。例えれば、社会現象が1つの建物のように均衡と統合を保っている姿が社会構造です。機能主義の究極の目標は人間社会一般に認められる普遍的な法則を発見することです。そのために、対象となる社会において長期のフィールドワークを実施し、そこで得られた資料に基づいて、その社会の構造原理を抽出します。その妥当性は、他の社会で得られた構造原理との比較によって検証します [永田 2006：46-49]。

　人類学の機能主義に対しては、さまざまな批判や反論があります。まず、社会は均衡を保つという理論的前提やその保守性、歴史性の排除などが批判の的となりました。また、機能主義は2つの論理的な難点を抱えているという、より厳しい批判もありました [Goldschmidt 1996：510-511]。その1つは、社会制度の存在はその機能を示すことによって説明できないというものです。制度が発達する

と機能があらわれるという、制度が存在することの目的についての議論を行わない限り、機能の使用は、制度の存在に先立つことはできません。もう１つは、個人や社会のニーズが既存の制度に基づいて仮定されており、今度はその制度がニーズの存在の説明に使われているという、議論の循環（トートロジー）に対する批判です。人類社会に普遍的なニーズを提唱することができれば、議論の循環に陥ることなく、現象を説明できたのですが、機能主義の研究は、結局、人間社会に普遍的な社会の法則を導くことはできませんでした。その豊かなエスノグラフィは多くの事例研究を生み出しましたが、それは観察された事象の提示にとどまりました [永田 2006：50-51]。

◑　パーソンズ社会学とその医学研究への応用

　機能主義人類学は、ハーバード大学の社会学者に影響を与え、その代表者である T. パーソンズとその仲間たちは、A.R. ラドクリフ=ブラウンの功績にならい、社会の存在・存続に必要な要件を複数の命題にまとめました。それらは、社会的役割の定義やその任務、コミュニケーションの体系、目標達成の手段にかかわる規範的統制、社会化の過程など、社会生活に広くかかわる命題です [Goldschmidt 1996：511]。第二次世界大戦後の混乱期において、ハーバード大学の研究者たちは、機能主義の理論を使って、社会を統一的に理解する方法を確立しようとしました。

　パーソンズの理論は社会システム理論と呼ばれ、社会の構造と機能を明らかにすることから、**構造機能主義**と称されています。ラドクリフ=ブラウンの理論も B. マリノフスキーの機能主義との違いを明確にするために、構造機能主義と呼ばれることがあります。構造機能主義は、機能主義と同じく実証主義の系譜を引くため、医学研究に応用しやすい理論であり、その命題や概念は医学・医療の領域で幅広く使われています [Alderson 1998]。その代表例が**病人役割**（sick role）という概念です。

　社会の構造と機能に着目する立場からみると、医療は社会の成員を健康に保つための制度であり、個人の病気からの回復を支える行為です。病気はその人に与えられている社会的な役割を果たすことを妨げ、社会の安定や生産性に何

らかの影響を与える状態です。すなわち、病気の人を抱えながら、社会が正常に機能し存続するには、社会は医療ケアを提供するだけではなく、適切な社会的役割を病人に与えて、早く回復させることが必要となります。

　パーソンズは、病人に期待される行動パターンを「病人役割」とし、その3つの特徴を次のように示しました。「第一に、人びとは重い病気になれば、仕事や学業を一時的に中断することができる。ただし、医療の専門家からの援助を受けなければならない。第二に、人はひとたび病気になったら回復を望まなければならない。第三に、病人は医療の専門家からの支援に協力的であり、医師の指示に従わなければならない」[Parsons 1951, as cited in Macionis 2005 : 559]。

　パーソンズは病気や医療を個別の出来事ではなく、社会体系のなかに位置づけ、社会の存続のために人びとが果たすべき役割を明確にしました。病人役割があるのに対して、医療者にも病気の人を診察し、回復を援助する役割があります。それには、患者からの協力を得て、必要な情報を収集し、治療を完了することが重要です。社会構造を、**地位**（status）を単位に構成し、それに対応する**役割**（role）が適切に遂行されることによって、社会の均衡が保たれるというパーソンズの理論は、社会学の内外に大きな影響を与えました。

　しかし、病人役割の理論にはいくつかの限界があります。第一に、それが慢性疾患よりも急性疾患の場合をよく説明することです。慢性疾患の場合には回復するまでに時間がかかり、完治するということが望めない場合もあります。第二に、病気になり、だれもが同じように仕事を休めるわけではありません。休暇を取るための時間、支援、財力も必要になります。第三に、多くの人にとって病気の経験は、これまでの生き方を見直す契機ともなり、それは社会にとっても重要なことです [Macionis 2005 : 559]。

　社会が安定して機能するには、人びとの選択する行為が目的に適っていることが求められますが、その結果が最初から予期できないことがあります。そのような事態は、個人や社会にとって大きな問題であり、その理由を明らかにすることが求められます。アメリカの社会学者 R.K. マートンは、このような人間の「行為の意図せざる結果」をめぐる事象の解明を試みた研究者です。彼は、行為の「機能」にかかわる概念および「機能分析」という手法を使って、意図した行為の「意図せざる結果」について理論的に説明することを試みまし

行為の意図せざる結果

アメリカの社会学者 R.K. マートン［1936］によると、人間の行為には明確な動機があり、それはただ行動することとは異なり、行為の目的に応じた結果を生みだすことが期待されます。さらに、行為はいくつもの選択肢からの選択を伴います［Merton 1936：895］。ところが、明確な目的をもってなされる行為でありながら、予期しない結果を生むことがあります。この現象は**意図せざる結果**（unintended consequences）あるいは**予期しない結果**（unanticipated consequences）と呼ばれています。

マートンはこの「行為の意図せざる結果」をめぐる現象について、意図しない結果が生まれる主な要因を詳細に論じています［Merton 1936］（p.226）。

この「行為の意図せざる結果」をめぐる問題は、A. スミス、M. ウェーバー、E. デュルケーム、K. マルクスなど、哲学・社会科学の巨匠たちが手掛けた古典的研究において、繰り返し言及されてきましたが［Merton 1936：895］、豊かに発達した「この伝統は社会学の中でほとんど途絶えている」といわれています［海野・長谷部 1989：6］。

グローバルな健康課題に真剣に向き合わなければならない現在、あらためて、この「意図せざる結果」に着目することは重要です。

た [Merton 1936] (p.224)。

「意図せざる結果」は、行為者の意図に反する結果が生じうるということを示す社会現象の潜在的機能にかかわる概念です。すなわち、その結果は意図されず、認知されないながらも、社会の体系の中にあって、起こるものです。この具体的な例として、原発事故があります。20世紀に発展した科学技術は人間の暮らしにゆとりや豊かさをもたらしましたが、地球環境や人間の健康に大きな被害をもたらすリスクも生み出しました。そのリスクが現実となったのが、1986年にチェルノブイリ原子力発電所で起きた原子力発電開発史上最悪の事故、2011年に福島第一原子力発電所で起きた日本史上最悪の事故です。いずれの事故も、原子力発電の開発や発電所の運営において、想定されていなかった事態から引き起こされたといわれています。

チェルノブイリ原子力発電所の事故では、原発に隣接するプリピャチ市の住民が事故の翌日に、プリピャチ市以外の30km圏内村落に住む住民がおよそ1週間遅れて避難しました。避難者には急性の放射線障害はなかったと報告されています。しかし、1990年頃より、周辺地域に住んでいた子どもたちのあいだで、甲状腺がんの発症率が急増していることが報告されています [Greenpeace 2006：10]。また、ベラルーシ、ウクライナ、ロシア各国で、移住の対象となっている汚染地域におけるがんの発生率が各国のなかでも高く、ベラルーシでは、内分泌系や血液・造血系疾患、新生児の先天性疾患の発症率においても、共和国の平均を上回っていることが報告されました [Greenpeace 2006]。また、事故時に原発に居合わせた職員や消防士、事故後、火災の消火や放射能の除去にあたった作業員が被ばくし、多くの人たちが急性の放射線障害と診断され、事故から長い年月が過ぎた今、被ばく者の子どもたちなど次の世代に与える影響も懸念されています [Greenpeace 2006：9]。

日本では、2011年3月11日の東北地方太平洋沖地震による地震動と津波により、東京電力の福島第一原子力発電所で原子力事故が起きました。事故原因は多方面から調査されていますが、実際の自然災害に伴う機械設備の停止、破壊、故障、外部電源の喪失と非常用発電機の損失など、機械的、技術的要因に加えて、リスクの過小評価、安全対策の不備、事故後の対応における混乱や遅れなどのヒューマンエラーも数多く指摘されています。

科学技術の応用は物理学や工学の領域のほかに、医学や医療の領域でも進んでおり、医療の体制、治療の体系、薬剤の使用においても意図せざる結果が生まれる可能性があります。マートンによれば、意図せざる結果が生まれる要因として、①十分な知識がないこと（すべてを予期することは不可能であること）、②分析の誤り（問題の分析が不完全であり、現在の状況に当てはまらない慣習に従っていること）、③目先の利益（長期的利益に優先させてしまうこと）、④基本的価値（長期的に見れば、その結果は望ましくないものであるとしても、現在の価値観が、ある特定の行動を要求したり、禁止したりすること）、⑤自滅的な予言（結果を恐れて、問題が起きる前に解決策を探そうとし、その問題が起きないかもしれないことを予測できない）という5つを挙げています [Merton 1936]。

　機能主義は、社会の体系に焦点を当てた、実証主義のアプローチの1つです [Bowling 2009 : 137]。機能主義の見方では、個人の身体に生じた異変を理解する際に、家族や仕事の同僚など、近しい人びととの関係性や、福祉の制度や雇用の体系など、個人の病気がより大きな社会に与える影響に焦点を当てます。このような視点から立てられる機能主義の仮説は、作用と目的という2つの概念に基づく志向性を備えています。たとえば、マートンの理論は、人間の行為は予期しない結果をもたらすということを、偶然の結果でも、仮説の反証事例でもなく、社会の法則として示しました。それにより、作用の結果に対する社会科学者の理解の幅を広げました。「意図せざる結果」は、自然現象ではなく、社会現象を対象にするがゆえに起こる現象であり、単純な因果関係ですべてを説明できないことを示しています。

　パーソンズが社会をシステム論的な見方でとらえたのに対して、マートンは経験的に検証可能な一定範囲の社会現象を対象にしました。研究対象の規模と、理論的一般化の水準において中位性を保ったことから、マートンの理論は**中範囲の理論**（middle range theory/theory of the middle range）と呼ばれています [石川 1994 : 610, 832]。マートンは、「行為の意図せざる結果」のほかに、社会構造とアノミー、準拠集団、予言の自己成就、社会的アンビヴァレンス（両価感情）など、日常社会のさまざまな事象について、鋭い理論を展開しました [石川 1994 : 832]。

　医学や医療の領域において、病気や医療の社会的側面を理解するうえで、社

会現象の機能に着目する視点は、欠かせない視点であると考えます。アメリカの人類学者で医師の A. クラインマンは、世界の健康と保健医療を対象にするグローバル・ヘルスの活動に有用な理論として、マートンの「意図せざる結果」を挙げています [Kleinman 2010 : 1518]。世界各地で行なわれる国際医療協力において、医療の専門家は、当初予期しない事態が起こりうることを知っておくことが重要だからです。日常の診療や地域保健活動においても、この理論は有益な視点をもたらすでしょう。

エコロジカル・システム

　人類学の機能主義がそうであるように、構造機能主義の研究の対象は社会の現象であり、人間社会の統一的な理解を目的としています。ヘルス・エスノグラフィが目指す、人間の健康やウェルビーイングの理解には、もう1つ別の理論的枠組みを探究する必要があります。人間の健康を探求の中心に据えている保健・医療・福祉の領域では、生態学の考え方を取り入れた「エコロジカル・システム ecological system」の理論が展開されています。機能主義や構造機能主義と同様に実証的であり、かつ、社会の現象を相互にかかわり合うものとして体系的にとらえようとする見方に着目しています。

　システム理論を応用した領域は、**生態系生態学**（ecosystem ecology）と呼ばれ、その中心概念である**エコシステム**（ecosystem）は、人間の健康や福祉について、人間を取り囲む自然環境にまで視野を広げて考えることのできる視点と方法を提供するものです。本節では、このエコシステムについて概観し、ヘルス・エスノグラフィをシステムの観点から行うために必要な知識を整理します。

◢　エコシステムと人間の健康

　エコシステムとは、ある地域に生息する生物種とその生息環境の全体を指します。生物と物理的環境を統合してとらえようとするこの概念の重要な側面の

文化生態学

　生態学は、人と社会集団と環境とのかかわりを研究する学問領域を多数生みだしました。その１つに、文化生態学（cultural ecology）があります。この研究手法を確立したアメリカの人類学者 J. スチュワードは、人と環境とを結びつける生業の技術に着目し、経済組織や社会組織は周りの環境を開発するために用いた技術の所産であると考えました [タウンゼント 2004：22, Steward 1955]。そして、アメリカの先住民であるショショニ（Shoshoni）の生業を丹念に調査しました。

　ショショニは４つの支族に分かれ、そのうち西ショショニはネヴァダ州、ユタ州とその隣接地域に広がるグレート・ベイスンに住み、植物や小形動物など食料となる資源を求めて移動生活を行う民族です。グレート・ベイスン地域の乾燥し資源の乏しい環境に適応するため、西ショショニは移動の頻度が高く、家族・親族集団の数も小規模に保たれていました。それとは対照的に、アイダホ州南部を流れるスネーク川流域を住まいとする北ショショニは１年を通して豊富な資源に恵まれ、より大きな社会集団を形成していました。スチュワードはこのようにショショニの生活様式を例に、地域環境の諸条件がそこで暮らす人びとの生業や社会組織に与える影響を論じました。

　文化生態学の基本概念は**文化の核**（cultural core）です。それは人間の活動と環境との接点をあらわし、生業と直接結びつく特徴の集まりから成り立っています。その特徴には、周りの自然環境に適応し、生きていくために必要な生活の道具、技術、手段などが含まれます。スチュワードは、人間文化の多様性は環境の生態学的特性から生まれると考えました。森林に住む民族は、草原、砂漠、熱帯雨林、海洋などに住む民族とは異なる生業の技術や物質文化を発達させていることから、それは明らかであるといいます。それと同様に、人間文化の共通性も生態学的に説明可能であり、例えば、農業文明の発達には大きな川とその周りの肥沃な土地がその環境条件としてあるという、人間の活動と環境との関連の類似性を指摘しています [Steward 1955]。

アメリカの人類学者 R. ラパポートは、スチュワードと同様に生業を研究対象の中心に置いて人間と環境とのかかわりを調査しました。しかし、彼は文化や「文化の核」という概念ではなく、人間の行為に焦点を合わせました［タウンゼント 2004：42］。また、彼の研究はシステム理論の影響を強く受け、生態学の分野からエコシステムの概念を導入しました［岸上 2006：201］。

　ラパポートはパプア・ニューギニアの山間部に居住するツェンバガーマリン（Tsembaga Maring）の日常生活や儀礼を調査します。そして、ツェンバガーマリンの居住空間をヒト、ブタ、他の動植物と土壌や水といった構成要素から成り立つ 1 つの生態系として扱い、そこでの物質やエネルギーの流れを記述するのに必要な資料を集めました［タウンゼント 2004：42］。ラパポートの研究には民族や文化的集団のテリトリーの時間的、空間的境界を設定することは実際には困難であるという批判も寄せられましたが、その研究は生態人類学（ecological anthropology）という人類学の下位領域の発展に大きく寄与しました［タウンゼント 2004：44-45］。

1つは、生物の生態は個々の種の関係だけではなく、それらが生息する物理的環境の特徴によって決定されるという見方を示したことです。エコシステムを最初に定義したのは、イギリスの植物生態学者 A.G. タンズリーです。それまで植物群落を対象に研究を行っていた生態学者は、植物の種と種の関係のみに着目し、ある植物の存在が、他の植物の分布や量にどのような影響を及ぼしているのかを調べていました。そして、植物群落を複数の植物から形成される有機体とみなし、身体に心臓や肺が必要であるように、個々の植物はその全体にとって必要不可欠の存在であると論じていました。これは、機能主義人類学の理論に採用されている**全体論**（holism）と同じです。タンズリーは、植物群落（plant community）を生物共同体として論じるこのような方法に居心地の悪さを感じており、それに変わるものとして、エコシステムという概念を提唱しました [Wegner 2005：4-5]。

　タンズリーは、特定のエコシステムはそのときに問うている生態学的問いによって定義されると考えました。さらに、生態系の階層性を認識し、探求の枠組みとしての「エコシステム」は大小さまざまな時間的・空間的規模において見いだせると考えました。例えば、大気中の二酸化炭素量の変化やその変化の要因について探求しようとするならば、**生物圏**（biosphere）の全体を見る必要があります。それは地球を構成する層から、地球の表面を覆う気体の層まで、すべての層を含みます。土、水、大気、太陽エネルギーなどから成る物理的環境とそこに生息する動植物種との関係をエネルギーの生成やそこでの二酸化炭素の排出に着目して考えるとき、いくつもの層から織りなされて生命を育んでいる生物圏の全体がエコシステムと定義されるでしょう [Wegner 2005：5]。

◈　エコシステムの構成要素と機能

　環境学者の J. ウェグナー（2005）によれば、エコシステムという概念は大変有用なツールだったので、それを応用した生態系生態学という生態学の下位領域が発展しました [Wegner 2005：10-11]。生態系生態学には、エコシステムの基本的な構成要素である生産者（植物）、消費者（動物）、分解者（菌類）、無機的環境の4つが分析概念としてそのまま取り入れられました。そして、これらの要素間

の関係を説明する様式として、システム理論が用いられています。システム理論では、システム内部の構造と機能の共通性に着目しますが、エコシステムにおいてもすべてのシステムに共通する機能ないし機能群があると考えます。

　２つの最も一般的な機能に、エネルギーの流れと栄養素の循環があります [Wegner 2005：11]。生態系は太陽が放射するエネルギーのもとに機能していますが、エネルギーはそこで消滅したりせず、その受け手である個体群によって段階的に変換されて、蓄積されていきます。具体的には、植物は太陽光線からの放射エネルギーを受け取り、光合成を行って二酸化炭素と水を糖類に変換します。その際、同時に酸素が生成されます。生態学では植物を独立栄養生物（autotrophs）と呼び、太陽光線から得たエネルギーを化学エネルギーに転化する生産者として生態系のなかに位置づけています。その植物を食べて生きている動物は、従属栄養生物（heterotrophs）と呼ばれます。植物が合成した有機物エネルギーは草食動物へ、さらに、肉食動物へと移ります。個体群のなかには、植物と動物の両方を食べる雑食動物もいます。

　このように、ある一定の場所に生息する生物の個体群の相互作用（ここでは捕食と被食の関係）とエネルギーの流れをたどると、植物、草食動物、肉食動物、雑食動物のつながりを見いだすことができます。それを食物連鎖（food chain）と呼びます。生態系には細菌から始まる微生物食物連鎖もあります。腐敗した植物や動物を食する生物はバクテリアや菌や虫などで、システム内部のエネルギーの流れの一部を担っています。微生物から微小動物、草食動物から肉食動物まで、それぞれの個体群は階層性を成して互いに関係づけられており、ピラミッドにたとえられて理解されています [マッケロイ・タウンゼント 1995 (1989)：45-46]。捕食・被食の関係は同じ環境においても一定ではなく、複雑になると食物連鎖というかわりに、食物網（food web）という概念を使います [McElroy & Townsend 2015：29]。

　人間を取り巻く環境を１つのエコシステムとしてとらえたとき、それが人間の生命や健康の維持にとって重要な機能を果たすことがわかります。生態系は人間に水、空気、土など生きるために必要な基本的な要素を提供し、人間はそれぞれの集団に与えられた環境の気候や風土に適した生活を営んできたといえます。自然の厳しい環境のなかでも、そのシステムに適応した生活を送ること

が生命と健康を維持する最善の仕組みだったと考えることができます。

　近年、経済学と生態学を専門とする人たちが、**エコシステム・サービス**（ecosystem service）という概念を使って、人間がエコシステムの機能から得ている利益の経済的価値を算出しようと試みています [Wegner 2005 : 20]。

　エコシステム・サービスは土壌の形成、レクリエーション、栄養循環、水の制御と供給、気候の調整、医薬品の供給など、さまざまな種類に分かれます。その多くは、伝統的な資本主義経済によって生み出されるものやサービスとは異なり、資本主義の経済活動の枠の外に位置づいています。エコシステム・サービスの利益を正確に見積もるのは困難と考えられていますが、コスタンザの研究チームによると、その総額はアメリカドルで年間およそ 33.3 兆ドルと見積もられています [Costanza & others 1997, as cited in Wegner 2005 : 20]。

　人間の生活様式は自然環境だけではなく、政治や経済の動向にも大きく作用されています。戦争や紛争や災害などによって住み慣れた土地を追われて生きている人びともたくさんいます。ヨーロッパ諸国が世界の覇権を握っていた19 世紀から 20 世紀にかけては、イギリスやフランスなどの植民地政府によるアフリカやアジアの人びとの労働の搾取もありました。現在では、経済と文化のグローバル化に伴って、世界の生活様式は均質化しています。これらはエコシステムの基本概念だけでは説明できない現象であり、政治と経済の作用を考慮したクリティカルな分析枠組みが必要です。

◥　環境保健人類学の事例

　1950 年代に発展した生態人類学は、1960 年代に生まれた医療人類学と相互に知見を参照するようになり、人間の健康と環境との相互作用を考察する**環境保健人類学**（environmental health anthropology）という学問領域を発展させました [Singer 2016]。環境保健人類学は、エコシステムを**ヒト微生物叢**（microbiome）から地球規模の環境まで多次元でとらえています。そして、遺伝子、種、生態系の多様性の確保に向けた研究を進めています。気候変動を初めとする近年の地球環境の変化は、人間の活動によって引き起こされているものであり、地球

は危機に瀕しているといわれています。地球を1つの生命系ととらえると、植物、動物、微生物の間の物質とエネルギーの循環がその持続条件として必要であり、多種多様な生き物がそれぞれの役割を果たすことが重要であることがわかります。環境保健人類学は、ある特定の民族や文化的集団の活動範囲を丁寧に調査するという文化生態学や文化人類学の研究の基本的特徴に加えて、グローバルな政治、経済、社会的要因も視野に入れるという特徴をもちます。さらに、世界の環境問題や健康問題の解決にコミットする専門家として、現象の記述・分析にとどまらず、アクションや評価を伴う研究も行います。環境に携わる政府機関や民間組織との共同研究も盛んに行われるようになっています。

　アメリカの人類学者 M. メルビーは、人類学はもとより、化学、生物学、栄養学、環境開発学など、多領域にわたる学問的見地に照らして、環境の物理的、化学的、生物的、社会・文化的要因が、人間の健康に及ぼす影響について研究を行っています。なかでも、大豆イソフラボンの摂取と女性の更年期症状との関連に関する、およそ10年にわたる日米における比較研究は、自然科学、社会科学の多領域から引用されるほど有名なものです。最新の論文では、環境学と人類学を専攻する M. モーガーと共に、地球の環境と人間の健康を大きく変化させた、近代農業の特徴と影響、そしてその予期しない結果をふり返り、エコシステムを破壊しない、持続可能な食のシステムを発展させるための、学際的なアプローチの必要性について論じています [Melby & Mauger 2016]。

　メルビーとモーガーは、近代農業の発展を源泉とする現代社会の食のシステムが人間の食生活や栄養摂取に与えた影響は計り知れず、その予期しない結果は、土壌およびヒト微生物叢の変化、生活習慣病の増加、世界に広がる土壌汚染や食糧危機など、ミクロな領域からマクロな領域まで、多岐にわたるといいます。そして、その解決には、学際的な視点からの共同研究が必要であり、環境と人間の健康に体系的な変化をもたらすような基盤づくりが必要であると指摘しています [Melby & Mauger 2016：57]。

　人間とヒト微生物叢は共生関係にあり、長い時間をかけて共に進化しました。代謝や免疫、恒常性など人間の生命活動を支えている仕組みに、ヒト微生物叢との協力関係があります。ヒト微生物叢は人の一生においても変化し、遺伝、出産の方法、食事、成人になってからの年齢による変化など、多くの要因

がヒト微生物叢の構成に影響を与えているといわれています [Cho & Blaser 2012]。メ
ルビーとモーガーは、遺伝的多様性、生活様式の異なり、幼児に与える食事の
内容や方法、衛生、食事の種類や多様性、食料の加工や準備、世帯規模や環境
など、人びとの食や健康と関係する要因を生態学の理論を取り入れて、生物と
文化の両方から考察することの重要性を強調しています [Melby & Mauger 2016：59]。
それは、人間と環境との相互作用をエコシステムとしてとらえつつ、人間の体
内に宿るヒト微生物叢の構成や働きを明らかにし、それらをより広い社会文化
的、政治経済的背景において考察するものです。

　メルビーとモーガーは、システム理論を応用した生態系生態学（ecosystem
ecology）の視点から、農業が環境に与える影響は集約化（単位面積あたりの土地に
対する資本や労働力の投下）の規模と程度の機能であるといいます [Melby & Mauger
2016：46]。農業を集約化し、資本と労働力を大量に投下することによって、生産
規模を増すと、人間の労働に加えて、動物や機械や化石燃料など多くのエネル
ギーを消費します。集約農業はライフサイクルの視点でみれば、食糧生産のエ
ネルギー効率を下げます [Pimentel 1974, as cited in Melby & Mauger 2016：46]。農業の集約化は
生物多様性の減少という「意図せざる結果」を生み、それがさらに病原体に対
する脆弱性を高め、土壌の養分を消耗させています。土壌から得られるエコシ
ステム・サービス（ecosystem service）の失われた部分を補うために、エネル
ギーのさらなる投入が必要となっています [Melby & Mauger 2016：46]。

　近代農業は人間の健康にも大きな影響を及ぼしています。狩猟採集をしてい
た時代に、野生の植物や動物から得ていた多種多様な栄養は、農業の発達に
よって炭水化物を中心とするものへと変わりました。集約農業では耕作する作
物の種類が限定され、土壌の栄養素の多様性も減少しています。農業の発達は
動物からヒトに感染する病気やマラリアへの曝露、社会の階層化と不平等も生
みました。土地の荒廃による栄養不良（低栄養）は、子どもの病気や死亡、成
人になってからの健康状態にも影響を及ぼしています。栄養過多も深刻な健康
問題であり、現代社会に特有のさまざまな慢性疾患につながっています。世界
各地で食糧が安全、安心に供給されない状態（food insecurity）には医療現場か
らも警告が発せられているといいます [Wahlqvist 2013, as cited in Melby & Mauger 2016：48]。

　持続可能な農業と食のシステムを推進するために、メルビーとモーガン

（2016）は、土壌およびヒト微生物叢との連関に着目し、生態系の多様性の重要性を強調しています［Melby & Mauger 2016］。土壌は地球上の生命の生存と繁栄を支えています。人間が生きていくために必要な食物、水、空気はすべて健康な土壌のエコシステムに依存していることが、ようやくわかりかけてきました。今、人間の生命と健康を考える研究者の間で、人間と環境との接点であるヒト微生物叢の働きに、関心が高まっています。

　地球上には無数の微生物が棲息しています。それらは土壌、海洋、大気、生活空間など、ありとあらゆるところにいます。人間の皮膚や口腔、腸内にも見られ、腸内には約1,000種類、約100兆個、重さにして約1〜1.5 kgの細菌が常在しているといわれています。微生物は単独で生きているのではなく、さまざまな種類が、周りの環境と相互作用しながら、集団（叢）を形成して生きています。ヒト微生物叢の研究は、今、微生物の集団を対象とするメタゲノム解析の技術が発展したことによって、飛躍的に発展しています。ヘルス・サイエンスの領域では、人間の健康や病気の理解を深化させ、新しい健康・医療技術の開発に結びつくものと期待されています。

　人間は多様で複雑な生命体である微生物の働きを取り込んで生きています。人間の生命や健康に関するさまざまな謎を解き明かすには、解読されたヒトゲノムの情報だけでは不十分であることがわかってきました。そして環境やエピジェネティクス（DNA塩基配列の変化によらない遺伝子発現を制御・伝達するシステム）による遺伝子の変化、そして、周りの環境変化により速く適応することを可能にするといわれているヒトと微生物との共存関係に関心が移っています
［Melby & Mauger 2016：50］。

　ヒト微生物叢の研究では、ヒトと微生物の共生の仕組みはもとより、生活習慣病、がん、感染症、自己免疫疾患など微生物が関与する疾患の発症メカニズムの解明が期待されています。食生活や食文化が腸内に常在する細菌の環境に影響を与え、その反対に、腸内の環境は分解して代謝産物となる食料の種類を決定します。炭水化物を主体とする食生活や、単糖類や脂肪の摂取量の増加は腸内細菌の多様性に変化をもたらしています。衛生仮説では、人が微生物や寄生虫の少ない清潔すぎる環境で育つと、アレルギーや喘息になるリスクが高くなるなどヒト微生物叢とのかかわりが、免疫システムの発達に影響を及ぼして

いるとしています。このように、ヒトと微生物叢との相互作用は健康に大きな影響をもたらしています［Melby & Mauger 2016：50-51］。

　農業の集約化は、国や地域によっても、時代によってもさまざまな様相を呈するため、その影響は負の側面だけではなく、多面的に検討することが必要です。メルビーとモーガーも述べているように、農業の集約化は人口増加、国家の発展と中央集権化、気候と環境変動の原因でもあり、結果でもあります［Thurston and Fisher 2997, as cited in Melby & Mauger 2016：46］。食料採集から食料生産への転換は、環境と人間の健康に負の結果をもたらしたとしても、採集だけではとうてい賄えない環境と社会の変化がありました。また、土壌には人間の健康を脅かす微生物も棲息しているため、土と密接して暮らす生活にも病気や死亡のリスクは存在します。

　今、求められているのは、多様で豊かなエコシステムが生まれるような、人と環境とのよりよいかかわり方を追求することでしょう。ヘルス・エスノグラフィの立場からは、地域の資源や知恵に着目し、優れた実践を発掘すると共に、地域の人びとと協働して環境づくりに寄与することです。

エコシステムと慢性疾患

　イギリスの医師でプライマリヘルスケアの専門家である T. グリーンハルは、エコシステムのアプローチを**慢性疾患の予防と管理**の１つの方法として提示しています。すなわち、慢性疾患はゲノムからマクロの環境までの多次元の要素が複雑にかかわり合うシステムの作用を受けていると考え、病気を予防し管理する責任は、個人、医療の専門家、より広い社会にあるというものです。そのため、介入の場は臨床にとどまらず、地域全体に広がります［Greenhalgh 2009：630］。

　グリーンハルは、その事例として糖尿病の自己管理に関する研究実践を紹介しています［Greenhalgh 2009：630］。これは、B. フィッシャーとその仲間がアメリカのロバート・ウッド・ジョンソン財団の支援を受けて実施したものです。その特徴は、患者の自己管理に影響を及ぼす周りの環境を、①個人・生物・心理、

②家族・友人・小集団、③制度・集団・文化、④地域社会と政策という4つの生態学的次元に分け、各次元に対応する社会資源および支援の内容を示したことです。それは、大きく次の6つです。つまり、①個人の病いの認識や文化の背景を見極める、②患者と医療者との共同で目標を設定する、③自己管理の能力や技術を高める、④継続的に支援する、⑤医療資源への適切なアクセスを確保する、⑥臨床と地域を横断する包括的なケアの仕組みをつくることです [Fisher et al. 2005：1524]。

　エコシステムは種々の問題を生態学的視点から全体をながめるようにとらえる特徴があるため、問題の解決に必要な社会資源や支援の幅も広く、その対応策は多岐にわたります。互いに対立し、両立できないものもあります。そのため、一見対応が複雑で矛盾しているかのように見えることもあります。しかし、ベルタランフィのシステム理論（p.219）にならえば、人間が組織するシステムは本質的に開いた系であり、そこでは、**等結果性**（equifinality）の原則が働きます。すなわち、複数の手続きや計画が異なる経過をたどったとしても、最後には同じ結果を共有することになります。

　このことから、同じ目標を共有する人たちが複合的な視点をもっていることにより、多様な介入のアプローチが可能になり、むしろ有用であると言えます [Fisher et al. 2005：1530-1531]。

　グリーンハルが提唱するシステム・モデルでは、地域に密着した多様なアクターがチームを作って参加型の研究と実践を行います。治療の計画を立てて実践する過程には患者も参加し、個人の目標は、その人を取り巻く家族、社会、文化的背景のなかで話し合われるものだといいます [Greenhalgh 2009：630]。メルビーとモーガーが論じたように、現代社会に広がる慢性の疾患に対処するには、環境の作用を把握することが必要であり、また、その答えも環境のなかにあるという立場をとります。これは生態学やシステム理論の影響を受けている実践に通底するものです。地域で生活する市民1人ひとりが、病気を予防し健康な生活を送るために必要な環境条件を、物質、制度、文化、倫理などの各側面から探求し、健康な社会を作り上げていく役割を担っているといいます [Greenhalgh 2009：631]。

エコシステムの応用

　人間の生活環境の全体を視野に入れたエコシステムのモデルとその背後にある生態学やシステム理論は、ヘルス・エスノグラフィを支える哲学の１つです。人間の健康を環境とのかかわりでとらえるヘルス・エスノグラフィの応用範囲は広く、環境保健人類学の分野では、がん、肥満、喘息など、現代社会に特有の健康問題の理解に用いられています [Anglin 2016, Kopnia 2016, Ulijaszek et al. 2016]。M. アングリンは、がん研究において、病気や健康の社会、環境の側面を探究する新しい試みが始まっていることを指摘しています [Anglin 2016]。そして、あらゆる生物学的現象は、病気も含めて、遺伝的、行動学的要因だけで決定されるのではないといいます。乳がんの場合、環境に存在する化学物質が女性のホルモンに作用し、がんの発症に影響を及ぼすことがあります。がんの予防や治療においても、環境ホルモンにどれほど曝露されているかを知ることが大切になります。生態学の視点は、病気も健康も、個人と社会環境が一生を通して互いに影響し合うなかで生まれるものであることを明らかにします。このほかにも、健康被害を引き起こす環境問題として、水や食のセキュリティ、気候変動に対応する公共交通のあり方などもヘルス・エスノグラフィのテーマとなります [Eichelberger 2016, Hastrup, Rieffestahl, & Olsen 2016, Lora-Wainwright & Chen 2016]。

　ヘルス・エスノグラフィは、エコシステムの理論を取り入れることによって、社会疫学やソーシャルワークにも応用可能です。病気の流行の社会的要因に着目する社会疫学（social epidemiology）では、流行が起こっている地域の集団と環境との相互作用のなかでどのように病気が発生しているのかを明らかにします [Krieger 2001]。2014 年、西アフリカで起きたエボラ出血熱の大流行では、まず野生動物（オオコウモリ、サル、ゴリラ、チンパンジー、アンテロープ）の間にエボラウイルスの感染があり、狩猟によってそれら野生動物の死体に触れ、生肉を食べた人間へと感染が広がりました。その後、エボラウイルスに感染し、症状がある患者の治療や世話に当たっていた医療者や、伝統的な死者儀礼を執り行うなかでエボラウイルスに感染し死亡した人の遺体に触れた家族・親族集

団、参列者の間にも感染が広がっていきました [CDC 2016]。生態学の理論は、このような動物からヒトへの感染の動態を理解する手助けになります。

　このほか貧困・飢餓・紛争・差別・偏見などの経済・社会的要因が、アフリカやアジア、その後世界に広がった HIV/AIDS の感染症や、低所得国における子どもの栄養不良とそれに伴う病気に関与しています。世界の富と権力が地球上に不公平に配分されている現代、世界の研究者は健康の社会的不公正に向き合い、公平な社会を実現する努力を惜しんではならないと筆者は考えます。本節で紹介したエコシステムのアプローチは、ソーシャルワークにも広く取り入れられるようになりました [Allen-Meares & Lane 1987, Siporin 1980]。病気や障がいのある人、社会的な不利益を被っている人などを社会全体で支えるシステムの開発は、今後一層重要になるでしょう。

　世界の現象が複雑化する現代、人間の健康課題は多面的に論じることが重要です。社会科学や保健医療の分野でも見られる存在論的対立（現実主義と相対主義あるいは構成主義）や方法論的対立（量的研究と質的研究）は、市民参加や多職種協働などのアクションを軸に融合することができるのではないかと筆者は考えます。現在の危機的な環境問題（地球温暖化）や、それに付随する健康問題には分野を超越し、大学や病院の外に出る取り組みが求められています。

　ヘルス・エスノグラフィを行おうとする研究者には、特定の哲学や既存の研究手法にとらわれることなく、現象の理解に最適な理解の枠組みを探究してほしいと筆者は考えます。エスノグラフィの原則にあるように、何を明らかにしたいかということが、研究の理論的枠組みや、現場で用いる具体的な手法を決定するととらえます [注]。

注　ヘルス・プロモーションの分野では、カナダの研究者が、1つの価値や視点からなる研究枠組みではなく、多様な価値や視点を包摂するパラダイム（complexity paradigm）への変換を主張しています [Tremblay & Richard 2011]。プライマリ・ケア先進国であり、在宅医療や多職種連携が高度に発達している国ならではの発想です。

文献

Alderson, P. (1998). The importance of theories in health care. *British Medical Journal*, 317 (7164), 1007-1010.

Allen-Meares, P., & Lane, B. A. (1987). Grounding social work practice in theory: Ecosystems, social casework. *The Journal of Contemporary Social Work*, 68(9), 515-521.

Anglin, MK. (2016). Ecosocial and environmental justice perspectives on breast cancer: Responding to capitalism's ill effects, In M. Singer (ed.), *A Companion to the Anthropology of Environmental Health* (pp.21-43). Chichester, West Sussex: John Wiley & Sons.

Bailey, D. K. (2005). General systems theory. In R. George (ed.), *Encyclopedia of social theory* (pp. 309-315). Thousand Oaks, CA: Sage Publications.

Boudon, R. (1982). *The Unintended Consequences of Social Action*. London: Macmillan.

Bowling, A. (2009). *Research Methods in Health: Investigating Health and Health Services* (3rd ed.). Maidenhead: Open University Press.

CDC. (2016). Ebola virus ecology and transmission. Virus Ecology Graphic. http://www.cdc.gov/vhf/ebola/resources/virus-ecology.html

Cho, I., & Blaser, M.J. (2012). The Human Microbiome: At the Interface of Health and Disease. *Nature Reviews Genetics*, 13(4), 260-270.

Eichelberger, L. (2016). Remembering the foundations of health: Everyday water insecurity and its hidden costs in Northwest Alaska, In M. Singer (ed.), *A Companion to the Anthropology of Environmental Health* (pp.236-256). Chichester, West Sussex: John Wiley & Sons.

Fisher, E.B., Brownson, C. A., O'Toole, M. L., Shetty, G., Anwuri, V. V., & Glasgow, R. E. (2005). Ecological approaches to self-management: The case of diabetes. *American Journal of Public Health*, 95(9), 1523-1535.

Goldschmidt, W. (1996). Functionalism. In D.Levinson., & M.Ember. (eds.) *Encyclopedia of Cultural Anthropology vol.2* (pp.510-512). New York, NY: Henry Holt.

Greenhalgh, T. (2009). Patient and public involvement in chronic illness: Beyond the expert patient. *British Medical Journal*, 338.

Greenpeace. (2006). *The Chernobyl Catastrophe: Consequences on Human Health*. Amsterdam: Greenpeace.

Hastrup, K., Rieffestahl, AM., & Olsen, A. (2016). Food security: Health and environmental concerns. In M. Singer (ed.), *A Companion to the Anthropology of Environmental Health* (pp. 257-280). Chichester, West Sussex: John Wiley & Sons.

今田高俊（編）（2000）．社会学研究法・リアリティの捉え方．有斐閣アルマ．

石川実（1994a）．中範囲の理論．見田宗介，栗原彬，田中義久（編），社会学事典縮刷版（p.610）．弘文堂．

石川実（1994b）．マートン．見田宗介，栗原彬，田中義久（編），社会学事典縮刷版（p.832）．弘文堂．

岸上伸啓（2006）．環境人類学．綾部恒雄（編），文化人類学 20 の理論（pp.197-212）．弘文堂．

Kleinman, A. (2010). The art of medicine: Four social theories for global health. *The Lancet*, 375, 1518-1519.

Kopnia, H. (2016). Asthma and air pollution: Connecting the dots. In M. Singer (ed.), *A Companion to the Anthropology of Environmental Health* (pp. 142-156). Chichester, West Sussex: John Wiley & Sons.

Krieger, N. (2001). Theories for social epidemiology in the 21st century: An ecosocial perspective. *International Journal of Epidemiology*, 30, 668-677.

Lora-Wainwright, A., & Chen, A. (2016). China's cancer villages: Contested evidence and the politics of pollution. In M. Singer (ed.), *A Companion to the Anthropology of Environmental Health* (pp. 396-416). Chichester, West Sussex: John Wiley & Sons.

Macionis, J. J. (2005). *Health and Medicine, in Sociology* (10th ed.) (pp. 540-566). New Jersey: Pearson Prentice Hall.

McElroy, A., & Townsend, P. K. (1989). *Medical anthropology in ecological perspective* (2nd ed.). Boulder, CO: Westview Press. マッケロイ, アン., タウンゼント, パトリシア. (1989/1995). 丸井英二 (監訳), 医療人類学—世界の健康問題を解き明かす. 大修館書店.

McElroy, A., & Townsend, P. K. (2015). *Medical anthropology in ecological perspective* (6th ed.). Boulder, CO: Westview Press.

Melby, M., & Mauger, M. (2016). Effects of agriculture on environmental and human health: Opportunities for anthropology. In M. Singer (ed.), *A Companion to the Anthropology of Environmental Health* (pp. 44-67). Chichester, West Sussex: John Wiley & Sons.

Merton, R.K. (1936). The unanticipated consequences of purposive social action. *American Sociological Review*, 1(6), 894-904.

Merton, R. K. (1949). *Social Theory and Social Structure*. ロバート・K. マートン. (1949/1961). 森東吾, 森好夫, 金沢実, 中島竜太郎 (訳), 社会理論と社会構造. みすず書房.

永田脩一 (2006). 機能主義. 綾部恒雄 (編), 文化人類学 20 の理論 (pp.37-54). 弘文堂.

Parsons, T. (1951). *The Social System*. T. パーソンズ (1951/1974). 佐藤勉 (訳). 社会体系論. 現代社会学大系第 14 巻. 青木書店.

Patton, M. Q. (2002). *Qualitative Research & Evaluation Methods* (3rd ed.). Thousand Oaks, CA: SAGE Publications.

Singer, M. (2016). *A Companion to the Anthropology of Environmental Health*. Chichester, West Sussex: John Wiley & Sons.

Siporin, M. (1980). Ecological systems theory in social work. *The Journal of Sociology and Social Welfare*, 7(4), 507-532.

Steward, J. H. (1955). *Theory of Culture Change: The Methodology of Multilinear Evolution*. Urbana, IL: University of Illinois Press. J.H. スチュワード. (1955/1979). 米山俊直, 石田紅子 (訳), 文化変化の理論—多系進化の方法論. 弘文堂.

杉山光信 (1994). コント. 見田宗介, 栗原彬, 田中義久 (編), 社会学事典縮刷版 (pp.324-325). 弘文堂.

タウンゼンド, パトリシア K. (2004). 岸上伸啓, 佐藤吉文 (訳), 環境人類学を学ぶ人のために. 世界思想社.

Tremblay, M-C., & Richard. L. (2011). Complexity: A potential paradigm for a health promotion discipline. *Health Promotion International*, 29(2), 378-388.

Ulijaszek, S., McLennan, A., & Graff, H.（2016）. Conceptualizing ecobiosocial interactions: Lessons from obesity. In M. Singer（ed.）, *A Companion to the Anthropology of Environmental Health*（pp.85-100）. Chichester, West Sussex: John Wiley & Sons.

海野道郎，長谷川計二（1989）. 意図せざる結果―素描. 理論と方法，4(1)，5-19.

von Bertalanffy, L.（1968）. *General System Theory: Foundations, Developments, Applications*. New York, NY: Braziller.

Wegner, J.（2005）. Ecology and human health. In H. Frumkin（ed.）, *Environmental Health: From Global to Local*（pp.3-23）. San Francisco, CA: Jossey-Bass.

山川偉也（1970）. ルードヴィヒ・フォン・ベルタランフィの一般システム理論. 桃山学院大学人文科学研究，7(1・2)，19-60.

第 8 章

ナラティブ

ナラティブは、「病いの経験」を探究するのに最適な理論です。ナラティブの利点は、対象となる世界について、1つの作品を描くように細やかな視点から、その特徴を明らかにできることです。例えば、看護の研究者が、長い闘病生活を送っている人の医療的ケアを研究テーマにヘルス・エスノグラフィを行うのであれば、看護学からの病気の理解に加えて、その人を取り巻く人間関係や、より大きな社会や文化の事象を探究の対象に入れます。そして、それらの事象のなかで当事者や家族の病いの経験がいかに形づくられているのかを読み解きます。

経験の探究

　人間は自分の身体や、自分の身の回りの世界で起こっていることを、そのまま認識することができません。それらは視覚や聴覚や触覚など、それぞれの身体の状態に応じて反応する感覚を通して、自分の内面に取り込まれていきます。冬の朝、雪道を歩いてうっかり足を滑らせて転んでしまったとき、手や足に感じる湿った雪の感触や、強く打ちつけた部分に感じる痛み、周りの物音や、自分のそばを歩く人たちの視線に対する反応など、「転倒」という出来事は、いくつもの身体の感覚を通してとらえられていきます。

　知覚され、内面の世界に取り込まれたものは、次に、その意味が思考され、解釈され、体系づけられて、その人にとっての固有の知識となります。「昨日は朝から雪が降った。昼過ぎに雪はやみ、気温が少し上がって、夜から朝にかけてまた冷え込んだ。このような日は路面が凍結して滑りやすくなる」という解釈をする人もいれば、「朝から考えごとをしていて、不注意だった」と思う人もいるでしょう。「今日はあまり良い日ではないだろう」「朝転んだからこれ以上悪いことは起きないだろう」などとその日の運・不運と結びつけて考える人もいるかもしれません。過去の経験とも結びつけられて、「転倒」という出来事は、その人の生きる世界のなかでの特有の経験となって成立します。

　その一方で、経験は個人に固有のものとしてあり続けるのではなく、個人の経験はさまざまな手段を介して、その人の外の世界にあらわされていきます。

そして、それを共有する人たちとの間で、共有された真実となっていきます。転倒して強打した際の痛みがひどければ、打撲だけではなく骨折を疑い、病院に行くこともあると思います。病院では、転んだときの状況を話し、診察や検査を受けて、身体の状況を医師に判断してもらいます。医師に、「朝から考えごとをしていた」と心理的な状況を話す人もいれば、「転倒は何か悪いことが起きる予兆だった」と、その日次々と重なった失敗や不幸の体験を語る人もいるかもしれません。「この程度のけがでよかった、何事も慎重に行えるようになった」と気持ちを切り替える人もいるでしょう。語り手の信念まで共有することはできないとしても、転倒した経験は話されることによって聞き手と共有され、医療の場面ではそれに対する対処が行われます。人間が互いに経験を共有して生きている限り、それを伝える相手や、伝える内容に違いがあったとしても、経験にはそれを表現する行為が伴うと考えてよいでしょう。

　私たちは何かを感じ、思考し、表現するとき、文字、数字、図や絵、音、踊りなど多様な表象の手段を使います。これらをすべて**記号**（sign）の働きととらえることができます。記号は事象に意味を与える道具ですが、記号とそれによって意味づけられた事象とは恣意的な関係性しかないことは、スイスの言語学者F.ソシュールによって明らかにされています。しかし、通常、1つの社会や文化共同体のなかでは、その記号が意味することは広く一般に知られているのであり、その慣用性のもとに記号による成員同士のやりとりが可能になります。

　まとめると、人間はことばや身振り手振りで、互いに意味を伝達しながら生活しています。とても重要なことから取り留めのないことまでが、毎日の発話で繰り返されます。書物の世界では、体系的に思想や信念をまとめたものが、民話、神話、伝承、伝記、教典、小説などになって、伝達されます。司法の場においても、争いや対立の語り、それを解決し調整する語りがみられます。

ナラティブの理論とその源流

　他者との情報のやりとり、すなわちコミュニケーションには、ある出来事、その状況、その過程などを、より包括的な目的や価値に照らして表象する行為が位置づいています。社会構成主義にならえば、事実は何らかの理論的枠組みを通して事実となるのですが、ナラティブの理論では、同じ事実に対して**1つ以上の説明の枠組み**があり、同じ事実を全く異なる意義や意味で体系づけることが可能です [Polkinghorne 1998]。

　ナラティブの語りが何を目的とし、何に価値を置いているかは、ナラティブが語られる状況と、語り手が生きている社会・文化・時代の影響を受けます。それは、人がナラティブという行為を通じて、ある特定の社会や文化や時代を生きているということを意味します。

　アメリカの心理学者 J. ブルーナーによると、ナラティブは人間に特有の思考の様式であり、自分の経験に意味を与える基本的なやり方です [Bruner, 1986, 1990]。同じくアメリカの人類学者 R. ガロと C. マッティングリーによると、経験を語り、解釈する行為において、ナラティブは、思考や感情が位置づく人間の内面の世界と、観察可能な行為や出来事が位置づく外側の世界とを媒介しているといいます [Garro & Mattingly 2001：1]。ナラティブ理論とは、ナラティブのこのような働きに着目し、その構造や作用の分析に基づいて、人間の生きられた経験とその意味に接近するための理論的枠組みを提供するものです。

　ナラティブの理論にはいくつもの源流があります。20世紀の終わり（1980年代）に、**ナラティブ・ターン**（narrative turn）と呼ばれる方法論の転回が人間科学のなかで起きました。それまでの社会学や心理学や人類学など人間科学を代表する学問の主流はシステムの理論から人間の社会、こころ、文化を考察するものでした。人間や社会を1つのまとまった有機体とみなし、それを構成する部分がうまく機能することによって全体が統合されるという機械や有機体の類比が用いられました。それに対してナラティブは全く新しい視点を提供することになりました。その際にナラティブの理論的素地を形成したのは、現象学

や解釈学の伝統です。20世紀の終わりには、医学・医療の領域においても、精神医学や家庭医療を中心にナラティブへの関心が高まりました。そこには社会構成主義の影響が見られます。これらのことから、ここでは現象学、解釈学と社会構成主義の思想を継承する立場からのナラティブ理論を解説します。

ナラティブ・ターンが起こる前から存在するナラティブの学派もあります。主に民話や神話、小説や詩などの文学作品を対象に、物語の形式や構造を考察するものです。形式主義、記号論、構造主義の思想を継承しています。こちらのナラティブについては、コラムにまとめました（p.255）。

なお、ナラティブは、社会科学、医学・医療、文学理論など、この概念に着目する研究者によって「**物語**」と訳されることもあります。しかし、日本語で一般に物語というときの意味とナラティブ理論での意味は若干異なりますから、ここでは「ナラティブ」とカタカナ表記にします。

◆ ナラティブの問い

人びとによって生きられた経験の意味はナラティブによって伝達されるという理論的前提のもと、「このナラティブは、それを生みだした人や世界について何を明らかにするのか」というのがナラティブの探究における基本的な問いです。そして、「そのナラティブをどのように解釈すれば、それが生まれた生活や文化を理解し、明らかにすることができるのか」というのが、ナラティブの方法論的な問いです [Patton 2002：115]。

ナラティブの探究において基本となる概念は「意味」です。ナラティブにあらわれる意味を通じて人間の経験の世界を探究します。ナラティブは解釈学や社会構成主義の思想を通して、それらの源泉である、人間の生きられた経験やその主観的認識を探究する現象学の影響を受けていますが、現象学の用語である生活世界（life-world）もナラティブの中核概念です。アメリカ社会学に現象学を取り入れ、現象学的社会学を確立した A. シュッツは、生活世界の経験的理解を深め、日常の生活世界（the everyday life-world）という概念を用いて、生活世界の本質は理論ではなく、人びとの実際の（プラグマティックな）動機によって構成されていると論じました [Schutz 1970]。シュッツのもとで学んだ P.

バーガーと T. ルックマンも日常の生活世界を探究し、2 人の著書『現実の社会的構成』（1966/2003）において、社会は人間の意味世界によって構成されるという社会理論を展開しています［Berger & Luckmann 1966, 山口訳 2003］。

イギリスの心理学者 D. ヒリスとチェコの心理学者 I. セルマックによって説明された、ナラティブ心理学（narrative psychology）の記述によれば、ナラティブは単に文学の 1 つの様式であるとか、人間のディスコース（対話・話法）の 1 つの形にすぎないというものではありません。それは、人間のこころの基本的性質です［Hiles & Cermak 2010：149］。そして、人びとの生きる人生は、ナラティブの仕組みによって 1 つの芸術に変換されるといわれています［Hardy 1977, as cited in Hiles & Cermak, 2010：149］。

認知心理学の領域で、ナラティブの発展に大きな貢献を果たした、アメリカの心理学者 J. ブルーナーは、人がもつナラティブの思考は、日常世界のなかで明らかな利点をもち、それは人間発達における最も輝かしい成果であるといいました。ブルーナーは、ナラティブによる推論と合理的思考とを区別することを提案しました。それぞれが人間にとって主要な思考の様式であり、2 つの認知機能、2 つの思考モードととらえ、それぞれが独自の方法で、経験を秩序づけ、現実を構成するのであって、補完的であるが 1 つにまとめることはできないと論じました［Bruner 1986：11, as cited in Hiles & Cermak 2010：149］。

ナラティブは人間のディスコースの様式に深くかかわり、人間の行動と経験を構造化する文化の手続きの基盤となるものであるといわれています［Hiles & Cermak 2010：150］。「人間は人間が生きる文化の外側で生きる意味を構成することはできない」という前提に立ち、ナラティブは、人間が意味を構成する過程を明らかにすることによって、人間の本質的な理解を目指します。また、文化の数だけ人びとに共有されるナラティブは異なるのですが、人間全体に共有されるナラティブも探究することによって、相対主義の立場からと、より普遍的な立場からの人間理解が可能になります。

◢　ナラティブの推論様式

ナラティブの研究ではナラティブ推論の様式やその作用についても探究しま

す。そこでは、ナラティブは単に人間の経験や意味づけの記述ではなく、人間の行動に枠組みを与える遂行的な表現の様式として理解されます。アメリカの人類学者 C. マッティングリーは社会的行為にナラティブの枠づけがあり、ナラティブの筋に沿って人生が再構築されていくと論じました [Mattingly 1998]。ナラティブが自己アイデンティティの構成や維持に主要な役割を果たすこと、ナラティブを用いて自分のアイデンティティを築くという営みに参与できること、人間のエンパワメント、抑圧への抵抗、不要の苦しみや差別にも抗するという独特の立場をもっていることが指摘されています [Hiles & Cermak 2010 : 149]。ナラティブは人間の生きる現実を構成する文化的プロセスに光を当てるだけではなく、ナラティブを通じて構成される現実にも意識を傾けることを可能にします。

　ナラティブでは仮説を立ててそれを検証するという説明の方法をとりません。現象学、解釈学的な説明の方法をとります。そのため、ヘルス・サイエンスの領域では質的研究に取り入れられています。現象学や解釈学では因果関係に基づいて事実を明らかにするのではなく、事象の本質を現象学的還元によって追究する、解釈学的円環（循環）によって明らかにするといった手法がとられます。解釈学的円環の方法も、部分と全体を循環させる古典文献学や解釈学的人類学、人間存在の時間性に注目し先行理解（先入見）と解釈とを循環させる M. ハイデガーや H-G. ガダマーの解釈学、ナラティブの対話性に着目した自己と他者の循環などいくつかの類型に分けられます。現象学的還元も解釈学的円環による説明も、科学的視点から見れば、証明よりも仮説や理論の発見に優れています。

　ナラティブ研究は数学や論理学における証明とは異なり、絶対的な真実を明らかにするものではありません。ナラティブ研究では「真実」よりも「真実らしさ」が追究され、それは詳細なデータと綿密な解釈によってのみ証明されます。データの収集も解釈も 1 人の研究者の手に委ねられることが多く、独り善がりで根拠のない結論であるという批判を免れません。もとより、それは相対的な主張であるとして関心を示さない人たちもいます。ヘルス・サイエンスはさまざまな学問的背景をもった人たちからなる領域であるため、異なる背景の人に対しても研究の価値を伝える必要があります。そのためには、研究計画か

らデータの収集、分析、結論を導くまでの全過程において批判的、体系的なふり返りが行われていることが、最低限必要な条件です。さらに、その手順と過程が誰の目にも明らかで、透明性を確保していることも必要です [Hiles & Cermak 2010：152]。

♦ ナラティブ研究の類型

　ナラティブを対象とする研究は、多様な研究様式や研究方法を用います。アメリカの社会心理学者 E.G. ミシュラーによると、それは実際の出来事を語るときの「順序の異なり」すなわち「表象」に関するもの、語りに構造と一貫性を与える言語とナラティブの「方法」に着目するもの、ストーリーの文化・社会・心理学的「文脈と機能」をテーマとするものとに大きく分けられます [Mishler 1995：89-90, cited in Hiles & Cermak 2010：151]。

　これらはすべてナラティブの様式で考える人間の思考の特徴に依拠しています。とくに第一と第二の点は、ナラティブの思考様式が現実を形成するというナラティブの研究において欠かせない視点〔構成主義（constructivism）とも呼ばれる〕が含まれています。D. ハイルズによれば、ナラティブには語られるストーリーとそれに付随するストーリーがあり、後者は直接知覚したことを組織するために意識的・無意識的に生みだされるものです。付随するストーリーは過去の記憶を呼び覚ますものでもあり、今の出来事がその後どのように語られ、他者と共有されるかということを基礎づけるものといわれています [Hiles 2005, as cited in Hiles & Cermak 2010：150]。

　第三の、文脈に着目するという点は、ヘルス・エスノグラフィの方法論が活かされる点です。ナラティブとして体系づけられ表象される個人の生きられた経験を、その人の社会や文化のコンテクスト（文脈）において、そこで共有されている価値や信念に関連づけて分析をします。ナラティブが個人や集団のアイデンティティの形成や維持にどのような働きをもつのかという、ナラティブが果たす能動的な機能への着目も見られます。作業療法の場で展開されるナラティブの語りを丹念に調査したアメリカの人類学者 C. マッティングリー（1998）によると、ナラティブは個人の検証可能な真実を伝えるというよりも、

そのもっともらしさをあらわし伝えるものであるといいます。そしてナラティブが人生の物語を生成する機能に着目し、ナラティブが人生の経験に新しい枠組みを与え、アイデンティティを再構築する手段となっていることを指摘しています [Mattingly 1998]。この第三の視点は、臨床の現場でエスノグラフィを行うときに、示唆に富むものなので、次項で詳しく見ていきましょう。

臨床のナラティブ

　イギリスとアメリカでは、プライマリ・ケアや心理療法、カウンセリングの領域で、**患者の病いの語り**（illness narrative）に着目したナラティブのアプローチに関心が高まっています。患者の語りへの着目は、精神科や心療内科を中心に長い歴史がありますが、医療の新しい思想であり方法としてナラティブが普及するのは1980年代になってからです。

　アメリカの医師 R. シャロンはその最前線で活躍している医師の1人です。シャロンによると、現在のアメリカの医療は人間の身体や疾病に対する生物学的理解や診断、治療の技術を飛躍的に発展させたが、人として患者と向き合う能力は高まっていないと指摘しています。また、医療のシステムもさまざまな面で崩壊しており、新しい医療のあり方が求められているといいます。このような状況のなかで、医師は、現在のアメリカの医療やより大きな社会や歴史のなかでの患者の置かれた立場を考えること、そして、健康を失い、病や死に直面している人が、何を考えどう生きているのかを理解し、支援することが求められ、その際に、ナラティブという方法が有効であると、シャロンは主張しています [Charon 2006/2011]。

　病いや苦悩の語りは、第三者に伝えられる無機質な情報ではなく、患者の生きられた経験として語られ、共有されるという特徴をもちます。そのため、語りのストーリー性に注意を払い、そのストーリーの意味を把握し、具体的に対処する能力が医師には必要です。それを臨床におけるナラティブの能力といいます。患者の語りに適切に対処する能力と方法について、シャロンはその著書、『Narrative Medicine』（2006/2011）において理論的・実践的に示してい

す。それだけではなく、ナラティブ・メディスンの実践が、さまざまに分断された　アメリカの医療システムをつなぎあわせ、患者と医師関係においては、両者の間の溝を埋め、病気に対する共通理解を目指すものであると主張しています [Charon 2006/2011]。

　アメリカの人類学者 C. マッティングリーも、臨床におけるナラティブの役割に着目しています。彼女は、アメリカにおける作業療法の場面を観察し、症例検討会や日常の会話のなかで、作業療法士が患者とのかかわりを物語的に語ることに気づきます。そして、臨床推論の中心に、ナラティブが位置づいていると論じました [Mattingly 1991, 1998]。この研究は、ナラティブの心理学や医療人類学の理論を踏まえています。アメリカの心理学者 J. ブルーナー（1986, 1990）によると、人間には、具体的事象を一般理論に照らして理解するパラダイム的思考と、個人の経験の物語を紡ぐように、個別の事象をつなぎあわせるナラティブの思考があるといいます。医療人類学はその初期の頃から、疾患（disease）と病い（illness）を区別し、患者の病いの語りに着目してきました [Good 1994/2001, Kleinman 1989/1996]。マッティングリーは、ナラティブの理論を基礎にエスノグラフィの資料を分析し、臨床で用いられているナラティブにはバイオメディカルな言説と対比される、独自の発話の様式があると指摘しました [Mattingly 1991, 1998]。

　さらに、マッティングリーは、セラピストが日常の患者とのかかわりを、物語の様式で語るだけではなく、物語の様式に治療を構造化していると論じました。治療の物語は、より長い患者の人生の物語のなかの、短編のようなものです。しかしそれは、臨床の立場からの、より具体的で、現実的な物語であり、治療の時間と目的に沿って展開され、その結末を予期させるといいます [Mattingly, 1991]。ナラティブ分析の古典として位置づけられている日常ナラティブ分析を行った、社会言語学者 W. ラボフ、J. ワレツキーによると、ナラティブは現実を構成するというよりも、それを表象するものであるといいます [Labov & Waletzky 1967, as cited in Loewe 2004 : 46]。2 人の研究では、語りの記述と語られる世界とは、明確に区別されました。しかし、そうした区別が、その後のポストモダンの文脈のなかで疑問視されることになりました [Loewe 2004 : 46]。マッティングリーは、病いの経験は回顧的に語られる側面もあるが、治療の筋書きに沿っ

て、将来の可能性に向けて予期的に語られる側面もあることを主張しています
[Mattingly 1991, 1998]。作業療法士は、日常のささいな活動から劇的な変化にまで注
意を払い、その意味するところに対する解釈を繰り返し、患者のこれからの人
生の物語を紡ぐように、日常の出来事を組み立てるのです。治療の目標、人生
の目標に向けて患者とセラピストが共有するナラティブによって、患者の人生
は構造化されて展開されるという、ナラティブの斬新な知見です。

　マッティングリーの研究は、ナラティブを使った質的研究の多くがインタ
ビューや日常の会話分析の手法を使っているのに対して、作業療法の現場に密
着したエスノグラフィを行い、現実とナラティブとの乖離を埋める理論を導い
たことにその独自性があります。ナラティブの様式に構造化されているセラ
ピーの実際、患者とセラピストの相互作用を観察したからこそ、現実の表象と
いう枠組みを超えた探究が可能になりました。

　イギリスの医療現場においても、ナラティブを取り入れた医療や教育が家庭
医を中心に、実践されています [Gill, Griffin, & Launer 2014, Greenhalgh & Hurwitz 1998/2001, 1999,
Launer 2009]。アメリカには人類学や心理学や文学におけるナラティブの理論を臨
床に応用するという学術的な傾向があるのに対して、イギリスのナラティブの
アプローチは医療の実践の現場から生まれ、展開されています。T. グリーン
ハルと B. ハーウィッツは、イギリスにおいてナラティブに基づく医療（narra-
tive-based medicine）を牽引する医師ですが、その意義を次のようにまとめてい
ます。「病いのナラティブは、患者が抱えている問題に全体的に接近する枠組
みを提供する。それは、診断や治療の選択肢を広げることになるかもしれな
い。ナラティブの考え方に困惑する医師は多いが、医療の実践にはナラティブ
が必要である。例えば、病歴の聴取は基本的に解釈学的行為である。人は病気
になると、絶望や悲嘆、道徳的な痛みも感じる。病いの経験は、自分や家族も
含めた「存在」について深くふり返る契機となる。ナラティブは患者の語りを
通して、患者がふり返っている内容を理解し、それを医療に活かすという実践
的な意義をもつ」[Greenhalgh & Hurwitz 1999 : 48]。

　ナラティブは医療の政策にも活かされています。グリーンハルは、慢性疾患
の予防や管理に、患者や市民が主体的に参加することを推奨し、その方法とし
て「病いと向き合う」（coping with illness）という視点を挙げています。イギリ

スでは、他の先進諸国と同じように疾病構造が変化し、急性疾患や感染症より
も慢性疾患で病院にかかる人が増えています。現代医学において病気は管理し
克服する対象ですが、病気を長く患っている人にとって病気は向き合っていく
ものです。人が患うと、身体の異変にとどまらず、自己アイデンティティや社
会関係を揺るがせます。そして、長く患うなかで、それまでの生き方を見直
し、周りから得られる支援を把握し、人生を再編成していくことが求められる
ようになります。グリーンハルによると、患者は病気と共にある人生と向き合
い、対処する主体であり、医療の専門家の役割は、患者の病いの経験を理解
し、尊重し、専門家の立場から、患者の人生の価値を高めることにあります
［Greenhalgh 2009：629-630］。ナラティブやエスノグラフィはそのような医療のあり方
を支える理論であり方法論です。

　イギリスやアメリカにおけるナラティブの実践は、日本にも翻訳されて紹介
されています。日本では、患者とのよりよいコミュニケーションの構築を目指
して、患者の立場に立った医療を提供できるようにという思いから、ナラティ
ブのアプローチに対する関心が集まっています。これまでの医学で主流であっ
た、数値的なエビデンスを根拠にする医療にかわるものとしての、あるいはそ
れを補完するものとしてのナラティブに基づく医療です。この2つは、evi-
dence-based medicine（EBM）と narrative-based medicine（NBM）というよ
うに、便宜上対比されて紹介されることが多い概念ですが、理論的に異なる立
場からの医療の考え方ですから、どちらが正しいというものではありません。
医療の場面や状況において、相互補完的に用いることで、それぞれの強みが発
揮されるでしょう。

現象学

　本節では、アメリカの哲学者 D. カー（1999）による説明に沿って E. フッ
サールの現象学を概観します。そして、フッサールの現象学の要点を踏まえ
て、現象学的に考察する仕方について、日本の哲学者、佐藤真理人による論考
をもとに解説します。「個別領域への応用」の項では、幅広くさまざまな研究

ナラトロジー（narratology）

　物語に関する人間の関心は、最も古いものでアリストテレスの『詩学』にまでさかのぼります。その後 2000 年の歳月を経て、20 世紀のロシア・フォルマリズムの潮流のなかに、ナラトロジーの基礎を見ることができます。ロシアのフォークロリスト　V. プロップはロシア民話 100 編を読解し、それらのストーリーにある基本的機能を抽出しました。プロップはあらゆる物語にある共通性をストーリーの基本的機能に求め、それを 31 の類型に還元したのです。それらの機能はストーリーに備わっている共通の特性であり、民話に限らず、現代文学にも適応可能と結論づけ、20 世紀のナラトロジーの発展に寄与しました。同時期に、スイスの言語学者 F. de ソシュールの言語論を人間科学や文学理論に応用した構造主義がフランスで発展しました。代表的な研究者である L. ストロースは、ソシュールが言語を phonemes と呼ばれる最小の要素に分解し、要素間の二項対立の関係性を抽出する手法を神話の分析に応用し、神話を mythemes という基本要素に分解し、神話において繰り返しあらわれる基本要素間の関係性に着目しました。構造主義の構造とは言語や神話を構成する要素間の関係性のことです。

　ロシア・フォルマリズムに始まり、構造主義の強い影響を受けて成立したナラトロジーは理論的には物語にある構造化の仕掛け（structuring devices）を特定するものです [Colbey 2005]。考察の対象は、口頭言語、詩、小説、演劇、音楽など、人間の表象手段あるいは媒体にあらわれる物語の形式です。物語には、物語を物語たらしめるからくりがあるという発想のもとに、それをどの物語にも適応可能な中立的な方法で解明しようとしました。すなわち、ナラトロジーの基本は、物語の基本的構造と機能の解明です。物語の内容や文脈よりも、まず、物語の形式の理解を目指すものです。その理解において、物語を構成するいくつもの要素に分解し、研究者の理論に沿って再配列します。例えば、ソシュールの言語理論に沿って要素間の対立関係を細かく見ていきます。それによって物語の深層にある対立の構図を明らかにするのです。

ナラトロジーが着目する物語（narrative）による表象の基本要素はストーリー（story）、プロット（plot）、ナラティブ（narrative）の 3 要素です。このうち 1 つでも欠ければ、ナラトロジーの探究は困難になるといいます [Colbey 2005]。ストーリーとは、物語のなかで語られる出来事の全体であり、プロットとは出来事を物語に構造化するための因果関係であり、ナラティブとは、出来事がその因果関係によっていかに語られるか、そのあり方のことを指します [Colbey 2005]。ナラトロジーの基本を知ることで、現在の社会科学や医学の領域で用いられている「ナラティブ」の意味を深く理解できます。もっとも、ナラティブの理解は学問領域によっても時代によっても多様ですから、1 つの正しい理解にこだわることで、かえってナラティブを探求する際に必要な視野を狭めてしまいます。そのため、その基本を理解しつつ、多様な見方にも親しんでおきましょう。物語は何かを表象するものから成り立っていますが、それは事物・事象をそのままあらわした（present）ものではなく、表象（re-present）したものです。その物語の目的や意図によって、何をどのように表象するか、その形式が決められるのです [Colbey 2005]。

　構造主義、より広く言えば記号学（semiotics）のアプローチを実際の人間の生活に当てはめて、人間の文化や社会を記号という枠組みでとらえる方法は、ナラトロジーだけではなく、20 世紀の人間科学に多くの成果をもたらしました。しかし、その形式主義で還元主義である性質、共時的な分析にとどまり、人間の時間との関係性を見落としていることなどが批判の対象となり、ナラトロジーに対しては、形式にこだわり、語りの内容や文脈を視野に入れていないこと、テキスト中心主義であり、読み手の意味づけの作用を見落としていることなどの批判が挙がりました。実際に、人間の生活を 1 つの物語としてナラトロジーの理論を当てはめてみると何が起きるでしょう。人間の生活のメカニズムは明らかになりますが、その豊かな内容、質感は明らかにできません。もとより、人間の生きる営みは、言語を音素に分解するように、神話を神話素に分解するように、分節化することができません。ヘルス・サイエンスでナラティブを扱う際には、生身の人間の息遣いを感じることのできる手法が必要でしょう。

業績を概観します。

　カーによれば、現象学ということばは 18 世紀のドイツ哲学の著作において
すでにあらわれていますが、20 世紀の哲学を代表する伝統の 1 つとしてみな
すことのできる現象学は、フッサール（1859-1938）の業績にさかのぼることが
できます。フッサールは現象学を彼自身の独自の意味で用い、ヨーロッパにお
ける現象学の成立と発展に大きな影響を与えました [Carr 1999：675]。

　フッサールは、自身の名声を確かなものにした書物『論理学研究』（1900）の
なかで、主張や判断や推論など、論理学で用いられている概念の様態について
研究しました。その目的は、論理学的概念について、そのように思考すること
が与えられている経験のなかでその様態を吟味することでした。フッサールに
とって何かを哲学的に明らかにするとは、それが論理や数学などいかに抽象的
な対象であっても、そのことそのものを直接経験している経験のなかに答えを
求めることでした。フッサールは『論理学研究』のなかで、このような探究の
仕方を「現象学的」と呼びました。そこでの論理学的真実についての探究は、
現象の記述的な営みにとどまるものでしたが、それは、客観的な論理学的関係
性とそれに対して人間がもつ意識とを区別しなければならないことをあらわし
ました。フッサールは意識の意味をより正確にする必要を感じ、彼の師である
F. ブレンターノが用いた「志向性」という概念に着目します。それは、「意識
はつねに何かについての意識であり、1 つの対象や出来事に向けられている」
というものです [Carr 1999：676]。

　フッサールは、もし意識に志向性が本質的に備わっているのであれば、その
記述はその対象を含むものでなければならないと考えました。そして、人間の
意識が見せる多様な様態と各様態に相関する対象の意識への与えられ方を概念
的に区別します。現象学はその相関関係を追究し、現象の「本質」を明らかに
する哲学へと展開されていきます [Carr 1999：676]。

　フッサールによる現象学的な考察のよりどころとなるのは直観です。それ
は、現象学の基本原理として、『イデーン I』『デカルト的省察』で詳細に説明
されています。直観とは、現象学における認識の源泉であり、端的に言えば、
「意識に対象が与えられることであり、意識がその対象を受け取ること」です
[佐藤 2006：16]。フッサールは直観と明証とを結びつけ、明証とはそれ自身を精神

的に観ること（直観すること）であるといいました[佐藤 2006：16]。しかし、直観は他の誰でもない第一人称の「私」の認識です。それが誰の目にも明らかな真実として、その客観性をどのように保証することができるのでしょうか。フッサールは、直観の真理性の保証は、事象そのものにあると考えました。事象そのものが人の意識に自ら示すものを認めることが肝要であり、そうした態度で「私」が認識できるものは、原理上、同じような態度で観るあらゆる人にとって認識可能であるはずだと論じました[佐藤 2006：18]。

　その態度についてもう少し考えてみましょう。フッサールは、自然の状態にある私たちの意識というものは、物や人や他の存在の世界のなかに埋め込まれているのであり、日常的な意識からは本質的な洞察は得られないと考えました。そして、その「自然な態度」を一時停止し、偏りのないものの見方で意識の世界を哲学的にふり返ることを推奨しました[Carr 1999：676-677]。その手続きは、現象学的還元と呼ばれ、佐藤によれば「素朴な自然的あるいは自然主義的な態度から純化された現象学的態度へと態度変更を行うための方法論的意識操作の総体」ということができます[佐藤 2006：22]。このような還元の結果として純粋意識が残り、そうした意識に対して、それに相関する物事の純粋な現象が与えられるということです[佐藤 2006：16]。現象学的還元というフッサールによる現象の探究の基本原理にならえば、現象学における考察とは、私たちの純粋意識とそれに対して与えられる対象との相関関係を追究することです[Carr 1999：677]。

　フッサールが晩年に取り組んだ時間や歴史の問題、集団や社会の問題、生活世界についての論考は、現象学の視点や方法を採用した哲学者によってさまざまに展開されていきます。フッサールの思想を継承する人たちに共通するのは、人間の主観性を、意味を構成する志向性のある活動としてとらえ、その意味を通して自己や世界が構造化されるという考え方です[Carr 1999： 677-678]。近代科学は抽象的で数学的な様式で世界の事象を説明しようとしますが、フッサールは、それは世界の１つの見方であり、世界とは人が生きる日常生活を基盤にして歴史的に形成されるものであると主張しました。そして、科学によってとらえられる以前に存在する生活世界を対象に現象学的還元を行うことの重要性を訴えました[Husserl 1934/1970, as cited in Carr 1999：678]。

◆ 個別領域への応用

E. フッサールの現象学は諸科学に影響を与えましたが、現象学的還元をそのまま実行することは困難であるといわれており、個別科学における応用は、これまでかなり柔軟な解釈のもとになされてきました[Giorgi 2010, 佐藤 2006 : 21]。前述したように、A. シュッツは社会学に現象学を取り入れ、その主要な視点を提供する領域として解釈学的社会学を展開しました[Schutz 1970]。P.L. バーガーと T. ルックマンは社会構成主義、H. ガーフィンケルはエスノメソドロジーという方法論を新たに開拓しました[Berger & Luckmann 1966/2003, Garfinkel 1967]。

M. ポンティ、M. ハイデガーも現象学を独自に展開しました。A. ジオルジは、フッサールの現象学をその基本にできるだけ忠実な形で心理学に応用しています[Giorgi 2010]。M. ヴァンマーネン（1990/2011）や C. ムスターカス（1990）もそれぞれの現象学の理解と方法によって、現象学を心理学や心理療法に取り入れています。現象学の応用のあり方は、個人の経験の本質的意味を探るものから、集団で共有される現実の理解、コミュニケーションの言語や構造の分析まで、その対象も分析単位も多岐にわたっています[Patton 2002 : 104]。

これらの個別領域に応用された現象学に共通する点は、個人によって体験されていることを何らかの認識論的立場からではなく、その人の経験の世界のなかで知ろうとする態度です。臨床の場面では、患者の身体的苦痛や治療に対する望みや不安など、患者によって直接体験されていることをあらゆる偏見を排して知ろうとする態度です。フッサールの哲学の基本原理に従って考えると、そのような「純粋な意識」に対して、個人の体験の本質が与えられるということです。心理学者のジオルジは、より現実的な立場から、研究者は現象の意味を理解しようとするときに、自分にある過去の知識をすべてかっこに入れ、目の前にある現象に新しく向き合うことを推奨し、それを現実だと仮定せずに、それを経験している人の前に存在するものとしてみなすことを提案しました[Giorgi 2010 : 170]。しかしその方法は、フッサールが言うような「本質は事象そのものにある」という人間を超えた視点からの探究ではなく、あくまでもその事象を経験している人の主観のなかでその本質を探究するという人間の行為であると述べました[Giorgi 2010 : 171]。

現象学の探究に共通する第二の特徴は、過去の知識や偏見をできるだけ取り除いて対象に向き合ったときに生まれる**感覚的な体験**を大切にすることです。私たちは目の前におなかを抱えてうずくまっている人を見て、「誰かが苦しんでいる。その人はまだ若い、性別は女性のようだ、何かことばを発している、痛みを訴えている、急に具合が悪くなったのか、何らかの病気に違いない」というように、自分の経験や知識に基づいてその状態を理解しようとするでしょう。しかし、自分の経験や過去の知識が現象の本質的理解を妨げるとして、それらによる判断を停止するとき、私たちは全身の感覚を使って、私たちに与えられた現象に接近するしかありません。観て、聞いて、考えて、その事象について判断する前に、その人の痛みや苦しみという自分に与えられた対象を感じ取ろうとします。他者の痛みや苦しみを本当に理解することが難しいのは、日常の漫然とした態度で眺めているからかもしれません。「常識」も含めて、自分の生活のなかで身につけた一般的態度や認識論的立場から目の前の現象に対して外からの枠づけをしないという原則に沿って、自身の感覚を研ぎ澄ませて現象を感じとろうとする態度は、現象学的な研究に共通する特徴です。

　最後に、現象学では、間接的な経験ではなく、個人によって生きられる直接的な経験を観ようとします [Patton 2002：104]。研究者の感覚的体験を資料として集めるには、対象となっている人の生活世界に入り込むことが肝要です。参与観察や深いインタビューは、現象学を応用した研究に共通する方法論的特徴です。これら3つの特徴は、現象学の取り入れられ方によっても相違がありますが、ナラティブを用いた質的研究にそれぞれ引き継がれている哲学的な思考様式と方法論的立場です。

解釈学

　解釈学は「意味」を探究する学問であり、現象学と同じように、ナラティブの理論や研究のあらゆる面に影響を与えています。ここでは主にカナダの哲学者 G.B. マディソン（1999）による解釈学の概説とアメリカの社会学者 M.Q. パットン（2002）によるその質的研究における意義についての説明をもとに、

解釈学について概観します。

　パットンによると解釈学は質的研究に応用されている理論の方向性を統合する一助となるといいます。それは、質的研究の基本的特徴の１つである人間の行為や出来事の意味に着目し、その意味に対する理解を深めるための理論的枠組みを提供するからです。

　解釈学は、ドイツの神学者 F. シュライエルマッハー（シュライアマハー）によって理論化され、W. ディルタイによって人間科学に応用されました。解釈学は聖書や古典などテキストに書かれたことの意味を正しく理解する営みから始まり、この２人に代表される初期のころの解釈学の特徴は、著者の意図を理解し、正しい意味に到達するための最も信頼のおける方法を追究することでした [Madison 1999：705]。

　ドイツの哲学者 H-G. ガダマーは、現象学から示唆を得て、テキストの正当な解釈の技術を探究するという旧来の解釈学の伝統から距離を置き、人が何かを理解するということはどういうことかという、「理解」の一般理論を練り上げる営みに着手しました。理解すること、そしてその理解が現われるさまざまな様式の解明に解釈学は重要な意義をもつというのでした。ガダマーにとって、解釈学とは人間が何かを知覚したり認識したりする様式すなわち知識についての一般理論を展開する哲学の領域であり、認識論に相当するものでした [Madison 1999：706]。

　フランスの哲学者 P. リクールは E. フッサールの『イデーン』をフランス語に翻訳したことで知られていますが、現象学をフランスに普及させることに貢献した学者の１人です [Carr 1999, p.680]。M. ハイデガーが「存在」の現象学的理解に解釈学を取り入れたように、リクールは「象徴」を対象に現象学考察を進めるにあたって解釈学を展開しました。つまり哲学的な理解のあらわれ以前にある象徴（告白や神話などにみられる象徴表現）の本質に接近する方法として、解釈学を用いました。

　ガダマーとリクールの解釈学は現象学の系譜を引くものであり、現象学に特有の性質を帯びています。それは第一に、実際に起きていること、起こっていることの丁寧な記述と内省によってその理解に到達することです [Madison 1999：706]。これは、既存の理論に照らして仮説を立てて検証するという論理実証主

義の方法と大きく異なります。論理実証主義は 19 世紀にフランスの思想家 A.
コントによって確立された哲学体系であり、観察される現象と経験的に証明で
きる科学的事実と法則だけを対象とし、それ以外の人間に超越的なものに対す
る探究を拒否するものです。ガダマーとリクールに代表される解釈学は、論理
実証主義者の主張にも、そのような知識の生み出し方にも疑問を投げかける人
びとによって起こった 19 世紀から 20 世紀にかけての幅広い動きに連動して発
展しました [Patton 2002：114]。

　ガダマーとリクールの解釈学が現象学の影響を受けていることに由来する第
二の特徴は、フッサールが晩年に提唱した「生活世界」という観念であり、
M. ハイデガーが「世界内存在」と呼ぶ概念が、それぞれの解釈学的理論の核
心にあることです [Madison 1999：706]。生活世界とは、個人が直接体験して知覚す
る世界のことです。それは経験、活動、人やものとの触れ合いなど個人の世界
を構成するものの集合体です。ハイデガーは「我々が我々である」ことを了解
して生きている、そうした日常の世界内存在として、人間の存在をとらえまし
た。そしてそうした現に存在が開示されている人間にとって、世界は何よりも
人間の企てに対して実際的な意味をもつ機構や構造の作業的環境であると考え
ました [Carr 1999：678]。

　存在者としての人間はいつもすでに世界のなかにいることを発見する。ハイ
デガーは『存在と時間』のなかでこのテーマを追究していきます。そして、理
解という営みもこれと同じように前提となるものによって規定され、そこから
派生する性質をもち、それゆえ暗黙のうちに理解されていることのみを開示す
ると考えました。すなわち、理解とは解釈であり、前提とされていることなし
に成り立つものではないと主張しました。同様に、リクールも理解を有限の領
域に包摂するような歴史的条件を認めることの大切さを指摘しています
[Madison 1999：706-707]。ガダマーも、理解とは、啓蒙主義的な絶対的な根拠に基づ
くようなものではなく、それぞれの文化の歴史のなかで長い時間をかけて培わ
れてきた暗黙の了解のもとに理解はあらわれることを指摘しました。そして、
理解するという営みを人間が存在する世界や時間から切り離し、個人の主観的
営みとして把握するのではなく、個人はいつも過去と現在が融合される伝統の
プロセスのなかにあるものとしてとらえることを主張しました [Madison 1999：707]。

解釈学の手法である**解釈学的円環**（循環）は少なくとも 3 つの様式で質的研究に取り入れられています。

　第一に、全体と個別の意味の循環的理解です。私たちが 1 つの作品の意味を読み取ろうとするとき、その作者が意図することを推測しながら、その作品を構成する個々の部分の意味を解読しようとすると思います。同じように、1 つのナラティブを構成する個々の語りの意味をそのナラティブ全体のより包括的なテーマにつなげるようにして、循環的な解釈を行います。全体と個別の意味を行きつ戻りつ行う作業は、終わりのないもののように思われますが、そのナラティブの解読に内的矛盾がなくなったとき、この作業は終わりになります [Kvale 1987：62, as cited in Patton 2002：114]。内的矛盾のないことは質的データの解釈の正当性、真実性を証明するための様式ともなっています。解釈学のなかでは「真実」は中心課題ではありませんが、質的研究に応用するときには、解釈が事実に基づいて十分に吟味されているかどうかが問われます。

　第二に、ナラティブの全体と個別の循環だけではなく、ナラティブとその語りが位置づく社会や文化、歴史の文脈との循環的解釈があります。語ること、語られたこと、それを理解することという、ナラティブにかかわる事象はすべてそうした行為や作品が位置づく歴史の意味を帯びています。エスノグラフィの方法論はこの第二の点においてその強みを発揮します。

　第三に、ナラティブの語り手と読み手の間の意味の循環です。解釈学においては、理解とは個人の内面（心）の作用というよりも、言語的なものであり、言語は対話性をもつゆえに、理解は共同主観的（間主観的）なものであると考えられています [Madison 1999：707-708]。私たち人間は、言語の媒体なしに物事を理解することができません。理解とは、他者の言葉であらわされたものを自分の言葉に置き換えて自分のものとすることであり、理解には多かれ少なかれ意味の転換を伴います。話し手と読み手とが、共通の文化や歴史をもっていない場合は意味の変化の幅も大きくなるでしょう。そのため、理解には両者の地平の融合が必要となり、作品の意味は作者の意図に還元できるものではなく、いつもそれを超越しているといわれています [Madison 1999：708]。作品の意味は、それを読む行為の出来事として存在し、患者の語りなど実際に話されている場面では、その話し手と聞き手との間の弁証法的な意味の循環を経て、より高次の意

味があらわれる（構築される）と考えられています［Madison 1999：708］。

ナラティブの今後

　ナラティブの研究にはヘルス・サイエンスの主流である論理実証主義の理論や方法論にはない魅力や可能性があります。これまで見てきたように、19世紀以降の西欧諸国での哲学的議論がナラティブの源流であり、質的研究においてもその中心的な位置を占める現象学や解釈学の発展につながりました。人間と人間がつくり上げる社会に対する深い洞察は、人間の存在に対する配慮が必要であり、人間科学（人間論）ともいえる独自の人間理解の方法の発展につながったといえます。今の時代には、自然の環境や人間以外の存在にも配慮を軸とする理解の枠組みが必要とされているようにも思います。

　その一方で、現象学や解釈学、それらに系譜をたどることのできる質的研究の理論は、真実よりも真実らしさを追究し、真実を明らかにするというよりも真実といわれるものが構築されていく過程を明らかにし、それ自身の説明も歴史と文化の文脈のなかの出来事であるという立場を取るために、真実に対してより厳格な立場を取ることが要請されるヘルス・サイエンスの他の領域との共同理解が困難になります。意味の主観性を強調しすぎて独我論に陥りやすいという欠点や、人間存在を歴史的に相対的にとらえる行為が行き過ぎると、生きることの本質を追究する態度を失い、現実からの逃避や現実の否定という負の遺産をもたらすこともあります。現象学や解釈学も哲学的伝統の1つであり、1つのものの見方を提供するものであると理解しておくことが肝要です。

　この2つの哲学はその内容も用いる言葉も難解で、理解そのものが難しいという性質をもちます。理解とは解釈であり、解釈は言語的活動であり、それは対話を通した共同理解に開かれているというのであれば、言語的能力を獲得している子どもから大人までだれもが理解できる様式で公共性を備えたものであることが要請されます。人間理解にとどまらず、人間の自由や幸福につながるような人間科学を展開するのであれば、日常の生活を営む人びとの日常の感覚に近づいた理解の様式が必要です。

文献

Berger, P. L., & Luckmann, T. (1966). *The Social Construction of Reality*. London: Penguin University Books. P. L. バーガー, T. ルックマン (1966/2003). 山口節郎 (訳), 現実の社会的構成—知識社会学論考. 新曜社.

Bruner, J. (1986). *Actual Minds, Possible Worlds*. Cambridge, MA: Harvard University Press.

Bruner, J. (1990). *Acts of Meaning*. Cambridge, MA: Harvard University Press.

Carr, D. (1999). Husserl and phenomenology. In R. H. Popkin (ed.), *The Columbia History of Western Philosophy* (pp. 675-681). New York, NY: Columbia University Press.

Charon, R. (2006/2011). 斎藤清二, 岸本寛史, 宮田靖志, 山本和利 (訳), ナラティブ・メディスン—物語能力が医療を変える. 医学書院.

Cobley, P. (2005). Narratology. In M. Groden, M. Kreiswirth, & I. Szeman (eds.), *The Johns Hopkins guide to literary theory & criticism* (2nd ed.). Baltimore, MD: The Johns Hopkins University Press.

Garfinkel, H. (1967). *Studies in ethnomethodology*. Englewood Cliffs, NJ: Prentice-Hall.

Garro, L. C. & Mattingly, C. (2001). Narrative as construct and construction. In C. Mattingly, & L. C. Garro (eds.), *Narrative and the Cultural Construction of Illness and Healing* (pp. 1-49). Berkeley and Los Angeles, CA: University of California Press.

Gill, D., Griffin, A., & Launer, J. (2014). Fostering professionalism among doctors: the role of workplace discussion groups. *Postgraduate Medical Journal*, 90, 565-570.

Giorgi, A. P. & Giorgi, B. (2010). Phenomenological psychology. In C. Willing & W. Stainton-Rogers (eds.), *The Sage Handbook of Qualitative Research in Psychology* (pp. 165-178). London: SAGE Publications.

グッド, B. J. (1994/2001). 江口重幸, 五木田紳, 下地明友, 大月康義, 三脇康生 (訳), 医療・合理性・経験—バイロン・グッドの医療人類学講義. 誠信書房.

Greenhalgh, T. (2009). Chronic illness: Beyond the expert patient. *British Medical Journal*, 338, 629-631.

グリーンハル, T., & ハーウィッツ, B. (編). (1998/2001). 斎藤清二, 山本和利, 岸本寛史 (監訳), ナラティブ・ベイスト・メディスン—臨床における物語りと対話. 金剛出版.

Greenhalgh, T., & Hurwitz, B. (1999). Why study narrative? *British Medical Journal*, 318, 48-50.

Hiles, D. (2005). Contingent narratives: Fears and tremblings. In N. Kelly, C. Horrocks, K. Milnes, B. Roberts & D. Robinson (eds.), *Narrative, Memory and Everyday Life*. Huddersfield: University of Huddersfield Press.

Hiles, D., & Cermak, I. (2010). Narrative psychology. In C. Willing, & W. Stainton-Rogers (eds.), *The Sage Handbook of Qualitative Research in Psychology* (pp. 147-164). London: SAGE Publications.

Husserl, E. (1934/1970). (D. Carr, Trans.), *The crisis of European sciences and transcendental phenomenology: An introduction to phenomenological philosophy*. Evanston, IL: Northwestern University Press.

クラインマン, A. (1989/1996). 江口重幸, 五木田紳, 上野豪志 (訳), 病いの語り—慢性の病いをめぐる臨床人類学. 誠信書房.

Kvale, S. (1987). Validity in the qualitative research interview. *Methods: A Journal for Human Science*, 1(2), 37-72.

Labov, W., & Waletzky, J. (1967). Narrative analysis: Oral versions of personal experience. In J. Helms (ed.), *Essays in the Verbal and Visual Arts*. Seattle, WA: University of Washington.

Launer, J. (2009). Why narrative? *Postgraduate Medical Journal*, 85, 167–168.

Loewe, R. (2004). Illness narratives. In C. R. Ember, & M. Ember (eds.), *Encyclopedia of Medical Anthropology: Health and Illness in the World's Cultures* (pp.42–49). New York, NY: Kluwer Academic/Plenum Publishers.

Madison, G. B. (1999). Hermeneutics: Gadamer and Ricoeur. In R. H. Popkin(ed.), *The Columbia History of Western Philosophy* (pp.705–712). New York, NY: Columbia University Press.

Mattingly, C. (1991). The narrative nature of clinical reasoning. *American Journal of Occupational Therapy*, 45(11), 998–1005.

Mattingly, C. (1998). *Healing Dramas and Clinical Plots: The Narrative Structure of Experience*. Cambridge: Cambridge University Press.

Mattingly, C., & Garro, L. C. (2001). *Narrative and the Cultural Construction of Illness and Healing*. Berkeley and Los Angeles, CA: University of California Press.

Mishler, E. G. (1995). Models of narrative analysis: A typology. *Journal of Narrative and Life History*, 5 (2), 87–123.

Patton, M. Q. (2002). *Qualitative Research and Evaluation Methods* (3rd ed.). Thousand Oaks, CA: SAGE Publications.

Polkinghorne, D. (1998). *Narrative Knowing and the Human Sciences*. Albany, NY: State University of New York Press.

佐藤真理人 (2006). 現象学的に考察するとはいかなることか. 早稲田大学大学院文学研究科紀要. 第一分冊, 51, 13–28.

Schutz, A. (1970). *On Phenomenology and Social Relations: Selected Writings*. In H. R. Wagner (ed.). Chicago, IL: The University of Chicago Press.

第 9 章

事例でみる
ヘルス・エスノグラフィ

ヘルス・エスノグラフィの方法論を用いて行った実践的な活動事例を、2つ紹介します。

　1つ目は、エスノグラフィを企業における HIV/AIDS 教育の開発に応用した事例 [Michinobu 2003, 2007a, 2007b, 2009, 2010] です。

　2つ目は、日本の北の島における小学生の食と健康に関するフォトボイスです [道信・山田・高橋 2010, 道信 2012]。島で生活する子どもの健康と食生活に関する共同研究 [注] の一環として、2009 年 4 月から 2010 月 3 月まで行われました。

　この 2 つの活動はいずれも現地調査を行うなかで開発され、実践されました。本章ではヘルス・エスノグラフィの独創性と強み、人びとの健康やウェルビーイングの向上を目指す具体的な活動へのヘルス・エスノグラフィの応用のあり方を論じます。

注　研究チームは文化人類学、生命科学、病理学をそれぞれ専門とする研究者 3 名です。調査では、子どもたちの身体観や健康観の特徴とその食生活とのかかわりを明らかにし、島の子どもの健康について考える基礎資料をまとめました [道信・山田・高橋 2010]。

I 事例 企業における HIV/AIDS 対策の推進

　筆者はタイ北部の工業団地で操業する多国籍企業を対象に HIV/AIDS 対策に関する研究を実施しました。これは、医療人類学に医療政策と医療コミュニケーションの視点を統合した**地域参加型研究**であり、**ヘルス・エスノグラフィの構想の萌芽**となった研究です。

　1997 年から 2007 年までの 10 年間に医療人類学のフィールドワークを行い、その結果をもとに、企業における HIV/AIDS 対策の推進に関する 3 つの仮説を立て、実際にそのモデル対策の 1 つを企画・実施・評価しました。

　当時、HIV/AIDS は国際社会が協力して取り組むべき喫緊の課題であり、この研究では、**社会的に公正な感染症予防対策のモデル**を企業・労働者・地域組織との協働で立案することを目的としました。

　この研究を通して、多国籍企業が進出先の地域社会と連携して協働で進める「企業による公衆衛生」という理論的観点からの HIV/AIDS 対策が効果をもち、実行可能性と持続性の面に対しても有効であることがわかりました。

研究の目的

　本研究は、HIV/AIDS 対策のあり方を通じて、社会的に公正な健康対策のモデルを、企業・労働者・地域組織との協働で探ることを目的として、企業における HIV/AIDS 対策のモデルの立案と手順を検討しました。

研究の方法

工業団地におけるフィールドワークから、3つの仮説を導きました。

① HIV/AIDS 対策を企業の安全衛生制度に組み込むことにより、HIV/AIDS に関する包括的な医療サービス（予防・ケア・支援）を提供できる
② 行動変容コミュニケーション戦略を用いることにより、従業員の HIV/

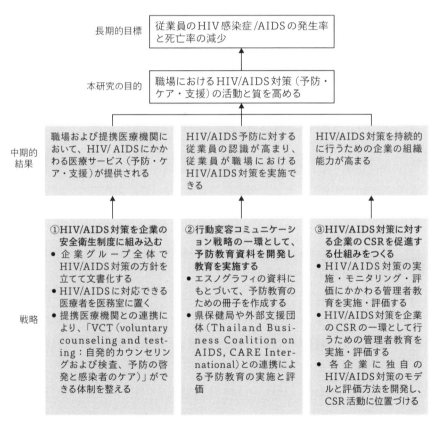

長期的目標	従業員のHIV感染症/AIDSの発生率と死亡率の減少		
本研究の目的	職場におけるHIV/AIDS対策（予防・ケア・支援）の活動と質を高める		
中期的結果	職場および提携医療機関において、HIV/AIDSにかかわる医療サービス（予防・ケア・支援）が提供される	HIV/AIDS予防に対する従業員の認識が高まり、従業員が職場におけるHIV/AIDS対策を実施できる	HIV/AIDS対策を持続的に行うための企業の組織能力が高まる
戦略	①HIV/AIDS対策を企業の安全衛生制度に組み込む • 企業グループ全体でHIV/AIDS対策の方針を立てて文書化する • HIV/AIDSに対応できる医療者を医務室に置く • 提携医療機関との連携により、「VCT（voluntary counseling and testing：自発的カウンセリングおよび検査、予防の啓発と感染者のケア）」ができる体制を整える	②行動変容コミュニケーション戦略の一環として、予防教育資料を開発し教育を実施する • エスノグラフィの資料にもとづいて、予防教育のための冊子を作成する • 県保健局や外部支援団体（Thailand Business Coalition on AIDS, CARE International）との連携による予防教育の実施と評価	③HIV/AIDS対策に対する企業のCSRを促進する仕組みをつくる • HIV/AIDS対策の実施・モニタリング・評価にかかわる管理者教育を実施・評価する • HIV/AIDS対策を企業のCSRの一環として行うための管理者教育を実施・評価する • 各企業に独自のHIV/AIDS対策のモデルと評価方法を開発し、CSR活動に位置づける

図 9-1　モデル対策の枠組み：企業における HIV/AIDS 対策の活動と質を高めるための戦略と目的

AIDS に対する認識を高めることができる

③ HIV/AIDS 対策に関する企業の社会的責任（Corporate Social Responsi-
bility, CSR）を促進することにより、HIV/AIDS 対策を継続するための
企業の組織能力を高めることができる

　この3つの仮説に沿って行動戦略（モデル対策の枠組み。図9-1）を立て、モデ
ル企業の管理職や従業員と話し合い、①および②に関する行動戦略の一部を実
施しました。その後、その評価のためのアンケートを行い、効果的な HIV/
AIDS 対策のあり方について意見交換を行いました。
　この地域参加型研究が長期的に目指した目標は、日系企業における HIV/
AIDS 対策の1つのモデルを確立し、海外の製造拠点を含む企業グループ全体

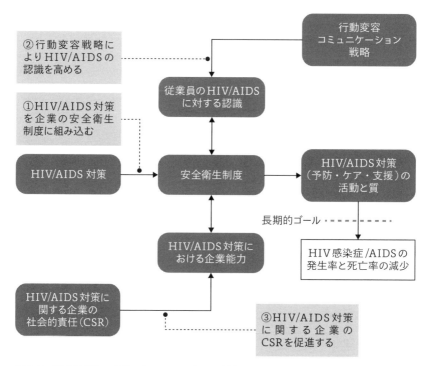

図 9-2　概念枠組み：企業における HIV/AIDS 対策の活動と質を高めるための行動戦略と諸要
因の関係性

における従業員の HIV 感染症/AIDS の発生率と死亡率を減少させることでした。

①・②・③の3つの戦略、効果および長期的ゴールを概念化し、HIV/AIDS 対策の質を高めるための諸要因の関係性として図にあらわしたものが、概念枠組み（図9-2）になります。

HIV/AIDS 対策の初期介入

⬦ HIV/AIDS 対策を企業の安全衛生管理に組み込む

タイ北部の工業団地で操業する日系企業のうち、モデル企業2社において、HIV/AIDS 対策を企業の安全衛生管理の制度に組み込みました。具体的には、1社において、社内の HIV/AIDS 対策の方針を立て、それを文書化しました。また、2社において、安全衛生活動の一環として、従業員を対象に HIV/AIDS 予防教育を年1回実施することにしました。

感染予防のための自発的カウンセリングや健康状態を把握する検査、エイズに罹患した従業員の治療やケアは、地域の中核病院を拠点に行えるよう、企業が従業員を支援するという結論となりました。その実施状況の企業内評価では、企業の方針を文書化し予防教育を制度化することによって、対策は効果的に行われることがわかりました。

⬦ HIV/AIDS 予防のための行動変容コミュニケーション活動を行う

タイ北部の工業団地で操業する日系企業のうち、モデル企業1社を対象に、エスノグラフィの資料に基づいて作成した教育冊子を用いて、HIV/AIDS 予防教育を実施しました。教育冊子は、タイにおける HIV/AIDS の実態を踏まえ、教育の対象となるタイの若年労働者の生活環境に即した内容としました（図9-3）。予防教育の計画・実施には、地域の健康教育に精通しているタイ人の大学講師が加わりました。

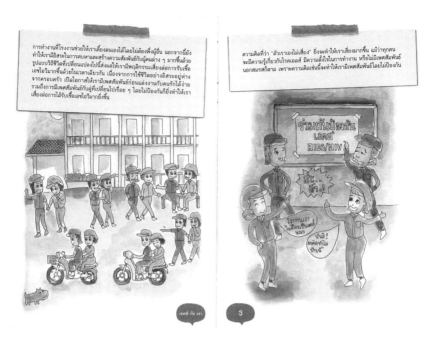

図9-3　エスノグラフィの資料に基づいて作成した教育冊子

　教育の評価では、対象者の行動変容には、対象者の生活環境や文化規範を十分に考慮した予防教育が必要であり、教育資料には対象者になじみのある事例やイラストを用いることが効果的であるとわかりました[Michinobu 2009]。予防教育の資料は、モデル企業以外の日系企業2社にも配布し、教育効果を確かめました。

◢　HIV/AIDS に対する企業の社会的責任（CSR）を促進する

　タイ北部の工業団地で操業する日系企業のうち、HIV 感染予防教育を実施したモデル企業1社を含む企業3社の日本人・タイ人管理職と協働で、職場において HIV/AIDS 対策を推進するためのモデルを考えました。

　HIV/AIDS 対策を継続的に行うためには、企業の管理能力を持続的に高め、それと同時に企業の社会的責任（CSR）を重視する必要があります。しかし、

当時の日本では、HIV/AIDS 対策を CSR に位置づけている企業はほとんどありませんでした。また、CSR に HIV/AIDS 対策を位置づけようとすること自体が欧米企業にならった戦略であり、従業員の健康管理や安全衛生管理の体制がきちんと確立されている日系企業にはなじまないという意見も企業側にありました。

　これらのことを踏まえて、HIV/AIDS 対策を安全衛生管理のなかで持続的に、また多地域に応用しながら行えるようにすること、そのために、安全衛生管理の方針を企業グループ全体においてある程度統一することができるかどうかについて、研究者が企業の担当者と協議しました。その結果、次の結論が導かれました。

　企業の安全衛生管理に HIV/AIDS 対策を組み込むことによって安全衛生管理の対象は感染症やリプロダクティブ・ヘルスにまで及ぶものになる。このような包括的な健康対策を企業で行うには、地域の保健医療機関との連携が不可欠である。すなわち、企業における HIV/AIDS 対策は、地域社会から見ると、「企業による公衆衛生活動」の 1 つであり、地域に根ざしつつ、企業グループ全体に統一した方針で健康管理を行うものとして、実行可能性と将来にわたる持続性が高いと判断される［Michinobu 2008, 道信 2010］。

　以上述べてきたように、本研究では、「企業による公衆衛生」の観点から、HIV/AIDS 対策を推進するためのモデルをつくり、それを実施・評価しました。

　ヘルス・エスノグラフィの（構想の）萌芽となった本研究の独自性は次のとおりです。第一に、研究者は工場の従業員たちと協働し、工場で働く人たちは企業の HIV/AIDS 対策のモデルづくりに主体的に参加し、研究者はそれを支援し、活動を可能とする仕組みづくりを目指していることです。具体的な対策や制度の導入は、保健・医療・福祉を軸とする探究において目標とする成果（アウトカム）の 1 つです。

　第二に、研究者は、HIV/AIDS 感染予防に主体的にかかわることを従業員に呼びかけるだけではなく、従業員の日常の経験（ナラティブや参与観察の資料）

にもとづいて予防啓発の内容を考えたことです。これはヘルス・エスノグラフィを用いた参加型の研究活動の要でありました。第三に、本研究は企業での健康管理や労務管理に示唆を与え、「HIV/AIDS の感染リスクはだれにでもある」という考え方が職場で共有され、企業で働く人びとの意識改革につながりました。この研究では、人びとの意識の変容を、研究の波及効果ではなく、研究の目標に掲げているという点で、ヘルス・エスノグラフィの実践的な特色が明確になっています。

事例
小学生の食と健康に関するフォトボイス

研究の目的

　子どもたちが毎日の食生活や身体の発達・健康について自分たちの視点から
考えるということはどういうことなのか。それを知るために、子どもの視点で
毎日の生活を作品に切り取り、議論してもらいました。具体的には、学校や家
庭のさまざまな場面（遊び、運動、食事などの活動）を、デジタルカメラの映像に
収めたり、絵で表現したりしました。そして、その写真や作品を見ながらグ
ループで話し合い、子どもたちの考える「食・発達・健康」について答えを導
きました。

　自分たちの日常生活を写真や絵という視覚資料にもとづいて探究するこの試
みは、フォトボイス［注］を応用したものです。この手法は、子どもの日常生
活を背景に、子どもの健康を探究していることから、子どもによる日常経験の
ヘルス・エスノグラフィです。

　本研究では、フォトボイスの最終目的にある「課題の発見」や「政策の提
言」までは目的に含めず、子どもたちが日常生活を深く観察しふり返る活動と

注　フォトボイス［Wang & Burris 1997］は研究に参加する人たちが、自分たちで地域の暮らしを探求す
る住民参加型の研究手法です。フォトボイスは、公衆衛生学の領域のアクション・リサーチの手法とし
て発達し、「外部の研究者ではなく、地域で暮らす人びとがその地域の生活を一番よく知っている」と
いう前提にもとづいています。そして、研究を実施する人ではなく研究に参加する人が、日常生活の
場面を写真におさめ、その写真をもとに議論することを通じて、住環境、教育、医療などにかかわる
課題を発見し、その解決に向けた活動や政策提言を行うことを目的にしています。フォトボイスは世界
のさまざまな地域におけるグローバル・ヘルスの活動にも広く使われています。

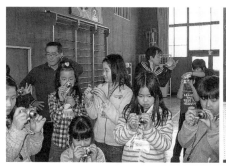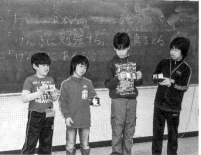

図9-4　写真を撮りみんなで話し合う・グループ発表

して、フォトボイスを行いました。この活動を企画した研究者は、活動の手順を説明し、それ以外の介入は行わず、写真や絵を活用して子どもの考えていることを子どもたちの話し合いから引き出すことに努めました。

研究の方法

　筆者が企画したフォトボイスには、北海道の離島に住む小学生児童 27 名が参加し、次の手順で行われました。

　20XX 年 2 月に 2 日間のワークショップを開催しました。1 日目に、研究者 3 名は、①活動の目的を児童に説明し、②カメラとプリンターの使い方を指導し、③朝食の場面をふり返るよう話しました。児童は、画用紙に色鉛筆や絵の具で朝食の絵を描きました。

　2 日目に、児童は、①体育館で遊び、給食を準備しているようすを写真に撮り、②撮った写真を印刷し、③印刷された写真と前日に描いた絵を見ながら、食と健康との関係について話し合いました。話し合いには研究者 3 名と小学校の教諭 3 名もファシリテーターとして参加しました。

　児童は、ワークショップの後も、およそ 2 週間程度、学校生活の写真を撮り続けました。20XX 年 3 月に報告会を兼ねた 2 回目のワークショップを行いました。児童と研究者と小学校教諭とで、子どもたちがこの活動を行うことに

よって得た気づきや学びについて意見交換しました（図9-4）。

活動の結果

本活動の結果の一部を、子どもの健康観（子どもは自分の健康についてどのように考えているのか）と子どもの世界観（子どもは自分の回りの世界をどのようにとらえているのか）［注］の 2 点に絞り、絵の作品を使って以下にまとめます。

◢ 子どもたちの考える健康

子どもたちは食と健康の関係について次のように説明しました。「朝ごはんを食べると、それがエネルギーとなり、元気に遊び、勉強することができます。つまり、元気に遊び、勉強するには、朝ごはんをきちんと食べることです。」

このように、食がからだの働きにかかわっていることについて、子どもたちはよく理解できていました。また、写真や絵から考えることで、食とからだのつながりを確かにイメージすることができていました。

児童は、身体の生理学的現象としての食とからだの「つながり」の具体についてはまだイメージできませんでした。そのため報告会において、体内に取り込まれた食物は、いくつもの変化をとげて、からだの一部となり、からだを維

注 世界観は、文化人類学の学問領域で発達した概念です。そこでは通常、人間が回りの世界全体についてもつ統一的な解釈のことを意味し、民族集団を単位として考察されます。本研究で世界観というとき、それは、子どもがモノや人をふくめて回りの世界をどのように見ているかという「視点」という意味です。子どもはその思考を柔軟に変えることから、子どもの回りの世界の統一的な解釈ではありません。

世界観は、本人にとってあまりにもあたり前のことであるため、それを説明することは通常できないと、人類学ではいわれています。そのため、人類学者は対象となる人がもつ世界観を、聞き取りや観察を通じて、自分たちで引き出し、表象してきました。

本研究はこれとは異なり、自分たちが撮った写真や、自分たちが描いた絵から、子どもたち自身が自分たちの視点を引き出すことを目指しました。大人からの助言は最小限に留め、子どもたちがグループで討議することによって、健康や回りの世界の見方を自分たちのことばでまとめていきました。そのため、フォトボイスは子どもたちにとっても自分自身の視点や考え方に気づく活動になりました。

持させていることについて、栄養学の専門家が補足の説明をしました。こうした授業は、子どもたちに健康やからだの考え方の変化をうながすものですが、大人との対話を通じて子どもたちがそれを納得して変化するというのは、ヘルス・エスノグラフィの手法の1つと考えてよいです。

◑　子どもの見ている世界

　フォトボイスの写真や絵から、子どもたちの回りの世界を見る視点が、それぞれの成長に伴い、次のように変化していることがわかりました。

　1つ目に、1年生から6年生へと子どもたちが成長する過程において、食やからだを「個」でとらえたものから、複数のものがかかわりあう「系」でとらえたものへと、視点の変化が見られました。典型的な例としては、ハンバーグ1つを画用紙の真ん中に大きくとらえることから、食卓やまわりの家具までふくめて食事の様子の全体をとらえることへと、朝食の描き方が変化していました（図9-5）。遊びの様子については、1人の顔を大きくとらえた写真から、体育館全体や複数の人をとらえた写真へと、対象のとらえ方に変化がみられました。

　2つ目に、1年生から6年生へと成長する過程において、食やからだの「静」の部分をとらえたものから、「動」の部分をとらえたものへと、視点の変化がみられました。例を挙げると、配膳の基本にならい、ごはん、汁物、おかずが

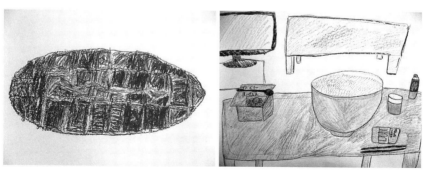

図9-5　子どもの世界を見る目とその変化①

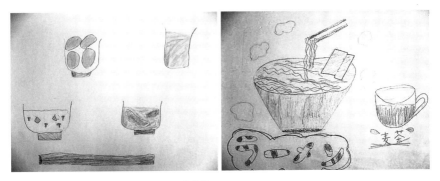

図9-6　子どもの世界を見る目とその変化②

きちんと並べられている様子をとらえることから、はしでラーメンをもちあげている様子や、ごはんやラーメンから湯気が出ている様子をとらえることへと、対象のとらえ方や描き方に変化がありました（図9-6）。

　遊びの様子については、高学年になるにつれて、バスケットボールを投げるときの、人の手の細かな動きや、ボールそのものの動きを瞬間的にとらえた写真がふえました。

　以上述べてきた2点から、動きや系への関心が成長と共に高まっていることがわかります。まとめると、低学年から高学年になるにつれて、動きへの関心が高まり、また、動きを表現する力がついています。また、個体1つひとつへの関心から、全体のつながりへの関心が高まり、そのつながりを表現する力がついています。

　これとは異なり、食事の場面をとらえた写真（未掲載）からは、成長と共に高まる動きやシステムへの関心ではなく、決められた作法における「許された動き」を表現しているものもありました。食事の作法は、人間の文化のなかでも最も厳しい決まりごとから成り立っています。児童の描いた絵は、その作法にならい、食の動きをとらえたものとなっています。遊びや運動では、機敏な動きや創造性が期待されることから、子どもはのびのびと自分を表現することができているのですが、食卓の絵は、作法をていねいに表現したものが多くみられました。

保健医療への示唆

　ヘルス・エスノグラフィには、保健・医療・福祉の実践に結びつけられるような知見を明らかにすることが期待されます。例えば、作業療法の領域において、このフォトボイスの結果がもつ意味を考えてみます。

　その1つは、食事の作業療法への応用であり、子どもの成長過程に合わせた「視点の変化」を取り入れることによって子どもは楽しく作業に取り組むことができると考えます。例えば、子どもの成長や回復の程度にあわせて、配膳や家族、友人とのコミュニケーションなど、食の営みに配慮する活動を取り入れます。その際に、低学年には1つひとつの料理や食材についての説明、中・高学年には食という場を成り立たせている営みすべてへの関心を促すような説明が関心を引くのではないかと考えます。

　もう1つは、遊び作業の支援です。子どもは遊びを通じて成長することを踏まえ、「遊ぶこと」そのものへの介入であり支援です。今の子どもたちは、人間関係の作り方や社会との関わり方がわからないために孤立し、それによる引きこもりをはじめとするさまざまな問題を抱えていることが指摘されています。しかし、このフォトボイスでは、子どもは人の動きやシステムへの関心を成長と共に高め、回りの世界にあるさまざまなモノや人とつながる力を備えていることが明らかになりました。つまり、人間の子どもは本来、周りの事象と関わりあう力をもっているという仮説が立ちます。このような周りの世界とつながる力は、子どもの時期から生涯にわたり、健康に生きる力となると考えます。

　作業療法では、遊びという作業の支援を通じて、子どもが他者と関わる力を伸ばすことができるのではないかと思います。子ども同士の遊びのリハビリテーションの手法を用いて、子どもの可能性を展開できると考えます。また、子どもの発達にどのような作業的な発達過程が含まれているのかということは、作業科学の観点からも興味深いテーマであり、新しい研究の萌芽ともなります。

文献

Michinobu, R.（2003, March）. Developing sexual health education programs for young factory workers in Northern Thailand. The Society for Applied Anthropology 2003 Annual Meeting（p. 114）, Portland.

Michinobu, R.（2007a）. A policy analysis of HIV/AIDS policies and activities in Japanese multinational corporations in Asia. The 106th Annual Meeting of the American Anthropological Association（pp11-12）, Washington DC.

Michinobu, R.（2007b）. A prospective policy analysis of HIV/AIDS policies in Japanese multinational corporations in Asia. The APHA Annual Meeting & Exposition, p.11, Washington DC.

Michinobu, R.（2008）. Reproductive health management in Japanese multinational companies in Northern Thailand. *The Japanese Journal of Health Behavioral Science*, 23, 41-58, 2008.

Michinobu, R.（2009, September）. Ethnographic approaches to HIV/AIDS education in Japanese multinational corporations: At the intersections of medical anthropology and global health. An International Conference of the Society for Medical Anthropology, Connecticut.

道信良子（2010）. グローバル企業による公衆衛生—企業の安全衛生管理責任という観点から. 櫻井義秀, 道信良子（編）, 現代タイの社会的排除—教育, 医療, 社会参加の機会を求めて（pp. 261-282）. 梓出版社.

道信良子（2012）. ヘルス・エスノグラフィ—子どものフォトボイスを事例として. 第16回作業科学セミナー特別講演. 作業科学研究, 6(1), 15-19.

道信良子, 山田惠子, 高橋延昭（2010, 6月）. 利尻島における小学生の食と健康に関するフォトボイス—「つながり」への関心の発達に着目して. 第58回北海道社会学会大会（ポスター発表）, 函館.

Wang, C. & Burris, M.A.（1997）. Photovoice: Concept, methodology, and use for participatory needs assessment. *Health Education and Behavior*, 24(3), 369-387.

おわりに

　本書では、おもに保健・医療・福祉分野の研究者や学生のみなさんに向けて、人類学の方法論にグローバル・ヘルスの視点と目標を統合したヘルス・エスノグラフィについて述べてきました。ヘルス・エスノグラフィは、世界の人びとの生きている場所に行き、人間の生の営みを描く方法です。それは、人びとの生命の表現を、その周りの空間に存在する1人として共に過ごし、自分の目で見て、聞いて、そして考えるという営みであり、このような行為が、生命と向き合うこころを育て、人間理解を深めます。

　本書を通して、研究の方法の基盤に人間らしいかかわりを位置づけ現象を理解しようとする人類学の魅力を伝えたいと思い、この本を書きました。

　筆者はオレゴン州立大学教養学部人類学科で人類学の基本を学びました。そして、モロッコの少数民族、オレゴン州の先住民族、西アフリカのマリ社会の人びとの文化を愛し、さらには、人間だけではなく霊長類まで対象を広げ、メガネザルやチンパンジーの生態と社会を熱く語る先生方の姿を見て、人類学の世界に導かれました。

　人類学の他者理解は、自分には見えない、聞こえない、感じられないことを、それを知っている人たち（動物たち）の社会で修業をして、少しずつわかるようになっていくプロセスです。健康・病い・医療の現象を対象にするときも、どうすればその生の営みを受けとめることができるのかを考えます。

　この本では、そのために必要なフィールドワーク、インタビュー、参与観察という手法について、専門用語をできるだけ避け、詳細に論じました。保健・医療・福祉分野の研究において、インタビューやナラティブが盛んに用いられるようになり、解説書も多く出版されています。そのなかで、本書の特徴は、インタビューやナラティブで得られるテキスト（言語資料）とそれが語られるコンテクスト（参与観察の資料）との連続性を重視し、徹底したフィールドワークの重要性を説いていることです。生命の現象は、人間の生きている場からとらえなければならないと考えるからです。

本書の原稿の執筆は 2014 年 7 月から始まり、第 7 章にまとめたシステムと第 8 章にまとめたナラティブの論考は、最初にヘルス・エスノグラフィの理論的背景を整理するために書きました。医療人類学をグローバル・ヘルスと連関させ、広がりのある視点でとらえながら、保健・医療・福祉分野の方法論の 1 つとしてヘルス・エスノグラフィを発展させるために、理論はシステムとナラティブという 2 つの軸に絞りました。生態学的なシステムから人間の生命をとらえる視点と方法は、地球温暖化が進み、自然災害の規模が増し、感染症が拡大し、人間の生命を支えるしくみの大きな転換期にある現在、今後さらに重要になると思います。ナラティブはより細やかな視点から、人間のこころや人間の関係性をとらえるのに大切な理論です。

　その後、2015 年 3 月と 2016 年 10 月に本書の企画を大幅に見直しました。2015 年は、本書でも紹介した日本の離島で暮らす子どもたちとのかかわりが 6 年目に入った年であり、ヘルス・エスノグラフィの方法論を理論的に整えることを一時中断し、子どもたちの生きている土地で頭をまっさらにして人間の生命を考えることに関心が移っていきました。理論を整理していく過程で、人間がもっているコモン・センス（日常の感覚）によって理論が正しく現象をとらえているかどうかが判断されるということに気がついたからです。このことに気づいてからは、子どもたちの日常の感覚に従って、絵や、写真なども使い、いろいろな手段で子どもたちが生き生きと生きる姿を表現してきました。

　2015 年、自分を変えるもう 1 つの出来事がありました。それは、病棟で四季を過ごし、長い闘病生活を送る子どもたちを知ったことでした。島で身につけた日常の感覚を病棟でさらに研ぎ澄ませて、子どもたちが伝えようとしていることを受けとめる努力をしました。その時から今まで、子どもたちの生命の営みを描く方法は確かなものでなければならないし、その手法であるエスノグラフィは初めてそれをする人にもできるものでなければならないと考えてきました。

　読者のみなさんには、この本を通して、ヘルス・エスノグラフィの基本的視点と方法を知り、人間の生命の多様性を育む社会の発展に寄与してほしいと考えます。人間の文化は、人間が人間らしく生きることを支え、医療や福祉は、生命に働きかけて生命を守り、生命の質を高めます。医療や福祉は文化の発展

と共に発達し、大きな地球環境に生きる1人ひとりの生命を支えてきました。生命の育みを中心にすえた科学的思考が、これからもさまざまな学問や実践を結びつけると思います。

　この本では、ヘルス・エスノグラフィという医療人類学の方法論を確立された手法として提示するのではなく、ヘルス・サイエンスの分野でいろいろな使われ方ができるようにその基本を論じています。つまり、それぞれの手法はこうである、こう使うということを示すだけではなく、なぜそうなのかということが理解できるように書く努力をしました。その結果、保健・医療・福祉の研究者や学生の方々が、それぞれの研究のテーマや対象に応じて、ヘルス・エスノグラフィを発展的に活用できる道筋を示すことができたのではないかと思っています。

　フィールドワークの資料は、テキスト上で既存の概念や理論に照らし合わせるだけではなく、人間の生命の姿を地球上に描くように、そして、現在から未来へ希望をつなぐように読み解いていくことが重要だと思います。

　世界規模で拡大する健康課題から目をそらすことなく、確実な調査の手法にもとづいて人間の生命の現象をとらえようとするヘルス・エスノグラフィの方法は、人びとの健康や幸せを追求するための道しるべとなるでしょう。

　2019年の暮れ、新型コロナウイルスが中国の武漢市にあらわれ、このウイルスによる感染症は、瞬く間に世界に広がり、2020年7月初めには世界で1,000万人を超える人びとが感染し、死者も50万人を上回りました。この感染拡大の影響は、世界の人びとの日常生活のあらゆる領域に及んでいます。保健・医療・福祉の領域における研究のあり方、方法も大きく変わっていくことが予想されます。研究に参加する人たちの健康と安全をこれまで以上に守ることが必要になり、なぜ研究をするのかという、研究の倫理もこれまで以上に問われるようになると思います。しかし、このような状況下にあっても、生命を守り、育み、支えることの大切さは変わらず、むしろ、この未曾有の事態を経験したことで、人びとが安心して健やかに暮らせる社会の仕組みづくりがより大切になっていくと考えます。

　これまでの研究生活でお世話になった方々に、心からの感謝を捧げます。オレゴン州立大学の学部時代からの恩師である、ナンシー・ローゼンバーガー先

生には、ヘルス・サイエンスの分野におけるエスノグラフィの方法論について執筆していると話してから今日まで、温かい励ましをいただきました。本書の装丁に添えてある英語のタイトルも一緒に考えてくださいました。同じくオレゴン州立大学のジョアン・グロス先生からは、長い間、言語人類学に関するご指導をいただきました。

本書に引用した書籍や論文のうち、インタビュー（第3章）と参与観察（第5章）に引用した3つの文献 [M. Agar 1980, W. Foddy 1993, J. Spradley 1979] は、オレゴン州立大学の学部4年生の時に履修した大学院の科目「Ethnographic Methods（エスノグラフィの方法論）」で扱われていたものです。時を経てもその正確さと重要性は失われていないと考えます。

お茶の水女子大学大学院時代には、文化人類学者の田中真砂子先生、文化人類学者であり、医療人類学を日本に広めた波平恵美子先生からご指導を受けました。5年間の大学院生活は日本の学問の世界に馴染み、文章作法を学ぶ貴重な時間でした。博士論文の指導教授になってくださった波平先生の「病気、治療、いのち、死」に関する論考から多くを学びました。波平先生との共同研究や本の執筆においても丁寧なご指導をいただきました。

エモリー大学ロリンス公衆衛生大学院においてグローバル・ヘルスを学んだ1年半は、たいへん充実したかけがえのない時間でありました。多くの先生方に感謝しています。修士論文の指導教授になっていただいたロジャー・ロシャー先生（予防医学・母子保健疫学）とデボラ・マクファーランド先生（医療政策）にはいつも温かい励ましをいただき、グローバル・ヘルスの専門家の心構えをご教示いただきました。

札幌医科大学に移ってからも、博士論文のテーマであった HIV の感染予防に関する研究を続けることになり、長期にわたって海外のフィールドに行くこともありましたが、本学から惜しみない支援をいただきました。札幌医科大学で今まで手掛けてきた研究は、作業療法を受ける人びととの仲間づくりと交流、グループホームで過去の記憶をつないで生きる高齢者の日常行為、そして、子どもたちの健康や医療に関するものです。医学部、保健医療学部、医療人育成センター、および附属病院の多くの皆さまには研究の折々に有意義なご指導とご協力をいただきました。医療人育成センター教養教育研究部門合同研究室の

佐藤洋子さん、雲中陽子さんには、いつも明るく研究活動を支えていただきました。保健医療学部看護学科の先生方には、共同研究の仲間に入れていただき、視野を広げる機会をいただきました。さらに、写真作家の奈良美弥子さんは、写真と語りのプロジェクトに参加し、島の「生命の景観」を作品にあらわしてくださいました。

　札幌医科大学大学院（質的研究法）、北海道医療大学大学院（生殖医療文化論）、天使大学大学院（医療人類学特論）の講義では、受講してくださった皆さんは大変熱心な方ばかりで、充実した時間を過ごさせていただきました。札幌医科大学大学院から聖路加看護大学（現 聖路加国際大学）大学院に進まれ、現在は札幌におられる木村晶子さんは、いつも筆者の話を聞いてくださり、研究を支えてくださいました。

　2009年に日本医学教育学会準備教育・行動科学教育委員会に加わり、東京医科歯科大学で行動科学を教えておられた中村千賀子先生のもとで、医学教育に必要な文化人類学・医療人類学の学習内容について検討させていただきました。2017年3月に公表された「医学教育モデル・コア・カリキュラム」［平成28年度改訂版］において、文化人類学（主に医療人類学）が初めて「社会と医学・医療」の学修項目に加えられることになり、感慨深く感じております。中村先生には、今も温かい励ましをいただいており、心より感謝いたします。

　札幌医科大学で生物学や生化学、生命科学を教えていらっしゃった山田惠子先生は、ヘルス・エスノグラフィの最大の理解者であり、ご自身も北海道の離島における学生実習の記録を3年かけて読み込み、エスノグラフィの視点から「離島における滞在型医療実習によって生まれる生き方への指針──参加した1年生のレポートの『語り』を通して」（2018）を執筆されました。本書の序章・第1章・第5〜6章は、山田先生が何度も目を通してくださり、完成しました。この場をお借りして、心からお礼を申し上げます。

　医学書院看護出版部の青木大祐さまからは、本書の企画から出版まで全面的なサポートをいただき、季節の変わるごとに励ましのメールが届きました。青木さんはもちろんのこと、いつ終わるとも知れない原稿の完成を待ってくださった制作部の玉森政次さま、関係のみなさまのお力によって本書を無事出版することができました。心からお礼を申し上げます。

最後に、今も研究に協力いただいている子どもたち、親御さん、臨床や教育の現場で子どもたちにかかわっておられるみなさまに日々支えられていることに深く感謝いたします。

　2020 年 7 月 7 日　札幌にて

道信　良子

♪　**本書で引用した研究および地域活動は、次の研究助成を受けて行われました。ここに記して深謝いたします。**

2002〜2003 年度文部科学省科学研究費助成事業（学術研究助成基金助成金）（若手研究（B）課題番号 14710219 研究代表者：道信良子）

2005〜2006 年度文部科学省科学研究費助成事業（学術研究助成基金助成金）（基盤研究（C）課題番号 17611004 研究代表者：道信良子）

2007〜2009 年度文部科学省科学研究費助成事業（学術研究助成基金助成金）（基盤研究（C）課題番号 19604002 研究代表者：道信良子）

2011〜2013 年度文部科学省科学研究費助成事業（学術研究助成基金助成金）（基盤研究（C）課題番号 23601016 研究代表者：道信良子）

2012〜2014 年度文部科学省科学研究費助成事業（学術研究助成基金助成金）（挑戦的萌芽研究 課題番号 24650457 研究代表者：坂上真里）

2014〜2016 年度文部科学省科学研究費助成事業（学術研究助成基金助成金）（基盤研究（C）課題番号 26350932 研究代表者：道信良子）

2016〜2018 年度文部科学省科学研究費助成事業（学術研究助成基金助成金）（基盤研究（C）課題番号 16K04075 研究代表者：船木祝）

2018〜2020 年度文部科学省科学研究費助成事業（学術研究助成基金助成金）（基盤研究（C）課題番号 18K02487 研究代表者：道信良子）

2014 年度文部科学省研究成果の社会還元・普及事業（日本学術振興会ひらめき★ときめきサイエンス 課題番号 HT26033 研究代表者：道信良子）

1997 年度　財団法人日本科学協会笹川科学研究助成（研究代表者：道信良子）

1998〜2000 年度　日本学術振興会特別研究員奨励費（研究代表者：道信良子）

1999 年度　財団法人トヨタ財団研究助成金（研究代表者：道信良子）

1999 年度　財団法人日本性教育協会学術研究補助金（研究代表者：道信良子）

2001 年度　財団法人日本科学協会海外発表促進助成金（研究代表者：道信良子）

2001 年度　財団法人ファイザーヘルスリサーチ振興財団日本人研究者派遣事業助成金　（研究代表者：道信良子）

2003 年度　澁澤民族学振興基金民族学振興プロジェクト助成金（研究代表者：松岡悦子）

2004 年度　文部科学省国際学術会議助成金（研究代表者：道信良子）

2005 年度　文部科学省大学教育の国際化推進プログラム（研究代表者：丸山知子）

2003〜2005 年度　お茶の水女子大学 21 世紀 COE プログラム（研究代表者：波平恵美子）

2004〜2007 年度　国立民族学博物館共同研究（研究代表者：波平恵美子）

2011〜2014 年度　国立民族学博物館共同研究（研究代表者：道信良子）

2010 年度　札幌医科大学学術振興事業助成金（教育研究助成　プロジェクト CD 1300063 研究表者：道信良子）

2017 年度　札幌医科大学学術振興事業助成金（教育研究助成　プロジェクト CD 1700106 研究表者：道信良子）

索引

和文索引

【著者紹介】

道信良子⦿ *Ryoko Michinobu*

札幌医科大学医療人育成センター教養教育研究部門・准教授

1995年オレゴン州立大学教養学部人類学科文化人類学専攻卒業（summa cum laude）、1998年お茶の水女子大学大学院人文科学研究科教育学専攻修了（人文科学）、2001年同大学院人間文化研究科比較文化学専攻単位修得退学、同年博士号取得（社会科学）。2006年エモリー大学ロリンス公衆衛生大学院グローバルヘルス専攻修了（Master of Public Health）。2010年専門社会調査士取得。日本学術振興会特別研究員、札幌医科大学保健医療学部一般教育科専任講師、新潟大学医学部保健学科非常勤講師、北海道大学文学部非常勤講師等を経て現職。岩手県立大学社会福祉学部非常勤講師、北海道家庭医療学センター学術研究アドバイザー、北海道医療大学大学院看護福祉学研究科及び歯学研究科非常勤講師、天使大学大学院看護栄養学研究科看護学専攻（保健師コース）非常勤講師、東京大学大学院医学系研究科非常勤講師等を兼務する［2020年7月現在］。

　1996年から2009年にかけて、医療人類学、応用人類学、公衆衛生学の方法論を組み合わせ、タイにおけるエイズの感染予防に関する研究を行う。2010年以降、子どもの健康とウェルビーイングをテーマに研究を進める。2005年から2006年頃のグローバル・ヘルスの学びを契機とし、2007年から徐々に医療や生命を軸とする方法へと研究を転換させる。さらに、子どもの健康や医療について探究するようになってから、保健・医療・福祉系諸分野および生命科学の専門家との交流を深め、関連諸学問および実践を貫く「生命」への関心を高めてきた。著作として『いのちはどう生まれ、育つのか　医療、福祉、文化と子ども』〔編著、岩波書店（岩波ジュニア新書），2015〕、『文化人類学』第3版（共著，医学書院，2011）、『現代タイの社会的排除　教育、医療、社会参加の機会を求めて』（共編著，梓出版社，2010）、『質的研究 Step by Step　すぐれた論文作成をめざして』（共著，医学書院，2005）、『Lives in Transition』（Center for Health Policy Studies, Mahidol University, 2005）等がある。空を見ることが好き。

公式ウェブサイト http://michinor.com/